0〜9か月用

DENVERⅡ予備判定票

氏　　名	
記録者　氏　　名	
記録者　続　　柄	

記録日	年	月	日
生年月日	年	月	日
年月日齢	年	月	日
修正年月日齢	年	月	日

以下の質問に[illegible]さい。「はい」「いいえ」のどちらかに○をつけて下さい。「いいえ」が3つ以上になったら，それ以降の質問にお答えになる必要はありません。

1. 仰向けにねかせた時，お子さんは左右の手足を同じようによく動かしていますか。手足の動きに左右差があったり，動きがよくない場合は「いいえ」に○をつけて下さい。　はい　いいえ　0 -0　GM

2. お子さんに見えない場所で音を出した時，お子さんは目の動きや呼吸の様子を変えるなど，音に反応することが分かりますか。　はい　いいえ　0 -0　L

3. お子さんが仰向けにねている時，あなたがお子さんを見つめると，お子さんもあなたの顔を見つめますか。　はい　いいえ　0 -0　PS

4. 「クー」「ウー」「エー」などのような，泣き声以外の声を出しますか。　はい　いいえ　0 -0　L

5. 「ウーウーウー」「アーアーアー」などの発声がありますか。　はい　いいえ　2.8-1.1　L

6. あなたがお子さんに笑いかけたり，話しかけたりしてあやすと，お子さんも笑ったりほほ笑みかえしたりしますか。　はい　いいえ　3.3-2.0　PS

7. 平らな床面にうつ伏せにねかせた時，お子さんは下の図のように頭を45度以上持ち上げることができますか。　はい　いいえ　3.7-2.7　GM

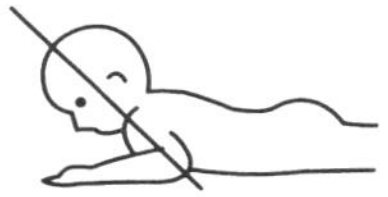

8. 声を出して笑うことがありますか。　はい　いいえ　3.9-2.9　L

9. 平らな床面にうつ伏せにねかせた時，お子さんは下の図のように頭を90度持ち上げて，胸を床から離し，前をまっすぐ見ますか。　はい　いいえ　4.1-3.4　GM

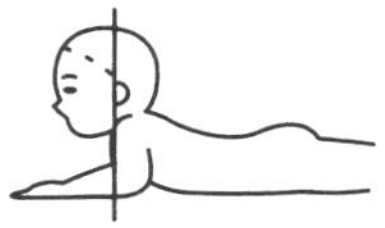

10. お子さんが仰向けにねている状態で，あなたの手に注目させて，左右どちらかのはしからはしまで動かすと，下の図のように，頭をまわして左右180度追視しますか。　はい　いいえ　4.2-3.6　FMA

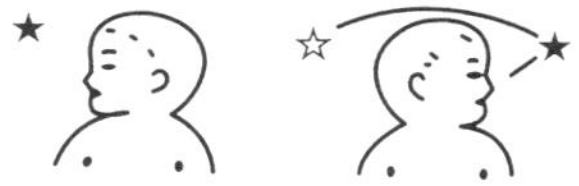

11. 両手を合わせたり，両手で遊んだりしますか。　はい　いいえ　4.3-3.7　FMA

12. 自分の手をじっと（5秒間以上）見つめていることがありますか。　はい　いいえ　4.5-3.4　PS

13. あなたがお子さんの両わきを支えて立たせて少し支えをゆるめると，自分の両足で体重を支えようとしますか。　はい　いいえ　4.7-3.9　GM

14. 平らな床面にうつ伏せにねかせた時，お子さんは下の図のように両腕で支えて胸を持ち上げることができますか。　はい　いいえ　5.2-4.4　GM

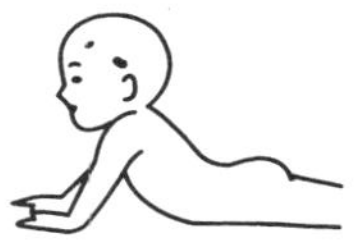

15. お子さんに見えない所（頭の後など）で，柔らかい低い音（積木を打ち合せるような音）を出すと，音の方に振り向きますか。　はい　いいえ　5.3-4.3　L

16. レーズン，10 円硬貨などの小さい物をじっと見つめますか。　はい　いいえ　5.6-4.8　FMA

17. お子さんの手の届く範囲に物（おもちゃなど）を置くと，手をのばして取ろうとしますか。　はい　いいえ　5.7-5.0　FMA

18. お子さんが遊んでいる時に，気づかれないように後からそっと近づいて声をかける（名前を呼ぶなど）と振り向きますか。　はい　いいえ　6.0-4.9　L

19. 今までに，うつ伏せから仰向けに，あるいは仰向けからうつ伏せに，2 回以上寝返りをしましたか。　はい　いいえ　6.1-5.2　GM

20. 手の届かない場所にある物（おもちゃなど）を，手や体を伸ばしたりして取ろうとしますか。　はい　いいえ　6.2-5.2　PS

21. レーズンや小さな食べ物をつかめますか。下の図のように，手全体でくま手のようにつかんでも，親指と他の指でつまんでも，どれでも結構です。　はい　いいえ　7.3-6.3　FMA

22. 落ちた物を探しますか。
検査の方法：まず，毛糸の玉やティッシュペーパーなどの柔らかいものをあなたの手に持ってお子さんの頭の上でヒラヒラさせて注意をひきます。お子さんがそれを見あげたら手を離して床に落とします。その時，お子さんは落ちた方を見下ろして，どこに落ちたか探しますか。お子さんが落ちた方をのぞきこんだら「はい」に○をつけて下さい。　はい　いいえ　7.4-6.3　FMA

23. 椅子や壁にもたれさせたり，枕で支えたりしないでも，一人で少しの間（5 秒間以上）座っていることができますか。　はい　いいえ　8.1-7.0　GM

24. 「だ」「ば」「が」「ま」などの声を出しますか。　はい　いいえ　8.4-7.0　L

25. 食べ物（クラッカーやクッキーなど）を自分で手に持って食べようとしますか。今まで与えたことがない場合は「いいえ」に○をつけて下さい。　はい　いいえ　8.5-7.0　PS

0〜9か月用

DENVER Ⅱ 予備判定票

氏　名		記録日	年　月　日
記録者　氏　名		生年月日	年　月　日
続　柄		年月日齢	年　月　日
		修正年月日齢	年　月　日

以下の質問に順番にお答え下さい。「はい」「いいえ」のどちらかに○をつけて下さい。「いいえ」が3つ以上になったら，それ以降の質問にお答えになる必要はありません。

1. 仰向けにねかせた時，お子さんは左右の手足を同じようによく動かしていますか。手足の動きに左右差があったり，動きがよくない場合は「いいえ」に○をつけて下さい。　はい　いいえ　0 -0　GM

2. お子さんに見えない場所で音を出した時，お子さんは目の動きや呼吸の様子を変えるなど，音に反応することが分かりますか。　はい　いいえ　0 -0　L

3. お子さんが仰向けにねている時，あなたがお子さんを見つめると，お子さんもあなたの顔を見つめますか。　はい　いいえ　0 -0　PS

4. 「クー」「ウー」「エー」などのような，泣き声以外の声を出しますか。　はい　いいえ　0 -0　L

5. 「ウーウーウー」「アーアーアー」などの発声がありますか。　はい　いいえ　2.8-1.1　L

6. あなたがお子さんに笑いかけたり，話しかけたりしてあやすと，お子さんも笑ったりほほ笑みかえしたりしますか。　はい　いいえ　3.3-2.0　PS

7. 平らな床面にうつ伏せにねかせた時，お子さんは下の図のように頭を45度以上持ち上げることができますか。　はい　いいえ　3.7-2.7　GM

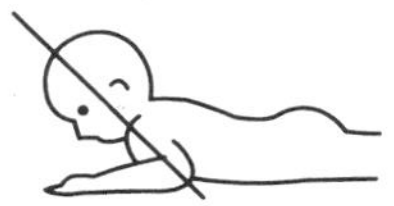

8. 声を出して笑うことがありますか。　はい　いいえ　3.9-2.9　L

9. 平らな床面にうつ伏せにねかせた時，お子さんは下の図のように頭を90度持ち上げて，胸を床から離し，前をまっすぐ見ますか。　はい　いいえ　4.1-3.4　GM

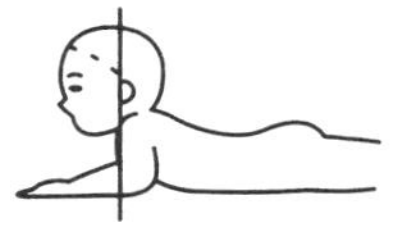

10. お子さんが仰向けにねている状態で，あなたの手に注目させて，左右どちらかのはしからはしまで動かすと，下の図のように，頭をまわして左右180度追視しますか。　はい　いいえ　4.2-3.6　FMA

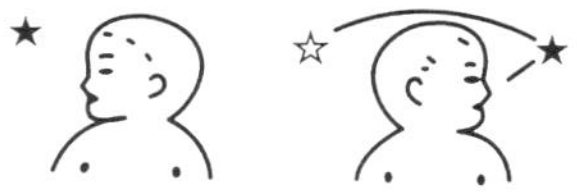

11. 両手を合わせたり，両手で遊んだりしますか。　はい　いいえ　4.3-3.7　FMA

12. 自分の手をじっと（5秒間以上）見つめていることがありますか。　はい　いいえ　4.5-3.4　PS

13. あなたがお子さんの両わきを支えて立たせて少し支えをゆるめると，自分の両足で体重を支えようとしますか。　はい　いいえ　4.7-3.9　GM

14. 平らな床面にうつ伏せにねかせた時，お子さんは下の図のように両腕で支えて胸を持ち上げることができますか。　はい　いいえ　5.2-4.4　GM

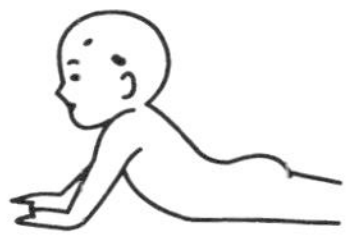

15. お子さんに見えない所（頭の後など）で，柔らかい低い音（積木を打ち合せるような音）を出すと，音の方に振り向きますか。　はい　いいえ　5.3-4.3　L

16. レーズン，10 円硬貨などの小さい物をじっと見つめますか。　はい　いいえ　5.6-4.8　FMA

17. お子さんの手の届く範囲に物（おもちゃなど）を置くと，手をのばして取ろうとしますか。　はい　いいえ　5.7-5.0　FMA

18. お子さんが遊んでいる時に，気づかれないように後からそっと近づいて声をかける（名前を呼ぶなど）と振り向きますか。　はい　いいえ　6.0-4.9　L

19. 今までに，うつ伏せから仰向けに，あるいは仰向けからうつ伏せに，2 回以上寝返りをしましたか。　はい　いいえ　6.1-5.2　GM

20. 手の届かない場所にある物（おもちゃなど）を，手や体を伸ばしたりして取ろうとしますか。　はい　いいえ　6.2-5.2　PS

21. レーズンや小さな食べ物をつかめますか。下の図のように，手全体でくま手のようにつかんでも，親指と他の指でつまんでも，どれでも結構です。　はい　いいえ　7.3-6.3　FMA

22. 落ちた物を探しますか。
検査の方法：まず，毛糸の玉やティッシュペーパーなどの柔らかいものをあなたの手に持ってお子さんの頭の上でヒラヒラさせて注意をひきます。お子さんがそれを見あげたら手を離して床に落とします。その時，お子さんは落ちた方を見下ろして，どこに落ちたか探しますか。お子さんが落ちた方をのぞきこんだら「はい」に○をつけて下さい。　はい　いいえ　7.4-6.3　FMA

23. 椅子や壁にもたれさせたり，枕で支えたりしないでも，一人で少しの間（5 秒間以上）座っていることができますか。　はい　いいえ　8.1-7.0　GM

24. 「だ」「ば」「が」「ま」などの声を出しますか。　はい　いいえ　8.4-7.0　L

25. 食べ物（クラッカーやクッキーなど）を自分で手に持って食べようとしますか。今まで与えたことがない場合は「いいえ」に○をつけて下さい。　はい　いいえ　8.5-7.0　PS

0～9か月用

DENVER II 予備判定票

氏　　名

記録者　氏　　名

続　　柄

記　録　日　　年　月　日
生年月日　　年　月　日
年月日齢　　年　月　日
修正年月日齢　　年　月　日

以下の質問に順番にお答え下さい。「はい」「いいえ」のどちらかに○をつけて下さい。「いいえ」が3つ以上になったら，それ以降の質問にお答えになる必要はありません。

1. 仰向けにねかせた時，お子さんは左右の手足を同じようによく動かしていますか。手足の動きに左右差があったり，動きがよくない場合は「いいえ」に○をつけて下さい。　はい　いいえ　0 -0　GM

2. お子さんに見えない場所で音を出した時，お子さんは目の動きや呼吸の様子を変えるなど，音に反応することが分かりますか。　はい　いいえ　0 -0　L

3. お子さんが仰向けにねている時，あなたがお子さんを見つめると，お子さんもあなたの顔を見つめますか。　はい　いいえ　0 -0　PS

4. 「クー」「ウー」「エー」などのような，泣き声以外の声を出しますか。　はい　いいえ　0 -0　L

5. 「ウーウーウー」「アーアーアー」などの発声がありますか。　はい　いいえ　2.8-1.1　L

6. あなたがお子さんに笑いかけたり，話しかけたりしてあやすと，お子さんも笑ったりほほ笑みかえしたりしますか。　はい　いいえ　3.3-2.0　PS

7. 平らな床面にうつ伏せにねかせた時，お子さんは下の図のように頭を45度以上持ち上げることができますか。　はい　いいえ　3.7-2.7　GM

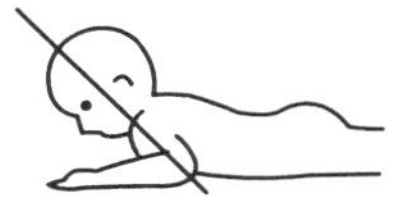

8. 声を出して笑うことがありますか。　はい　いいえ　3.9-2.9　L

9. 平らな床面にうつ伏せにねかせた時，お子さんは下の図のように頭を90度持ち上げて，胸を床から離し，前をまっすぐ見ますか。　はい　いいえ　4.1-3.4　GM

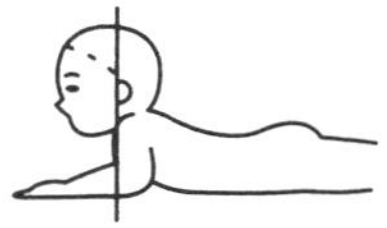

10. お子さんが仰向けにねている状態で，あなたの手に注目させて，左右どちらかのはしからはしまで動かすと，下の図のように，頭をまわして左右180度追視しますか。　はい　いいえ　4.2-3.6　FMA

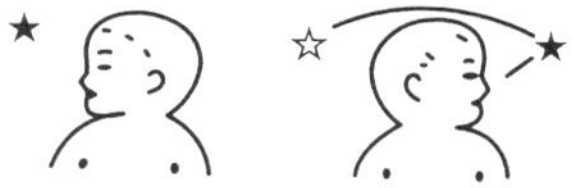

11. 両手を合わせたり，両手で遊んだりしますか。　はい　いいえ　4.3-3.7　FMA

12. 自分の手をじっと（5秒間以上）見つめていることがありますか。　はい　いいえ　4.5-3.4　PS

13. あなたがお子さんの両わきを支えて立たせて少し支えをゆるめると，自分の両足で体重を支えようとしますか。　はい　いいえ　4.7-3.9　GM

14. 平らな床面にうつ伏せにねかせた時，お子さんは下の図のように両腕で支えて胸を持ち上げることができますか。　はい　いいえ　5.2-4.4　GM

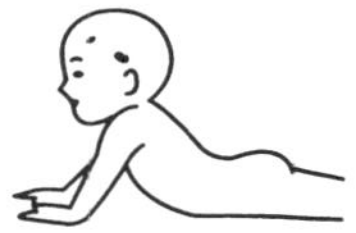

15. お子さんに見えない所（頭の後など）で，柔らかい低い音（積木を打ち合せるような音）を出すと，音の方に振り向きますか。　はい　いいえ　5.3-4.3　L

16. レーズン，10円硬貨などの小さい物をじっと見つめますか。　はい　いいえ　5.6-4.8　FMA

17. お子さんの手の届く範囲に物（おもちゃなど）を置くと，手をのばして取ろうとしますか。　はい　いいえ　5.7-5.0　FMA

18. お子さんが遊んでいる時に，気づかれないように後からそっと近づいて声をかける（名前を呼ぶなど）と振り向きますか。　はい　いいえ　6.0-4.9　L

19. 今までに，うつ伏せから仰向けに，あるいは仰向けからうつ伏せに，2回以上寝返りをしましたか。　はい　いいえ　6.1-5.2　GM

20. 手の届かない場所にある物（おもちゃなど）を，手や体を伸ばしたりして取ろうとしますか。　はい　いいえ　6.2-5.2　PS

21. レーズンや小さな食べ物をつかめますか。下の図のように，手全体でくま手のようにつかんでも，親指と他の指でつまんでも，どれでも結構です。　はい　いいえ　7.3-6.3　FMA

22. 落ちた物を探しますか。
検査の方法：まず，毛糸の玉やティッシュペーパーなどの柔らかいものをあなたの手に持ってお子さんの頭の上でヒラヒラさせて注意をひきます。お子さんがそれを見あげたら手を離して床に落とします。その時，お子さんは落ちた方を見下ろして，どこに落ちたか探しますか。お子さんが落ちた方をのぞきこんだら「はい」に○をつけて下さい。　はい　いいえ　7.4-6.3　FMA

23. 椅子や壁にもたれさせたり，枕で支えたりしないでも，一人で少しの間（5秒間以上）座っていることができますか。　はい　いいえ　8.1-7.0　GM

24. 「だ」「ば」「が」「ま」などの声を出しますか。　はい　いいえ　8.4-7.0　L

25. 食べ物（クラッカーやクッキーなど）を自分で手に持って食べようとしますか。今まで与えたことがない場合は「いいえ」に○をつけて下さい。　はい　いいえ　8.5-7.0　PS

DENVER II 予備判定票

0～9か月用

氏　名 ＿＿＿＿

記録者　氏　名 ＿＿＿＿
続　柄 ＿＿＿＿

記　録　日　　年　　月　　日
生　年　月　日　　年　　月　　日
年　月　日　齢　　年　　月　　日
修正年月日齢　　年　　月　　日

以下の質問に順番にお答え下さい。「はい」「いいえ」のどちらかに○をつけて下さい。「いいえ」が3つ以上になったら，それ以降の質問にお答えになる必要はありません。

1. 仰向けにねかせた時，お子さんは左右の手足を同じようによく動かしていますか。手足の動きに左右差があったり，動きがよくない場合は「いいえ」に○をつけて下さい。　はい　いいえ　0 -0　GM

2. お子さんに見えない場所で音を出した時，お子さんは目の動きや呼吸の様子を変えるなど，音に反応することが分かりますか。　はい　いいえ　0 -0　L

3. お子さんが仰向けにねている時，あなたがお子さんを見つめると，お子さんもあなたの顔を見つめますか。　はい　いいえ　0 -0　PS

4. 「クー」「ウー」「エー」などのような，泣き声以外の声を出しますか。　はい　いいえ　0 -0　L

5. 「ウーウーウー」「アーアーアー」などの発声がありますか。　はい　いいえ　2.8-1.1　L

6. あなたがお子さんに笑いかけたり，話しかけたりしてあやすと，お子さんも笑ったりほほ笑みかえしたりしますか。　はい　いいえ　3.3-2.0　PS

7. 平らな床面にうつ伏せにねかせた時，お子さんは下の図のように頭を45度以上持ち上げることができますか。　はい　いいえ　3.7-2.7　GM

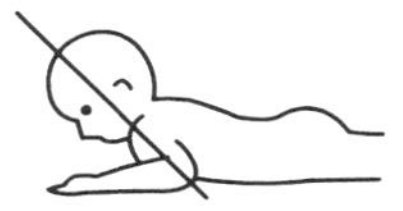

8. 声を出して笑うことがありますか。　はい　いいえ　3.9-2.9　L

9. 平らな床面にうつ伏せにねかせた時，お子さんは下の図のように頭を90度持ち上げて，胸を床から離し，前をまっすぐ見ますか。　はい　いいえ　4.1-3.4　GM

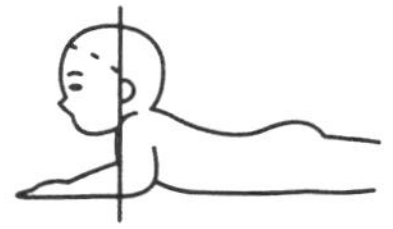

10. お子さんが仰向けにねている状態で，あなたの手に注目させて，左右どちらかのはしからはしまで動かすと，下の図のように，頭をまわして左右180度追視しますか。　はい　いいえ　4.2-3.6　FMA

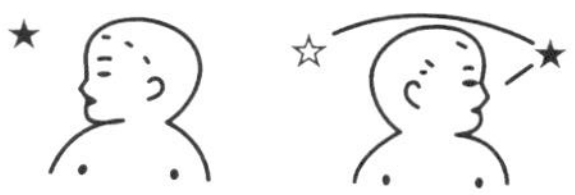

11. 両手を合わせたり，両手で遊んだりしますか。　はい　いいえ　4.3-3.7　FMA

12. 自分の手をじっと（5秒間以上）見つめていることがありますか。　はい　いいえ　4.5-3.4　PS

13. あなたがお子さんの両わきを支えて立たせて少し支えをゆるめると，自分の両足で体重を支えようとしますか。　はい　いいえ　4.7-3.9　GM

14. 平らな床面にうつ伏せにねかせた時，お子さんは下の図のように両腕で支えて胸を持ち上げることができますか。　はい　いいえ　5.2-4.4　GM

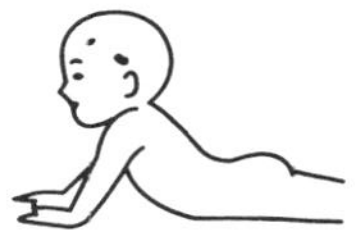

15. お子さんに見えない所（頭の後など）で，柔らかい低い音（積木を打ち合せるような音）を出すと，音の方に振り向きますか。
はい　いいえ　5.3-4.3　L

16. レーズン，10円硬貨などの小さい物をじっと見つめますか。
はい　いいえ　5.6-4.8　FMA

17. お子さんの手の届く範囲に物（おもちゃなど）を置くと，手をのばして取ろうとしますか。　はい　いいえ　5.7-5.0　FMA

18. お子さんが遊んでいる時に，気づかれないように後からそっと近づいて声をかける（名前を呼ぶなど）と振り向きますか。
はい　いいえ　6.0-4.9　L

19. 今までに，うつ伏せから仰向けに，あるいは仰向けからうつ伏せに，2回以上寝返りをしましたか。　はい　いいえ　6.1-5.2　GM

20. 手の届かない場所にある物（おもちゃなど）を，手や体を伸ばしたりして取ろうとしますか。　はい　いいえ　6.2-5.2　PS

21. レーズンや小さな食べ物をつかめますか。下の図のように，手全体でくま手のようにつかんでも，親指と他の指でつまんでも，どれでも結構です。
はい　いいえ　7.3-6.3　FMA

22. 落ちた物を探しますか。
検査の方法：まず，毛糸の玉やティッシュペーパーなどの柔らかいものをあなたの手に持ってお子さんの頭の上でヒラヒラさせて注意をひきます。お子さんがそれを見あげたら手を離して床に落とします。その時，お子さんは落ちた方を見下ろして，どこに落ちたか探しますか。お子さんが落ちた方をのぞきこんだら「はい」に○をつけて下さい。　はい　いいえ　7.4-6.3　FMA

23. 椅子や壁にもたれさせたり，枕で支えたりしないでも，一人で少しの間（5秒間以上）座っていることができますか。
はい　いいえ　8.1-7.0　GM

24. 「だ」「ば」「が」「ま」などの声を出しますか。　はい　いいえ　8.4-7.0　L

25. 食べ物（クラッカーやクッキーなど）を自分で手に持って食べようとしますか。今まで与えたことがない場合は「いいえ」に○をつけて下さい。　はい　いいえ　8.5-7.0　PS

0〜9か月用

DENVERⅡ予備判定票

氏　名		記録日	年　月　日
記録者　氏　名		生年月日	年　月　日
記録者　続　柄		年月日齢	年　月　日
		修正年月日齢	年　月　日

以下の質問に順番にお答え下さい。「はい」「いいえ」のどちらかに○をつけて下さい。「いいえ」が3つ以上になったら，それ以降の質問にお答えになる必要はありません。

1. 仰向けにねかせた時，お子さんは左右の手足を同じようによく動かしていますか。手足の動きに左右差があったり，動きがよくない場合は「いいえ」に○をつけて下さい。　はい　いいえ　0 -0　GM

2. お子さんに見えない場所で音を出した時，お子さんは目の動きや呼吸の様子を変えるなど，音に反応することが分かりますか。　はい　いいえ　0 -0　L

3. お子さんが仰向けにねている時，あなたがお子さんを見つめると，お子さんもあなたの顔を見つめますか。　はい　いいえ　0 -0　PS

4. 「クー」「ウー」「エー」などのような，泣き声以外の声を出しますか。　はい　いいえ　0 -0　L

5. 「ウーウーウー」「アーアーアー」などの発声がありますか。　はい　いいえ　2.8-1.1　L

6. あなたがお子さんに笑いかけたり，話しかけたりしてあやすと，お子さんも笑ったりほほ笑みかえしたりしますか。　はい　いいえ　3.3-2.0　PS

7. 平らな床面にうつ伏せにねかせた時，お子さんは下の図のように頭を45度以上持ち上げることができますか。　はい　いいえ　3.7-2.7　GM

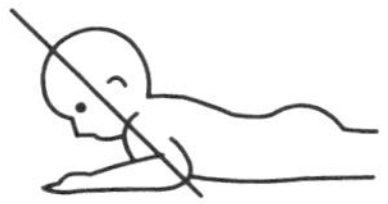

8. 声を出して笑うことがありますか。　はい　いいえ　3.9-2.9　L

9. 平らな床面にうつ伏せにねかせた時，お子さんは下の図のように頭を90度持ち上げて，胸を床から離し，前をまっすぐ見ますか。　はい　いいえ　4.1-3.4　GM

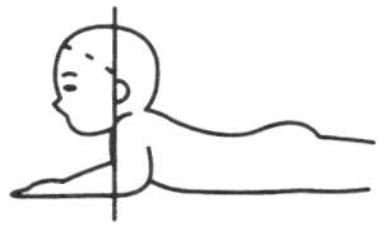

10. お子さんが仰向けにねている状態で，あなたの手に注目させて，左右どちらかのはしからはしまで動かすと，下の図のように，頭をまわして左右180度追視しますか。　はい　いいえ　4.2-3.6　FMA

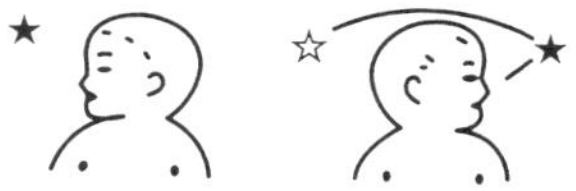

11. 両手を合わせたり，両手で遊んだりしますか。　はい　いいえ　4.3-3.7　FMA

12. 自分の手をじっと（5秒間以上）見つめていることがありますか。　はい　いいえ　4.5-3.4　PS

13. あなたがお子さんの両わきを支えて立たせて少し支えをゆるめると，自分の両足で体重を支えようとしますか。　はい　いいえ　4.7-3.9　GM

14. 平らな床面にうつ伏せにねかせた時，お子さんは下の図のように両腕で支えて胸を持ち上げることができますか。　はい　いいえ　5.2-4.4　GM

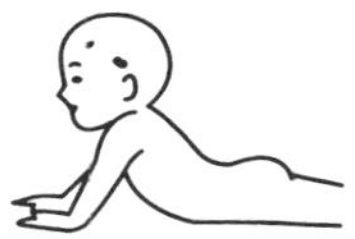

15. お子さんに見えない所（頭の後など）で，柔らかい低い音（積木を打ち合せるような音）を出すと，音の方に振り向きますか。　はい　いいえ　5.3-4.3　L

16. レーズン，10 円硬貨などの小さい物をじっと見つめますか。　はい　いいえ　5.6-4.8　FMA

17. お子さんの手の届く範囲に物（おもちゃなど）を置くと，手をのばして取ろうとしますか。　はい　いいえ　5.7-5.0　FMA

18. お子さんが遊んでいる時に，気づかれないように後からそっと近づいて声をかける（名前を呼ぶなど）と振り向きますか。　はい　いいえ　6.0-4.9　L

19. 今までに，うつ伏せから仰向けに，あるいは仰向けからうつ伏せに，2 回以上寝返りをしましたか。　はい　いいえ　6.1-5.2　GM

20. 手の届かない場所にある物（おもちゃなど）を，手や体を伸ばしたりして取ろうとしますか。　はい　いいえ　6.2-5.2　PS

21. レーズンや小さな食べ物をつかめますか。下の図のように，手全体でくま手のようにつかんでも，親指と他の指でつまんでも，どれでも結構です。　はい　いいえ　7.3-6.3　FMA

22. 落ちた物を探しますか。
検査の方法：まず，毛糸の玉やティッシュペーパーなどの柔らかいものをあなたの手に持ってお子さんの頭の上でヒラヒラさせて注意をひきます。お子さんがそれを見あげたら手を離して床に落とします。その時，お子さんは落ちた方を見下ろして，どこに落ちたか探しますか。お子さんが落ちた方をのぞきこんだら「はい」に○をつけて下さい。　はい　いいえ　7.4-6.3　FMA

23. 椅子や壁にもたれさせたり，枕で支えたりしないでも，一人で少しの間（5 秒間以上）座っていることができますか。　はい　いいえ　8.1-7.0　GM

24. 「だ」「ば」「が」「ま」などの声を出しますか。　はい　いいえ　8.4-7.0　L

25. 食べ物（クラッカーやクッキーなど）を自分で手に持って食べようとしますか。今まで与えたことがない場合は「いいえ」に○をつけて下さい。　はい　いいえ　8.5-7.0　PS

0〜9か月用

DENVER II 予備判定票

氏　　名

記録者　氏　　名
　　　　続　　柄

記　録　日　　年　　月　　日
生 年 月 日　　年　　月　　日
年 月 日 齢　　年　　月　　日
修正年月日齢　　年　　月　　日

以下の質問に順番にお答え下さい。「はい」「いいえ」のどちらかに○をつけて下さい。「いいえ」が 3 つ以上になったら，それ以降の質問にお答えになる必要はありません。

1. 仰向けにねかせた時，お子さんは左右の手足を同じようによく動かしていますか。手足の動きに左右差があったり，動きがよくない場合は「いいえ」に○をつけて下さい。　はい　いいえ　0 -0　GM

2. お子さんに見えない場所で音を出した時，お子さんは目の動きや呼吸の様子を変えるなど，音に反応することが分かりますか。　はい　いいえ　0 -0　L

3. お子さんが仰向けにねている時，あなたがお子さんを見つめると，お子さんもあなたの顔を見つめますか。　はい　いいえ　0 -0　PS

4. 「クー」「ウー」「エー」などのような，泣き声以外の声を出しますか。　はい　いいえ　0 -0　L

5. 「ウーウーウー」「アーアーアー」などの発声がありますか。　はい　いいえ　2.8-1.1　L

6. あなたがお子さんに笑いかけたり，話しかけたりしてあやすと，お子さんも笑ったりほほ笑みかえしたりしますか。　はい　いいえ　3.3-2.0　PS

7. 平らな床面にうつ伏せにねかせた時，お子さんは下の図のように頭を 45 度以上持ち上げることができますか。　はい　いいえ　3.7-2.7　GM

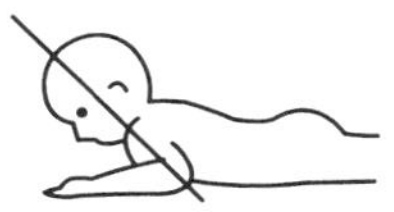

8. 声を出して笑うことがありますか。　はい　いいえ　3.9-2.9　L

9. 平らな床面にうつ伏せにねかせた時，お子さんは下の図のように頭を 90 度持ち上げて，胸を床から離し，前をまっすぐ見ますか。　はい　いいえ　4.1-3.4　GM

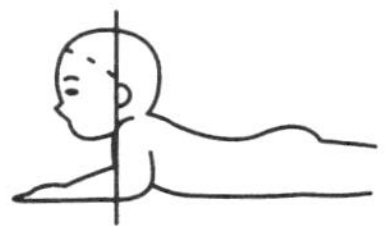

10. お子さんが仰向けにねている状態で，あなたの手に注目させて，左右どちらかのはしからはしまで動かすと，下の図のように，頭をまわして左右 180 度追視しますか。　はい　いいえ　4.2-3.6　FMA

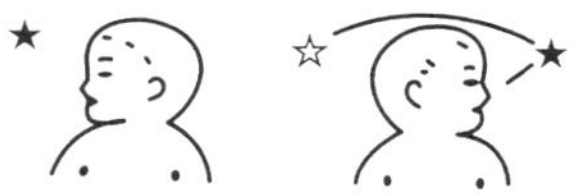

11. 両手を合わせたり，両手で遊んだりしますか。　はい　いいえ　4.3-3.7　FMA

12. 自分の手をじっと（5 秒間以上）見つめていることがありますか。　はい　いいえ　4.5-3.4　PS

13. あなたがお子さんの両わきを支えて立たせて少し支えをゆるめると，自分の両足で体重を支えようとしますか。　はい　いいえ　4.7-3.9　GM

14. 平らな床面にうつ伏せにねかせた時，お子さんは下の図のように両腕で支えて胸を持ち上げることができますか。　はい　いいえ　5.2-4.4　GM

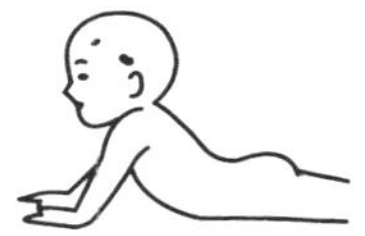

15. お子さんに見えない所（頭の後など）で，柔らかい低い音（積木を打ち合せるような音）を出すと，音の方に振り向きますか。　はい　いいえ　5.3-4.3　L

16. レーズン，10 円硬貨などの小さい物をじっと見つめますか。　はい　いいえ　5.6-4.8　FMA

17. お子さんの手の届く範囲に物（おもちゃなど）を置くと，手をのばして取ろうとしますか。　はい　いいえ　5.7-5.0　FMA

18. お子さんが遊んでいる時に，気づかれないように後からそっと近づいて声をかける（名前を呼ぶなど）と振り向きますか。　はい　いいえ　6.0-4.9　L

19. 今までに，うつ伏せから仰向けに，あるいは仰向けからうつ伏せに，2 回以上寝返りをしましたか。　はい　いいえ　6.1-5.2　GM

20. 手の届かない場所にある物（おもちゃなど）を，手や体を伸ばしたりして取ろうとしますか。　はい　いいえ　6.2-5.2　PS

21. レーズンや小さな食べ物をつかめますか。下の図のように，手全体でくま手のようにつかんでも，親指と他の指でつまんでも，どれでも結構です。　はい　いいえ　7.3-6.3　FMA

22. 落ちた物を探しますか。
検査の方法：まず，毛糸の玉やティッシュペーパーなどの柔らかいものをあなたの手に持ってお子さんの頭の上でヒラヒラさせて注意をひきます。お子さんがそれを見あげたら手を離して床に落とします。その時，お子さんは落ちた方を見下ろして，どこに落ちたか探しますか。お子さんが落ちた方をのぞきこんだら「はい」に○をつけて下さい。　はい　いいえ　7.4-6.3　FMA

23. 椅子や壁にもたれさせたり，枕で支えたりしないでも，一人で少しの間（5 秒間以上）座っていることができますか。　はい　いいえ　8.1-7.0　GM

24. 「だ」「ば」「が」「ま」などの声を出しますか。　はい　いいえ　8.4-7.0　L

25. 食べ物（クラッカーやクッキーなど）を自分で手に持って食べようとしますか。今まで与えたことがない場合は「いいえ」に○をつけて下さい。　はい　いいえ　8.5-7.0　PS

0〜9か月用

DENVER II 予備判定票

氏　　名

記録者　氏　　名
　　　　続　　柄

記　録　日　　年　　月　　日
生年月日　　年　　月　　日
年月日齢　　年　　月　　日
修正年月日齢　　年　　月　　日

以下の質問に順番にお答え下さい。「はい」「いいえ」のどちらかに○をつけて下さい。「いいえ」が3つ以上になったら，それ以降の質問にお答えになる必要はありません。

1. 仰向けにねかせた時，お子さんは左右の手足を同じようによく動かしていますか。手足の動きに左右差があったり，動きがよくない場合は「いいえ」に○をつけて下さい。　はい　いいえ　0 -0　GM

2. お子さんに見えない場所で音を出した時，お子さんは目の動きや呼吸の様子を変えるなど，音に反応することが分かりますか。　はい　いいえ　0 -0　L

3. お子さんが仰向けにねている時，あなたがお子さんを見つめると，お子さんもあなたの顔を見つめますか。　はい　いいえ　0 -0　PS

4. 「クー」「ウー」「エー」などのような，泣き声以外の声を出しますか。　はい　いいえ　0 -0　L

5. 「ウーウーウー」「アーアーアー」などの発声がありますか。　はい　いいえ　2.8-1.1　L

6. あなたがお子さんに笑いかけたり，話しかけたりしてあやすと，お子さんも笑ったりほほ笑みかえしたりしますか。　はい　いいえ　3.3-2.0　PS

7. 平らな床面にうつ伏せにねかせた時，お子さんは下の図のように頭を45度以上持ち上げることができますか。　はい　いいえ　3.7-2.7　GM

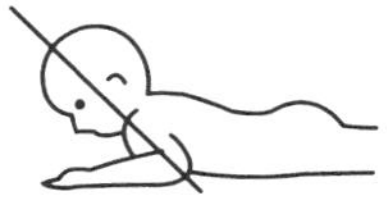

8. 声を出して笑うことがありますか。　はい　いいえ　3.9-2.9　L

9. 平らな床面にうつ伏せにねかせた時，お子さんは下の図のように頭を90度持ち上げて，胸を床から離し，前をまっすぐ見ますか。　はい　いいえ　4.1-3.4　GM

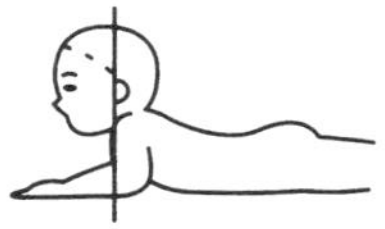

10. お子さんが仰向けにねている状態で，あなたの手に注目させて，左右どちらかのはしからはしまで動かすと，下の図のように，頭をまわして左右180度追視しますか。　はい　いいえ　4.2-3.6　FMA

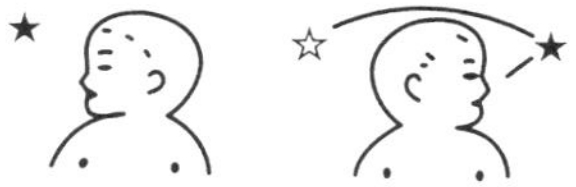

11. 両手を合わせたり，両手で遊んだりしますか。　はい　いいえ　4.3-3.7　FMA

12. 自分の手をじっと（5秒間以上）見つめていることがありますか。　はい　いいえ　4.5-3.4　PS

13. あなたがお子さんの両わきを支えて立たせて少し支えをゆるめると，自分の両足で体重を支えようとしますか。　はい　いいえ　4.7-3.9　GM

14. 平らな床面にうつ伏せにねかせた時，お子さんは下の図のように両腕で支えて胸を持ち上げることができますか。　はい　いいえ　5.2-4.4　GM

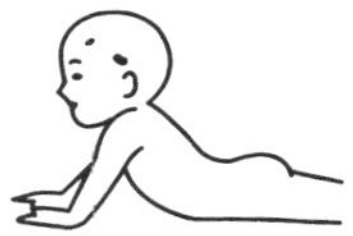

15. お子さんに見えない所（頭の後など）で，柔らかい低い音（積木を打ち合せるような音）を出すと，音の方に振り向きますか。　はい　いいえ　5.3-4.3　L

16. レーズン，10円硬貨などの小さい物をじっと見つめますか。　はい　いいえ　5.6-4.8　FMA

17. お子さんの手の届く範囲に物（おもちゃなど）を置くと，手をのばして取ろうとしますか。　はい　いいえ　5.7-5.0　FMA

18. お子さんが遊んでいる時に，気づかれないように後からそっと近づいて声をかける（名前を呼ぶなど）と振り向きますか。　はい　いいえ　6.0-4.9　L

19. 今までに，うつ伏せから仰向けに，あるいは仰向けからうつ伏せに，2回以上寝返りをしましたか。　はい　いいえ　6.1-5.2　GM

20. 手の届かない場所にある物（おもちゃなど）を，手や体を伸ばしたりして取ろうとしますか。　はい　いいえ　6.2-5.2　PS

21. レーズンや小さな食べ物をつかめますか。下の図のように，手全体でくま手のようにつかんでも，親指と他の指でつまんでも，どれでも結構です。　はい　いいえ　7.3-6.3　FMA

22. 落ちた物を探しますか。
検査の方法：まず，毛糸の玉やティッシュペーパーなどの柔らかいものをあなたの手に持ってお子さんの頭の上でヒラヒラさせて注意をひきます。お子さんがそれを見あげたら手を離して床に落とします。その時，お子さんは落ちた方を見下ろして，どこに落ちたか探しますか。お子さんが落ちた方をのぞきこんだら「はい」に○をつけて下さい。　はい　いいえ　7.4-6.3　FMA

23. 椅子や壁にもたれさせたり，枕で支えたりしないでも，一人で少しの間（5秒間以上）座っていることができますか。　はい　いいえ　8.1-7.0　GM

24. 「だ」「ば」「が」「ま」などの声を出しますか。　はい　いいえ　8.4-7.0　L

25. 食べ物（クラッカーやクッキーなど）を自分で手に持って食べようとしますか。今まで与えたことがない場合は「いいえ」に○をつけて下さい。　はい　いいえ　8.5-7.0　PS

0〜9か月用

DENVER II 予備判定票

氏　名

記録者　氏　名
　　　　続　柄

記録日　年　月　日
生年月日　年　月　日
年月日齢　年　月　日
修正年月日齢　年　月　日

以下の質問に順番にお答え下さい。「はい」「いいえ」のどちらかに○をつけて下さい。「いいえ」が3つ以上になったら，それ以降の質問にお答えになる必要はありません。

1. 仰向けにねかせた時，お子さんは左右の手足を同じようによく動かしていますか。手足の動きに左右差があったり，動きがよくない場合は「いいえ」に○をつけて下さい。　はい　いいえ　0 -0　GM

2. お子さんに見えない場所で音を出した時，お子さんは目の動きや呼吸の様子を変えるなど，音に反応することが分かりますか。　はい　いいえ　0 -0　L

3. お子さんが仰向けにねている時，あなたがお子さんを見つめると，お子さんもあなたの顔を見つめますか。　はい　いいえ　0 -0　PS

4. 「クー」「ウー」「エー」などのような，泣き声以外の声を出しますか。　はい　いいえ　0 -0　L

5. 「ウーウーウー」「アーアーアー」などの発声がありますか。　はい　いいえ　2.8-1.1　L

6. あなたがお子さんに笑いかけたり，話しかけたりしてあやすと，お子さんも笑ったりほほ笑みかえしたりしますか。　はい　いいえ　3.3-2.0　PS

7. 平らな床面にうつ伏せにねかせた時，お子さんは下の図のように頭を45度以上持ち上げることができますか。　はい　いいえ　3.7-2.7　GM

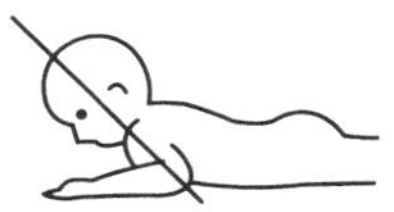

8. 声を出して笑うことがありますか。　はい　いいえ　3.9-2.9　L

9. 平らな床面にうつ伏せにねかせた時，お子さんは下の図のように頭を90度持ち上げて，胸を床から離し，前をまっすぐ見ますか。　はい　いいえ　4.1-3.4　GM

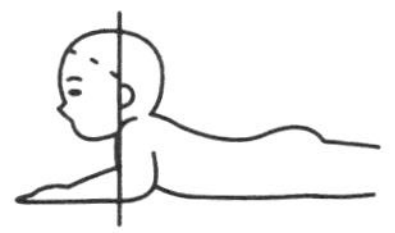

10. お子さんが仰向けにねている状態で，あなたの手に注目させて，左右どちらかのはしからはしまで動かすと，下の図のように，頭をまわして左右180度追視しますか。　はい　いいえ　4.2-3.6　FMA

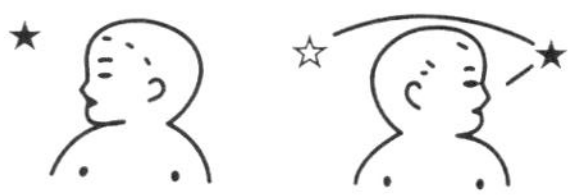

11. 両手を合わせたり，両手で遊んだりしますか。　はい　いいえ　4.3-3.7　FMA

12. 自分の手をじっと（5秒間以上）見つめていることがありますか。　はい　いいえ　4.5-3.4　PS

13. あなたがお子さんの両わきを支えて立たせて少し支えをゆるめると，自分の両足で体重を支えようとしますか。　はい　いいえ　4.7-3.9　GM

14. 平らな床面にうつ伏せにねかせた時，お子さんは下の図のように両腕で支えて胸を持ち上げることができますか。　はい　いいえ　5.2-4.4　GM

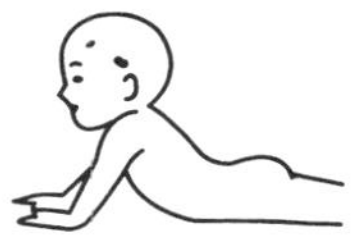

15. お子さんに見えない所（頭の後など）で，柔らかい低い音（積木を打ち合せるような音）を出すと，音の方に振り向きますか。
はい　いいえ　5.3-4.3　L

16. レーズン，10円硬貨などの小さい物をじっと見つめますか。
はい　いいえ　5.6-4.8　FMA

17. お子さんの手の届く範囲に物（おもちゃなど）を置くと，手をのばして取ろうとしますか。　はい　いいえ　5.7-5.0　FMA

18. お子さんが遊んでいる時に，気づかれないように後からそっと近づいて声をかける（名前を呼ぶなど）と振り向きますか。
はい　いいえ　6.0-4.9　L

19. 今までに，うつ伏せから仰向けに，あるいは仰向けからうつ伏せに，2回以上寝返りをしましたか。　はい　いいえ　6.1-5.2　GM

20. 手の届かない場所にある物（おもちゃなど）を，手や体を伸ばしたりして取ろうとしますか。　はい　いいえ　6.2-5.2　PS

21. レーズンや小さな食べ物をつかめますか。下の図のように，手全体でくま手のようにつかんでも，親指と他の指でつまんでも，どれでも結構です。
はい　いいえ　7.3-6.3　FMA

22. 落ちた物を探しますか。
検査の方法：まず，毛糸の玉やティッシュペーパーなどの柔らかいものをあなたの手に持ってお子さんの頭の上でヒラヒラさせて注意をひきます。お子さんがそれを見あげたら手を離して床に落とします。その時，お子さんは落ちた方を見下ろして，どこに落ちたか探しますか。お子さんが落ちた方をのぞきこんだら「はい」に○をつけて下さい。　はい　いいえ　7.4-6.3　FMA

23. 椅子や壁にもたれさせたり，枕で支えたりしないでも，一人で少しの間（5秒間以上）座っていることができますか。
はい　いいえ　8.1-7.0　GM

24. 「だ」「ば」「が」「ま」などの声を出しますか。　はい　いいえ　8.4-7.0　L

25. 食べ物（クラッカーやクッキーなど）を自分で手に持って食べようとしますか。今まで与えたことがない場合は「いいえ」に○をつけて下さい。　はい　いいえ　8.5-7.0　PS

0〜9か月用

DENVER II 予備判定票

氏　名

記録者　氏　名

続　柄

記録日　　年　　月　　日

生年月日　　年　　月　　日

年月日齢　　年　　月　　日

修正年月日齢　　年　　月　　日

以下の質問に順番にお答え下さい。「はい」「いいえ」のどちらかに○をつけて下さい。「いいえ」が 3 つ以上になったら，それ以降の質問にお答えになる必要はありません。

1. 仰向けにねかせた時，お子さんは左右の手足を同じようによく動かしていますか。手足の動きに左右差があったり，動きがよくない場合は「いいえ」に○をつけて下さい。　はい　いいえ　0 -0　GM

2. お子さんに見えない場所で音を出した時，お子さんは目の動きや呼吸の様子を変えるなど，音に反応することが分かりますか。　はい　いいえ　0 -0　L

3. お子さんが仰向けにねている時，あなたがお子さんを見つめると，お子さんもあなたの顔を見つめますか。　はい　いいえ　0 -0　PS

4. 「クー」「ウー」「エー」などのような，泣き声以外の声を出しますか。　はい　いいえ　0 -0　L

5. 「ウーウーウー」「アーアーアー」などの発声がありますか。　はい　いいえ　2.8-1.1　L

6. あなたがお子さんに笑いかけたり，話しかけたりしてあやすと，お子さんも笑ったりほほ笑みかえしたりしますか。　はい　いいえ　3.3-2.0　PS

7. 平らな床面にうつ伏せにねかせた時，お子さんは下の図のように頭を 45 度以上持ち上げることができますか。　はい　いいえ　3.7-2.7　GM

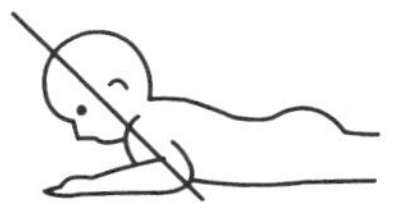

8. 声を出して笑うことがありますか。　はい　いいえ　3.9-2.9　L

9. 平らな床面にうつ伏せにねかせた時，お子さんは下の図のように頭を 90 度持ち上げて，胸を床から離し，前をまっすぐ見ますか。　はい　いいえ　4.1-3.4　GM

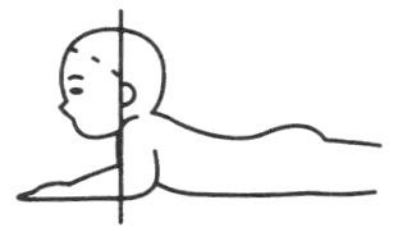

10. お子さんが仰向けにねている状態で，あなたの手に注目させて，左右どちらかのはしからはしまで動かすと，下の図のように，頭をまわして左右 180 度追視しますか。　はい　いいえ　4.2-3.6　FMA

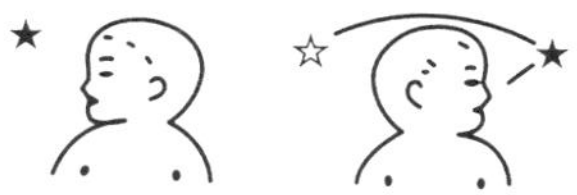

11. 両手を合わせたり，両手で遊んだりしますか。　はい　いいえ　4.3-3.7　FMA

12. 自分の手をじっと（5 秒間以上）見つめていることがありますか。　はい　いいえ　4.5-3.4　PS

13. あなたがお子さんの両わきを支えて立たせて少し支えをゆるめると，自分の両足で体重を支えようとしますか。　はい　いいえ　4.7-3.9　GM

14. 平らな床面にうつ伏せにねかせた時，お子さんは下の図のように両腕で支えて胸を持ち上げることができますか。　はい　いいえ　5.2-4.4　GM

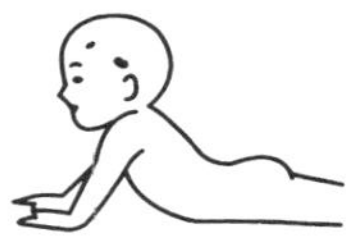

15. お子さんに見えない所（頭の後など）で，柔らかい低い音（積木を打ち合せるような音）を出すと，音の方に振り向きますか。
はい　いいえ　5.3-4.3　L

16. レーズン，10円硬貨などの小さい物をじっと見つめますか。
はい　いいえ　5.6-4.8　FMA

17. お子さんの手の届く範囲に物（おもちゃなど）を置くと，手をのばして取ろうとしますか。　はい　いいえ　5.7-5.0　FMA

18. お子さんが遊んでいる時に，気づかれないように後からそっと近づいて声をかける（名前を呼ぶなど）と振り向きますか。
はい　いいえ　6.0-4.9　L

19. 今までに，うつ伏せから仰向けに，あるいは仰向けからうつ伏せに，2回以上寝返りをしましたか。　はい　いいえ　6.1-5.2　GM

20. 手の届かない場所にある物（おもちゃなど）を，手や体を伸ばしたりして取ろうとしますか。　はい　いいえ　6.2-5.2　PS

21. レーズンや小さな食べ物をつかめますか。下の図のように，手全体でくま手のようにつかんでも，親指と他の指でつまんでも，どれでも結構です。
はい　いいえ　7.3-6.3　FMA

22. 落ちた物を探しますか。
検査の方法：まず，毛糸の玉やティッシュペーパーなどの柔らかいものをあなたの手に持ってお子さんの頭の上でヒラヒラさせて注意をひきます。お子さんがそれを見あげたら手を離して床に落とします。その時，お子さんは落ちた方を見下ろして，どこに落ちたか探しますか。お子さんが落ちた方をのぞきこんだら「はい」に○をつけて下さい。　はい　いいえ　7.4-6.3　FMA

23. 椅子や壁にもたれさせたり，枕で支えたりしないでも，一人で少しの間（5秒間以上）座っていることができますか。
はい　いいえ　8.1-7.0　GM

24. 「だ」「ば」「が」「ま」などの声を出しますか。　はい　いいえ　8.4-7.0　L

25. 食べ物（クラッカーやクッキーなど）を自分で手に持って食べようとしますか。今まで与えたことがない場合は「いいえ」に○をつけて下さい。　はい　いいえ　8.5-7.0　PS

DENVER Ⅱ 予備判定票

0〜9か月用

氏名		記録日	年　月　日
記録者 氏名		生年月日	年　月　日
記録者 続柄		年月日齢	年　月　日
		修正年月日齢	年　月　日

以下の質問に順番にお答え下さい。「はい」「いいえ」のどちらかに○をつけて下さい。「いいえ」が3つ以上になったら，それ以降の質問にお答えになる必要はありません。

1. 仰向けにねかせた時，お子さんは左右の手足を同じようによく動かしていますか。手足の動きに左右差があったり，動きがよくない場合は「いいえ」に○をつけて下さい。　はい　いいえ　0 -0　GM

2. お子さんに見えない場所で音を出した時，お子さんは目の動きや呼吸の様子を変えるなど，音に反応することが分かりますか。　はい　いいえ　0 -0　L

3. お子さんが仰向けにねている時，あなたがお子さんを見つめると，お子さんもあなたの顔を見つめますか。　はい　いいえ　0 -0　PS

4. 「クー」「ウー」「エー」などのような，泣き声以外の声を出しますか。　はい　いいえ　0 -0　L

5. 「ウーウーウー」「アーアーアー」などの発声がありますか。　はい　いいえ　2.8-1.1　L

6. あなたがお子さんに笑いかけたり，話しかけたりしてあやすと，お子さんも笑ったりほほ笑みかえしたりしますか。　はい　いいえ　3.3-2.0　PS

7. 平らな床面にうつ伏せにねかせた時，お子さんは下の図のように頭を45度以上持ち上げることができますか。　はい　いいえ　3.7-2.7　GM

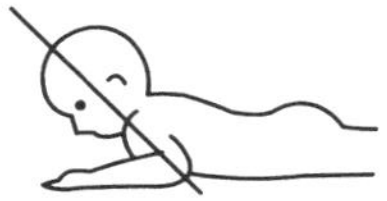

8. 声を出して笑うことがありますか。　はい　いいえ　3.9-2.9　L

9. 平らな床面にうつ伏せにねかせた時，お子さんは下の図のように頭を90度持ち上げて，胸を床から離し，前をまっすぐ見ますか。　はい　いいえ　4.1-3.4　GM

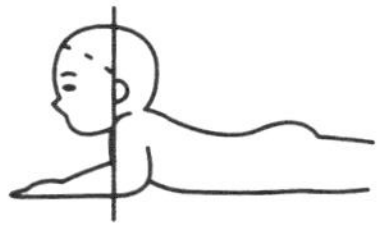

10. お子さんが仰向けにねている状態で，あなたの手に注目させて，左右どちらかのはしからはしまで動かすと，下の図のように，頭をまわして左右180度追視しますか。　はい　いいえ　4.2-3.6　FMA

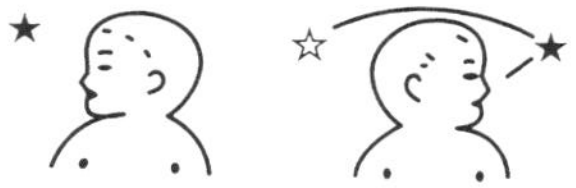

11. 両手を合わせたり，両手で遊んだりしますか。　はい　いいえ　4.3-3.7　FMA

12. 自分の手をじっと（5秒間以上）見つめていることがありますか。　はい　いいえ　4.5-3.4　PS

13. あなたがお子さんの両わきを支えて立たせて少し支えをゆるめると，自分の両足で体重を支えようとしますか。　はい　いいえ　4.7-3.9　GM

14. 平らな床面にうつ伏せにねかせた時，お子さんは下の図のように両腕で支えて胸を持ち上げることができますか。　はい　いいえ　5.2-4.4　GM

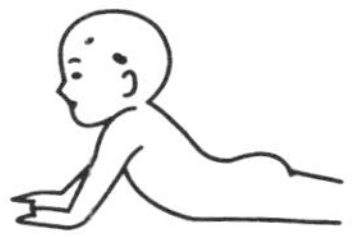

15. お子さんに見えない所（頭の後など）で，柔らかい低い音（積木を打ち合せるような音）を出すと，音の方に振り向きますか。　はい　いいえ　5.3-4.3　L

16. レーズン，10 円硬貨などの小さい物をじっと見つめますか。　はい　いいえ　5.6-4.8　FMA

17. お子さんの手の届く範囲に物（おもちゃなど）を置くと，手をのばして取ろうとしますか。　はい　いいえ　5.7-5.0　FMA

18. お子さんが遊んでいる時に，気づかれないように後からそっと近づいて声をかける（名前を呼ぶなど）と振り向きますか。　はい　いいえ　6.0-4.9　L

19. 今までに，うつ伏せから仰向けに，あるいは仰向けからうつ伏せに，2 回以上寝返りをしましたか。　はい　いいえ　6.1-5.2　GM

20. 手の届かない場所にある物（おもちゃなど）を，手や体を伸ばしたりして取ろうとしますか。　はい　いいえ　6.2-5.2　PS

21. レーズンや小さな食べ物をつかめますか。下の図のように，手全体でくま手のようにつかんでも，親指と他の指でつまんでも，どれでも結構です。　はい　いいえ　7.3-6.3　FMA

22. 落ちた物を探しますか。
検査の方法：まず，毛糸の玉やティッシュペーパーなどの柔らかいものをあなたの手に持ってお子さんの頭の上でヒラヒラさせて注意をひきます。お子さんがそれを見あげたら手を離して床に落とします。その時，お子さんは落ちた方を見下ろして，どこに落ちたか探しますか。お子さんが落ちた方をのぞきこんだら「はい」に○をつけて下さい。　はい　いいえ　7.4-6.3　FMA

23. 椅子や壁にもたれさせたり，枕で支えたりしないでも，一人で少しの間（5 秒間以上）座っていることができますか。　はい　いいえ　8.1-7.0　GM

24. 「だ」「ば」「が」「ま」などの声を出しますか。　はい　いいえ　8.4-7.0　L

25. 食べ物（クラッカーやクッキーなど）を自分で手に持って食べようとしますか。今まで与えたことがない場合は「いいえ」に○をつけて下さい。　はい　いいえ　8.5-7.0　PS

DENVER II 予備判定票

0〜9か月用

氏　名 ＿＿＿＿

記録者　氏　名 ＿＿＿＿
　　　　続　柄 ＿＿＿＿

記録日　　年　月　日
生年月日　　年　月　日
年月日齢　　年　月　日
修正年月日齢　　年　月　日

以下の質問に順番にお答え下さい。「はい」「いいえ」のどちらかに○をつけて下さい。「いいえ」が３つ以上になったら，それ以降の質問にお答えになる必要はありません。

1. 仰向けにねかせた時，お子さんは左右の手足を同じようによく動かしていますか。手足の動きに左右差があったり，動きがよくない場合は「いいえ」に○をつけて下さい。　はい　いいえ　0 -0　GM

2. お子さんに見えない場所で音を出した時，お子さんは目の動きや呼吸の様子を変えるなど，音に反応することが分かりますか。　はい　いいえ　0 -0　L

3. お子さんが仰向けにねている時，あなたがお子さんを見つめると，お子さんもあなたの顔を見つめますか。　はい　いいえ　0 -0　PS

4. 「クー」「ウー」「エー」などのような，泣き声以外の声を出しますか。　はい　いいえ　0 -0　L

5. 「ウーウーウー」「アーアーアー」などの発声がありますか。　はい　いいえ　2.8-1.1　L

6. あなたがお子さんに笑いかけたり，話しかけたりしてあやすと，お子さんも笑ったりほほ笑みかえしたりしますか。　はい　いいえ　3.3-2.0　PS

7. 平らな床面にうつ伏せにねかせた時，お子さんは下の図のように頭を45度以上持ち上げることができますか。　はい　いいえ　3.7-2.7　GM

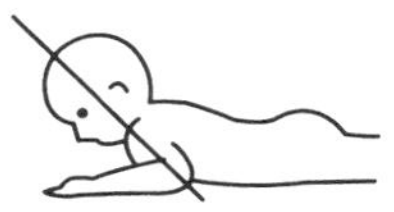

8. 声を出して笑うことがありますか。　はい　いいえ　3.9-2.9　L

9. 平らな床面にうつ伏せにねかせた時，お子さんは下の図のように頭を90度持ち上げて，胸を床から離し，前をまっすぐ見ますか。　はい　いいえ　4.1-3.4　GM

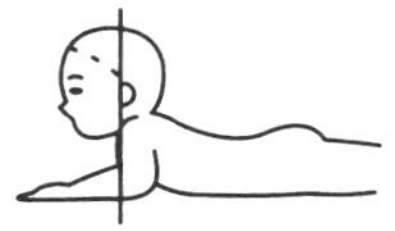

10. お子さんが仰向けにねている状態で，あなたの手に注目させて，左右どちらかのはしからはしまで動かすと，下の図のように，頭をまわして左右180度追視しますか。　はい　いいえ　4.2-3.6　FMA

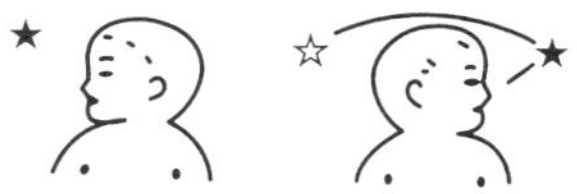

11. 両手を合わせたり，両手で遊んだりしますか。　はい　いいえ　4.3-3.7　FMA

12. 自分の手をじっと（5秒間以上）見つめていることがありますか。　はい　いいえ　4.5-3.4　PS

13. あなたがお子さんの両わきを支えて立たせて少し支えをゆるめると，自分の両足で体重を支えようとしますか。　はい　いいえ　4.7-3.9　GM

14. 平らな床面にうつ伏せにねかせた時，お子さんは下の図のように両腕で支えて胸を持ち上げることができますか。　はい　いいえ　5.2-4.4　GM

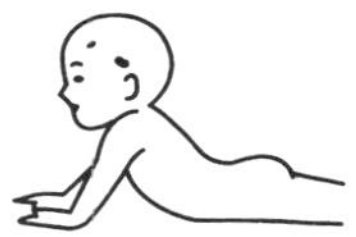

15. お子さんに見えない所（頭の後など）で，柔らかい低い音（積木を打ち合せるような音）を出すと，音の方に振り向きますか。　はい　いいえ　5.3-4.3　L

16. レーズン，10円硬貨などの小さい物をじっと見つめますか。　はい　いいえ　5.6-4.8　FMA

17. お子さんの手の届く範囲に物（おもちゃなど）を置くと，手をのばして取ろうとしますか。　はい　いいえ　5.7-5.0　FMA

18. お子さんが遊んでいる時に，気づかれないように後からそっと近づいて声をかける（名前を呼ぶなど）と振り向きますか。　はい　いいえ　6.0-4.9　L

19. 今までに，うつ伏せから仰向けに，あるいは仰向けからうつ伏せに，2回以上寝返りをしましたか。　はい　いいえ　6.1-5.2　GM

20. 手の届かない場所にある物（おもちゃなど）を，手や体を伸ばしたりして取ろうとしますか。　はい　いいえ　6.2-5.2　PS

21. レーズンや小さな食べ物をつかめますか。下の図のように，手全体でくま手のようにつかんでも，親指と他の指でつまんでも，どれでも結構です。　はい　いいえ　7.3-6.3　FMA

22. 落ちた物を探しますか。
検査の方法：まず，毛糸の玉やティッシュペーパーなどの柔らかいものをあなたの手に持ってお子さんの頭の上でヒラヒラさせて注意をひきます。お子さんがそれを見あげたら手を離して床に落とします。その時，お子さんは落ちた方を見下ろして，どこに落ちたか探しますか。お子さんが落ちた方をのぞきこんだら「はい」に○をつけて下さい。　はい　いいえ　7.4-6.3　FMA

23. 椅子や壁にもたれさせたり，枕で支えたりしないでも，一人で少しの間（5秒間以上）座っていることができますか。　はい　いいえ　8.1-7.0　GM

24. 「だ」「ば」「が」「ま」などの声を出しますか。　はい　いいえ　8.4-7.0　L

25. 食べ物（クラッカーやクッキーなど）を自分で手に持って食べようとしますか。今まで与えたことがない場合は「いいえ」に○をつけて下さい。　はい　いいえ　8.5-7.0　PS

0～9か月用

DENVER Ⅱ 予備判定票

氏名		記録日	年　月　日
記録者 氏名		生年月日	年　月　日
記録者 続柄		年月日齢	年　月　日
		修正年月日齢	年　月　日

以下の質問に順番にお答え下さい。「はい」「いいえ」のどちらかに○をつけて下さい。「いいえ」が３つ以上になったら，それ以降の質問にお答えになる必要はありません。

1. 仰向けにねかせた時，お子さんは左右の手足を同じようによく動かしていますか。手足の動きに左右差があったり，動きがよくない場合は「いいえ」に○をつけて下さい。　はい　いいえ　0 -0　GM

2. お子さんに見えない場所で音を出した時，お子さんは目の動きや呼吸の様子を変えるなど，音に反応することが分かりますか。　はい　いいえ　0 -0　L

3. お子さんが仰向けにねている時，あなたがお子さんを見つめると，お子さんもあなたの顔を見つめますか。　はい　いいえ　0 -0　PS

4. 「クー」「ウー」「エー」などのような，泣き声以外の声を出しますか。　はい　いいえ　0 -0　L

5. 「ウーウーウー」「アーアーアー」などの発声がありますか。　はい　いいえ　2.8-1.1　L

6. あなたがお子さんに笑いかけたり，話しかけたりしてあやすと，お子さんも笑ったりほほ笑みかえしたりしますか。　はい　いいえ　3.3-2.0　PS

7. 平らな床面にうつ伏せにねかせた時，お子さんは下の図のように頭を 45 度以上持ち上げることができますか。　はい　いいえ　3.7-2.7　GM

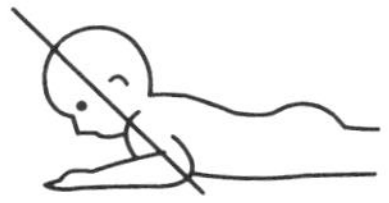

8. 声を出して笑うことがありますか。　はい　いいえ　3.9-2.9　L

9. 平らな床面にうつ伏せにねかせた時，お子さんは下の図のように頭を 90 度持ち上げて，胸を床から離し，前をまっすぐ見ますか。　はい　いいえ　4.1-3.4　GM

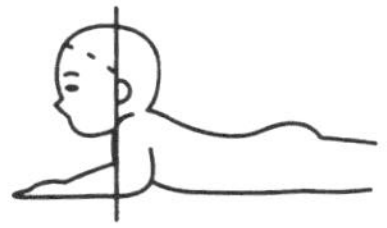

10. お子さんが仰向けにねている状態で，あなたの手に注目させて，左右どちらかのはしからはしまで動かすと，下の図のように，頭をまわして左右 180 度追視しますか。　はい　いいえ　4.2-3.6　FMA

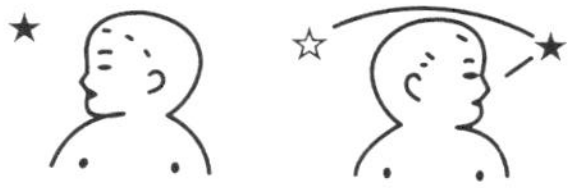

11. 両手を合わせたり，両手で遊んだりしますか。　はい　いいえ　4.3-3.7　FMA

12. 自分の手をじっと（5 秒間以上）見つめていることがありますか。　はい　いいえ　4.5-3.4　PS

13. あなたがお子さんの両わきを支えて立たせて少し支えをゆるめると，自分の両足で体重を支えようとしますか。　はい　いいえ　4.7-3.9　GM

14. 平らな床面にうつ伏せにねかせた時，お子さんは下の図のように両腕で支えて胸を持ち上げることができますか。　はい　いいえ　5.2-4.4　GM

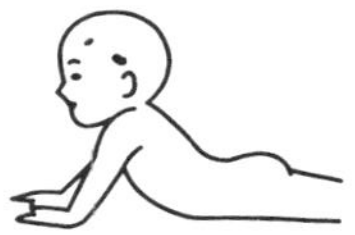

15. お子さんに見えない所（頭の後など）で，柔らかい低い音（積木を打ち合せるような音）を出すと，音の方に振り向きますか。
はい　いいえ　5.3-4.3　L

16. レーズン，10 円硬貨などの小さい物をじっと見つめますか。
はい　いいえ　5.6-4.8　FMA

17. お子さんの手の届く範囲に物（おもちゃなど）を置くと，手をのばして取ろうとしますか。　はい　いいえ　5.7-5.0　FMA

18. お子さんが遊んでいる時に，気づかれないように後からそっと近づいて声をかける（名前を呼ぶなど）と振り向きますか。
はい　いいえ　6.0-4.9　L

19. 今までに，うつ伏せから仰向けに，あるいは仰向けからうつ伏せに，2 回以上寝返りをしましたか。　はい　いいえ　6.1-5.2　GM

20. 手の届かない場所にある物（おもちゃなど）を，手や体を伸ばしたりして取ろうとしますか。　はい　いいえ　6.2-5.2　PS

21. レーズンや小さな食べ物をつかめますか。下の図のように，手全体でくま手のようにつかんでも，親指と他の指でつまんでも，どれでも結構です。
はい　いいえ　7.3-6.3　FMA

22. 落ちた物を探しますか。
検査の方法：まず，毛糸の玉やティッシュペーパーなどの柔らかいものをあなたの手に持ってお子さんの頭の上でヒラヒラさせて注意をひきます。お子さんがそれを見あげたら手を離して床に落とします。その時，お子さんは落ちた方を見下ろして，どこに落ちたか探しますか。お子さんが落ちた方をのぞきこんだら「はい」に○をつけて下さい。　はい　いいえ　7.4-6.3　FMA

23. 椅子や壁にもたれさせたり，枕で支えたりしないでも，一人で少しの間（5 秒間以上）座っていることができますか。
はい　いいえ　8.1-7.0　GM

24. 「だ」「ば」「が」「ま」などの声を出しますか。　はい　いいえ　8.4-7.0　L

25. 食べ物（クラッカーやクッキーなど）を自分で手に持って食べようとしますか。今まで与えたことがない場合は「いいえ」に○をつけて下さい。
はい　いいえ　8.5-7.0　PS

DENVER Ⅱ 予備判定票

0〜9か月用

氏　名

記録者　氏　名

続　柄

記録日　　年　　月　　日
生年月日　　年　　月　　日
年月日齢　　年　　月　　日
修正年月日齢　　年　　月　　日

以下の質問に順番にお答え下さい。「はい」「いいえ」のどちらかに○をつけて下さい。「いいえ」が3つ以上になったら，それ以降の質問にお答えになる必要はありません。

1. 仰向けにねかせた時，お子さんは左右の手足を同じようによく動かしていますか。手足の動きに左右差があったり，動きがよくない場合は「いいえ」に○をつけて下さい。　はい　いいえ　0 -0　GM

2. お子さんに見えない場所で音を出した時，お子さんは目の動きや呼吸の様子を変えるなど，音に反応することが分かりますか。　はい　いいえ　0 -0　L

3. お子さんが仰向けにねている時，あなたがお子さんを見つめると，お子さんもあなたの顔を見つめますか。　はい　いいえ　0 -0　PS

4. 「クー」「ウー」「エー」などのような，泣き声以外の声を出しますか。　はい　いいえ　0 -0　L

5. 「ウーウーウー」「アーアーアー」などの発声がありますか。　はい　いいえ　2.8-1.1　L

6. あなたがお子さんに笑いかけたり，話しかけたりしてあやすと，お子さんも笑ったりほほ笑みかえしたりしますか。　はい　いいえ　3.3-2.0　PS

7. 平らな床面にうつ伏せにねかせた時，お子さんは下の図のように頭を45度以上持ち上げることができますか。　はい　いいえ　3.7-2.7　GM

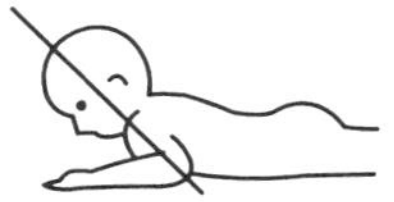

8. 声を出して笑うことがありますか。　はい　いいえ　3.9-2.9　L

9. 平らな床面にうつ伏せにねかせた時，お子さんは下の図のように頭を90度持ち上げて，胸を床から離し，前をまっすぐ見ますか。　はい　いいえ　4.1-3.4　GM

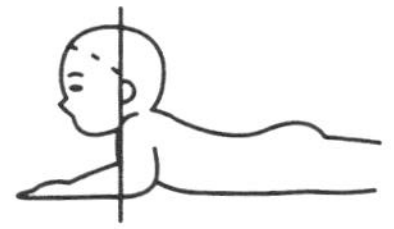

10. お子さんが仰向けにねている状態で，あなたの手に注目させて，左右どちらかのはしからはしまで動かすと，下の図のように，頭をまわして左右180度追視しますか。　はい　いいえ　4.2-3.6　FMA

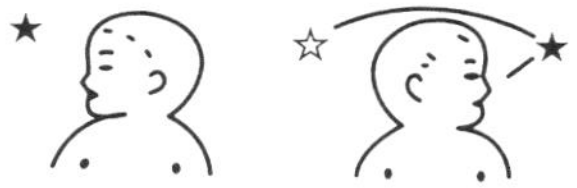

11. 両手を合わせたり，両手で遊んだりしますか。　はい　いいえ　4.3-3.7　FMA

12. 自分の手をじっと（5秒間以上）見つめていることがありますか。　はい　いいえ　4.5-3.4　PS

13. あなたがお子さんの両わきを支えて立たせて少し支えをゆるめると，自分の両足で体重を支えようとしますか。　はい　いいえ　4.7-3.9　GM

14. 平らな床面にうつ伏せにねかせた時，お子さんは下の図のように両腕で支えて胸を持ち上げることができますか。　はい　いいえ　5.2-4.4　GM

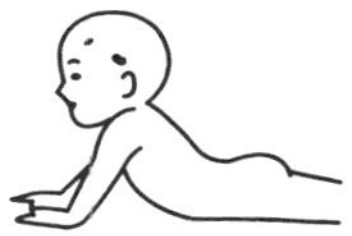

15. お子さんに見えない所（頭の後など）で，柔らかい低い音（積木を打ち合せるような音）を出すと，音の方に振り向きますか。　はい　いいえ　5.3-4.3　L

16. レーズン，10 円硬貨などの小さい物をじっと見つめますか。　はい　いいえ　5.6-4.8　FMA

17. お子さんの手の届く範囲に物（おもちゃなど）を置くと，手をのばして取ろうとしますか。　はい　いいえ　5.7-5.0　FMA

18. お子さんが遊んでいる時に，気づかれないように後からそっと近づいて声をかける（名前を呼ぶなど）と振り向きますか。　はい　いいえ　6.0-4.9　L

19. 今までに，うつ伏せから仰向けに，あるいは仰向けからうつ伏せに，2 回以上寝返りをしましたか。　はい　いいえ　6.1-5.2　GM

20. 手の届かない場所にある物（おもちゃなど）を，手や体を伸ばしたりして取ろうとしますか。　はい　いいえ　6.2-5.2　PS

21. レーズンや小さな食べ物をつかめますか。下の図のように，手全体でくま手のようにつかんでも，親指と他の指でつまんでも，どれでも結構です。　はい　いいえ　7.3-6.3　FMA

22. 落ちた物を探しますか。
検査の方法：まず，毛糸の玉やティッシュペーパーなどの柔らかいものをあなたの手に持ってお子さんの頭の上でヒラヒラさせて注意をひきます。お子さんがそれを見あげたら手を離して床に落とします。その時，お子さんは落ちた方を見下ろして，どこに落ちたか探しますか。お子さんが落ちた方をのぞきこんだら「はい」に○をつけて下さい。　はい　いいえ　7.4-6.3　FMA

23. 椅子や壁にもたれさせたり，枕で支えたりしないでも，一人で少しの間（5 秒間以上）座っていることができますか。　はい　いいえ　8.1-7.0　GM

24. 「だ」「ば」「が」「ま」などの声を出しますか。　はい　いいえ　8.4-7.0　L

25. 食べ物（クラッカーやクッキーなど）を自分で手に持って食べようとしますか。今まで与えたことがない場合は「いいえ」に○をつけて下さい。　はい　いいえ　8.5-7.0　PS

DENVER Ⅱ 予備判定票

0〜9か月用

氏　　　名

記録者　氏　　名

　　　　続　　柄

記　録　日　　年　　月　　日
生 年 月 日　　年　　月　　日
年 月 日 齢　　年　　月　　日
修正年月日齢　　年　　月　　日

以下の質問に順番にお答え下さい。「はい」「いいえ」のどちらかに○をつけて下さい。「いいえ」が 3 つ以上になったら，それ以降の質問にお答えになる必要はありません。

1. 仰向けにねかせた時，お子さんは左右の手足を同じようによく動かしていますか。手足の動きに左右差があったり，動きがよくない場合は「いいえ」に○をつけて下さい。　はい　いいえ　0 -0　GM

2. お子さんに見えない場所で音を出した時，お子さんは目の動きや呼吸の様子を変えるなど，音に反応することが分かりますか。　はい　いいえ　0 -0　L

3. お子さんが仰向けにねている時，あなたがお子さんを見つめると，お子さんもあなたの顔を見つめますか。　はい　いいえ　0 -0　PS

4. 「クー」「ウー」「エー」などのような，泣き声以外の声を出しますか。　はい　いいえ　0 -0　L

5. 「ウーウーウー」「アーアーアー」などの発声がありますか。　はい　いいえ　2.8-1.1　L

6. あなたがお子さんに笑いかけたり，話しかけたりしてあやすと，お子さんも笑ったりほほ笑みかえしたりしますか。　はい　いいえ　3.3-2.0　PS

7. 平らな床面にうつ伏せにねかせた時，お子さんは下の図のように頭を 45 度以上持ち上げることができますか。　はい　いいえ　3.7-2.7　GM

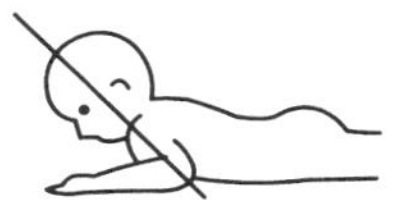

8. 声を出して笑うことがありますか。　はい　いいえ　3.9-2.9　L

9. 平らな床面にうつ伏せにねかせた時，お子さんは下の図のように頭を 90 度持ち上げて，胸を床から離し，前をまっすぐ見ますか。　はい　いいえ　4.1-3.4　GM

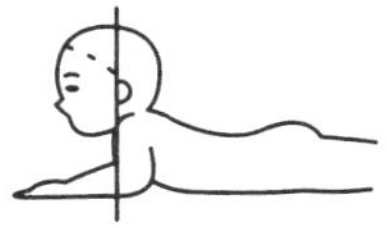

10. お子さんが仰向けにねている状態で，あなたの手に注目させて，左右どちらかのはしからはしまで動かすと，下の図のように，頭をまわして左右 180 度追視しますか。　はい　いいえ　4.2-3.6　FMA

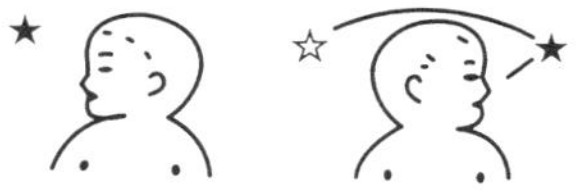

11. 両手を合わせたり，両手で遊んだりしますか。　はい　いいえ　4.3-3.7　FMA

12. 自分の手をじっと（5 秒間以上）見つめていることがありますか。　はい　いいえ　4.5-3.4　PS

13. あなたがお子さんの両わきを支えて立たせて少し支えをゆるめると，自分の両足で体重を支えようとしますか。　はい　いいえ　4.7-3.9　GM

14. 平らな床面にうつ伏せにねかせた時，お子さんは下の図のように両腕で支えて胸を持ち上げることができますか。　はい　いいえ　5.2-4.4　GM

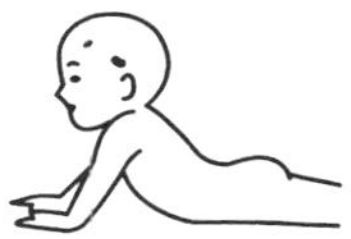

15. お子さんに見えない所（頭の後など）で，柔らかい低い音（積木を打ち合せるような音）を出すと，音の方に振り向きますか。　はい　いいえ　5.3-4.3　L

16. レーズン，10 円硬貨などの小さい物をじっと見つめますか。　はい　いいえ　5.6-4.8　FMA

17. お子さんの手の届く範囲に物（おもちゃなど）を置くと，手をのばして取ろうとしますか。　はい　いいえ　5.7-5.0　FMA

18. お子さんが遊んでいる時に，気づかれないように後からそっと近づいて声をかける（名前を呼ぶなど）と振り向きますか。　はい　いいえ　6.0-4.9　L

19. 今までに，うつ伏せから仰向けに，あるいは仰向けからうつ伏せに，2 回以上寝返りをしましたか。　はい　いいえ　6.1-5.2　GM

20. 手の届かない場所にある物（おもちゃなど）を，手や体を伸ばしたりして取ろうとしますか。　はい　いいえ　6.2-5.2　PS

21. レーズンや小さな食べ物をつかめますか。下の図のように，手全体でくま手のようにつかんでも，親指と他の指でつまんでも，どれでも結構です。　はい　いいえ　7.3-6.3　FMA

22. 落ちた物を探しますか。
検査の方法：まず，毛糸の玉やティッシュペーパーなどの柔らかいものをあなたの手に持ってお子さんの頭の上でヒラヒラさせて注意をひきます。お子さんがそれを見あげたら手を離して床に落とします。その時，お子さんは落ちた方を見下ろして，どこに落ちたか探しますか。お子さんが落ちた方をのぞきこんだら「はい」に○をつけて下さい。　はい　いいえ　7.4-6.3　FMA

23. 椅子や壁にもたれさせたり，枕で支えたりしないでも，一人で少しの間（5 秒間以上）座っていることができますか。　はい　いいえ　8.1-7.0　GM

24. 「だ」「ば」「が」「ま」などの声を出しますか。　はい　いいえ　8.4-7.0　L

25. 食べ物（クラッカーやクッキーなど）を自分で手に持って食べようとしますか。今まで与えたことがない場合は「いいえ」に○をつけて下さい。　はい　いいえ　8.5-7.0　PS

0〜9か月用

DENVER Ⅱ 予備判定票

氏　　名 ＿＿＿＿

記録者　氏　名 ＿＿＿＿
　　　　続　柄 ＿＿＿＿

記　録　日　　年　　月　　日
生 年 月 日　　年　　月　　日
年 月 日 齢　　年　　月　　日
修正年月日齢　　年　　月　　日

以下の質問に順番にお答え下さい。「はい」「いいえ」のどちらかに○をつけて下さい。「いいえ」が３つ以上になったら，それ以降の質問にお答えになる必要はありません。

1. 仰向けにねかせた時，お子さんは左右の手足を同じようによく動かしていますか。手足の動きに左右差があったり，動きがよくない場合は「いいえ」に○をつけて下さい。　はい　いいえ　0 -0　GM

2. お子さんに見えない場所で音を出した時，お子さんは目の動きや呼吸の様子を変えるなど，音に反応することが分かりますか。　はい　いいえ　0 -0　L

3. お子さんが仰向けにねている時，あなたがお子さんを見つめると，お子さんもあなたの顔を見つめますか。　はい　いいえ　0 -0　PS

4. 「クー」「ウー」「エー」などのような，泣き声以外の声を出しますか。　はい　いいえ　0 -0　L

5. 「ウーウーウー」「アーアーアー」などの発声がありますか。　はい　いいえ　2.8-1.1　L

6. あなたがお子さんに笑いかけたり，話しかけたりしてあやすと，お子さんも笑ったりほほ笑みかえしたりしますか。　はい　いいえ　3.3-2.0　PS

7. 平らな床面にうつ伏せにねかせた時，お子さんは下の図のように頭を45度以上持ち上げることができますか。　はい　いいえ　3.7-2.7　GM

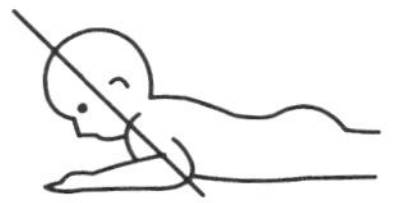

8. 声を出して笑うことがありますか。　はい　いいえ　3.9-2.9　L

9. 平らな床面にうつ伏せにねかせた時，お子さんは下の図のように頭を90度持ち上げて，胸を床から離し，前をまっすぐ見ますか。　はい　いいえ　4.1-3.4　GM

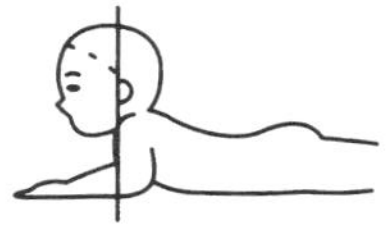

10. お子さんが仰向けにねている状態で，あなたの手に注目させて，左右どちらかのはしからはしまで動かすと，下の図のように，頭をまわして左右180度追視しますか。　はい　いいえ　4.2-3.6　FMA

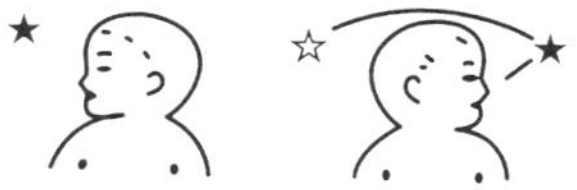

11. 両手を合わせたり，両手で遊んだりしますか。　はい　いいえ　4.3-3.7　FMA

12. 自分の手をじっと（5秒間以上）見つめていることがありますか。　はい　いいえ　4.5-3.4　PS

13. あなたがお子さんの両わきを支えて立たせて少し支えをゆるめると，自分の両足で体重を支えようとしますか。　はい　いいえ　4.7-3.9　GM

14. 平らな床面にうつ伏せにねかせた時，お子さんは下の図のように両腕で支えて胸を持ち上げることができますか。　はい　いいえ　5.2-4.4　GM

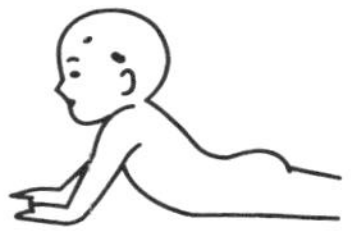

15. お子さんに見えない所（頭の後など）で，柔らかい低い音（積木を打ち合せるような音）を出すと，音の方に振り向きますか。　はい　いいえ　5.3-4.3　L

16. レーズン，10 円硬貨などの小さい物をじっと見つめますか。　はい　いいえ　5.6-4.8　FMA

17. お子さんの手の届く範囲に物（おもちゃなど）を置くと，手をのばして取ろうとしますか。　はい　いいえ　5.7-5.0　FMA

18. お子さんが遊んでいる時に，気づかれないように後からそっと近づいて声をかける（名前を呼ぶなど）と振り向きますか。　はい　いいえ　6.0-4.9　L

19. 今までに，うつ伏せから仰向けに，あるいは仰向けからうつ伏せに，2 回以上寝返りをしましたか。　はい　いいえ　6.1-5.2　GM

20. 手の届かない場所にある物（おもちゃなど）を，手や体を伸ばしたりして取ろうとしますか。　はい　いいえ　6.2-5.2　PS

21. レーズンや小さな食べ物をつかめますか。下の図のように，手全体でくま手のようにつかんでも，親指と他の指でつまんでも，どれでも結構です。　はい　いいえ　7.3-6.3　FMA

22. 落ちた物を探しますか。
検査の方法：まず，毛糸の玉やティッシュペーパーなどの柔らかいものをあなたの手に持ってお子さんの頭の上でヒラヒラさせて注意をひきます。お子さんがそれを見あげたら手を離して床に落とします。その時，お子さんは落ちた方を見下ろして，どこに落ちたか探しますか。お子さんが落ちた方をのぞきこんだら「はい」に○をつけて下さい。　はい　いいえ　7.4-6.3　FMA

23. 椅子や壁にもたれさせたり，枕で支えたりしないでも，一人で少しの間（5 秒間以上）座っていることができますか。　はい　いいえ　8.1-7.0　GM

24. 「だ」「ば」「が」「ま」などの声を出しますか。　はい　いいえ　8.4-7.0　L

25. 食べ物（クラッカーやクッキーなど）を自分で手に持って食べようとしますか。今まで与えたことがない場合は「いいえ」に○をつけて下さい。　はい　いいえ　8.5-7.0　PS

0〜9か月用

DENVERⅡ予備判定票

氏　名

記録者　氏　名

続　柄

記録日　　年　　月　　日

生年月日　　年　　月　　日

年月日齢　　年　　月　　日

修正年月日齢　　年　　月　　日

以下の質問に順番にお答え下さい。「はい」「いいえ」のどちらかに○をつけて下さい。「いいえ」が3つ以上になったら，それ以降の質問にお答えになる必要はありません。

1. 仰向けにねかせた時，お子さんは左右の手足を同じようによく動かしていますか。手足の動きに左右差があったり，動きがよくない場合は「いいえ」に○をつけて下さい。　はい　いいえ　0 -0　GM

2. お子さんに見えない場所で音を出した時，お子さんは目の動きや呼吸の様子を変えるなど，音に反応することが分かりますか。　はい　いいえ　0 -0　L

3. お子さんが仰向けにねている時，あなたがお子さんを見つめると，お子さんもあなたの顔を見つめますか。　はい　いいえ　0 -0　PS

4. 「クー」「ウー」「エー」などのような，泣き声以外の声を出しますか。　はい　いいえ　0 -0　L

5. 「ウーウーウー」「アーアーアー」などの発声がありますか。　はい　いいえ　2.8-1.1　L

6. あなたがお子さんに笑いかけたり，話しかけたりしてあやすと，お子さんも笑ったりほほ笑みかえしたりしますか。　はい　いいえ　3.3-2.0　PS

7. 平らな床面にうつ伏せにねかせた時，お子さんは下の図のように頭を45度以上持ち上げることができますか。　はい　いいえ　3.7-2.7　GM

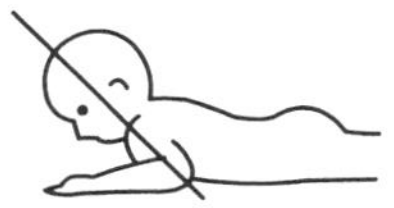

8. 声を出して笑うことがありますか。　はい　いいえ　3.9-2.9　L

9. 平らな床面にうつ伏せにねかせた時，お子さんは下の図のように頭を90度持ち上げて，胸を床から離し，前をまっすぐ見ますか。　はい　いいえ　4.1-3.4　GM

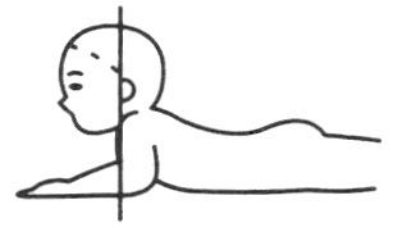

10. お子さんが仰向けにねている状態で，あなたの手に注目させて，左右どちらかのはしからはしまで動かすと，下の図のように，頭をまわして左右180度追視しますか。　はい　いいえ　4.2-3.6　FMA

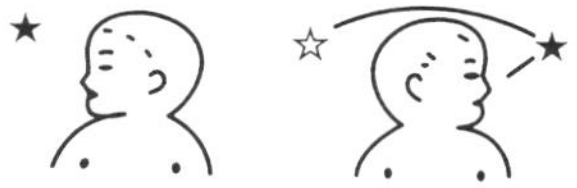

11. 両手を合わせたり，両手で遊んだりしますか。　はい　いいえ　4.3-3.7　FMA

12. 自分の手をじっと（5秒間以上）見つめていることがありますか。　はい　いいえ　4.5-3.4　PS

13. あなたがお子さんの両わきを支えて立たせて少し支えをゆるめると，自分の両足で体重を支えようとしますか。　はい　いいえ　4.7-3.9　GM

14. 平らな床面にうつ伏せにねかせた時，お子さんは下の図のように両腕で支えて胸を持ち上げることができますか。　はい　いいえ　5.2-4.4　GM

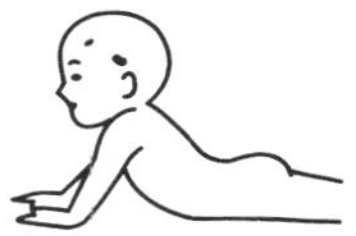

15. お子さんに見えない所（頭の後など）で，柔らかい低い音（積木を打ち合せるような音）を出すと，音の方に振り向きますか。　はい　いいえ　5.3-4.3　L

16. レーズン，10円硬貨などの小さい物をじっと見つめますか。　はい　いいえ　5.6-4.8　FMA

17. お子さんの手の届く範囲に物（おもちゃなど）を置くと，手をのばして取ろうとしますか。　はい　いいえ　5.7-5.0　FMA

18. お子さんが遊んでいる時に，気づかれないように後からそっと近づいて声をかける（名前を呼ぶなど）と振り向きますか。　はい　いいえ　6.0-4.9　L

19. 今までに，うつ伏せから仰向けに，あるいは仰向けからうつ伏せに，2回以上寝返りをしましたか。　はい　いいえ　6.1-5.2　GM

20. 手の届かない場所にある物（おもちゃなど）を，手や体を伸ばしたりして取ろうとしますか。　はい　いいえ　6.2-5.2　PS

21. レーズンや小さな食べ物をつかめますか。下の図のように，手全体でくま手のようにつかんでも，親指と他の指でつまんでも，どれでも結構です。　はい　いいえ　7.3-6.3　FMA

22. 落ちた物を探しますか。
検査の方法：まず，毛糸の玉やティッシュペーパーなどの柔らかいものをあなたの手に持ってお子さんの頭の上でヒラヒラさせて注意をひきます。お子さんがそれを見あげたら手を離して床に落とします。その時，お子さんは落ちた方を見下ろして，どこに落ちたか探しますか。お子さんが落ちた方をのぞきこんだら「はい」に○をつけて下さい。　はい　いいえ　7.4-6.3　FMA

23. 椅子や壁にもたれさせたり，枕で支えたりしないでも，一人で少しの間（5秒間以上）座っていることができますか。　はい　いいえ　8.1-7.0　GM

24. 「だ」「ば」「が」「ま」などの声を出しますか。　はい　いいえ　8.4-7.0　L

25. 食べ物（クラッカーやクッキーなど）を自分で手に持って食べようとしますか。今まで与えたことがない場合は「いいえ」に○をつけて下さい。　はい　いいえ　8.5-7.0　PS

0〜9か月用

DENVERⅡ予備判定票

氏名		
記録者	氏名	
	続柄	

記録日	年	月	日
生年月日	年	月	日
年月日齢	年	月	日
修正年月日齢	年	月	日

以下の質問に順番にお答え下さい。「はい」「いいえ」のどちらかに○をつけて下さい。「いいえ」が3つ以上になったら，それ以降の質問にお答えになる必要はありません。

1. 仰向けにねかせた時，お子さんは左右の手足を同じようによく動かしていますか。手足の動きに左右差があったり，動きがよくない場合は「いいえ」に○をつけて下さい。 はい　いいえ　0 -0　GM

2. お子さんに見えない場所で音を出した時，お子さんは目の動きや呼吸の様子を変えるなど，音に反応することが分かりますか。 はい　いいえ　0 -0　L

3. お子さんが仰向けにねている時，あなたがお子さんを見つめると，お子さんもあなたの顔を見つめますか。 はい　いいえ　0 -0　PS

4. 「クー」「ウー」「エー」などのような，泣き声以外の声を出しますか。 はい　いいえ　0 -0　L

5. 「ウーウーウー」「アーアーアー」などの発声がありますか。 はい　いいえ　2.8-1.1　L

6. あなたがお子さんに笑いかけたり，話しかけたりしてあやすと，お子さんも笑ったりほほ笑みかえしたりしますか。 はい　いいえ　3.3-2.0　PS

7. 平らな床面にうつ伏せにねかせた時，お子さんは下の図のように頭を45度以上持ち上げることができますか。 はい　いいえ　3.7-2.7　GM

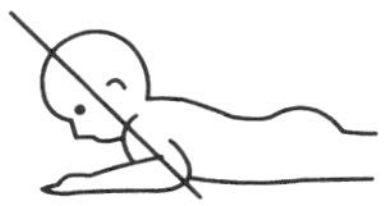

8. 声を出して笑うことがありますか。 はい　いいえ　3.9-2.9　L

9. 平らな床面にうつ伏せにねかせた時，お子さんは下の図のように頭を90度持ち上げて，胸を床から離し，前をまっすぐ見ますか。 はい　いいえ　4.1-3.4　GM

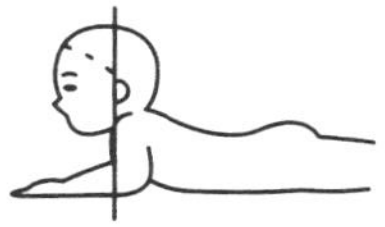

10. お子さんが仰向けにねている状態で，あなたの手に注目させて，左右どちらかのはしからはしまで動かすと，下の図のように，頭をまわして左右180度追視しますか。 はい　いいえ　4.2-3.6　FMA

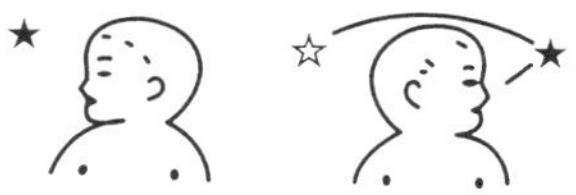

11. 両手を合わせたり，両手で遊んだりしますか。 はい　いいえ　4.3-3.7　FMA

12. 自分の手をじっと（5秒間以上）見つめていることがありますか。 はい　いいえ　4.5-3.4　PS

13. あなたがお子さんの両わきを支えて立たせて少し支えをゆるめると，自分の両足で体重を支えようとしますか。 はい　いいえ　4.7-3.9　GM

14. 平らな床面にうつ伏せにねかせた時，お子さんは下の図のように両腕で支えて胸を持ち上げることができますか。　はい　いいえ　5.2-4.4　GM

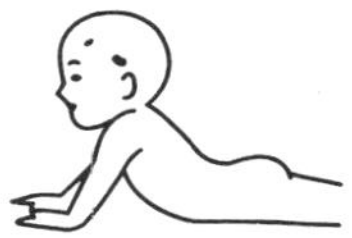

15. お子さんに見えない所（頭の後など）で，柔らかい低い音（積木を打ち合せるような音）を出すと，音の方に振り向きますか。　はい　いいえ　5.3-4.3　L

16. レーズン，10 円硬貨などの小さい物をじっと見つめますか。　はい　いいえ　5.6-4.8　FMA

17. お子さんの手の届く範囲に物（おもちゃなど）を置くと，手をのばして取ろうとしますか。　はい　いいえ　5.7-5.0　FMA

18. お子さんが遊んでいる時に，気づかれないように後からそっと近づいて声をかける（名前を呼ぶなど）と振り向きますか。　はい　いいえ　6.0-4.9　L

19. 今までに，うつ伏せから仰向けに，あるいは仰向けからうつ伏せに，2 回以上寝返りをしましたか。　はい　いいえ　6.1-5.2　GM

20. 手の届かない場所にある物（おもちゃなど）を，手や体を伸ばしたりして取ろうとしますか。　はい　いいえ　6.2-5.2　PS

21. レーズンや小さな食べ物をつかめますか。下の図のように，手全体でくま手のようにつかんでも，親指と他の指でつまんでも，どれでも結構です。　はい　いいえ　7.3-6.3　FMA

22. 落ちた物を探しますか。
検査の方法：まず，毛糸の玉やティッシュペーパーなどの柔らかいものをあなたの手に持ってお子さんの頭の上でヒラヒラさせて注意をひきます。お子さんがそれを見あげたら手を離して床に落とします。その時，お子さんは落ちた方を見下ろして，どこに落ちたか探しますか。お子さんが落ちた方をのぞきこんだら「はい」に○をつけて下さい。　はい　いいえ　7.4-6.3　FMA

23. 椅子や壁にもたれさせたり，枕で支えたりしないでも，一人で少しの間（5 秒間以上）座っていることができますか。　はい　いいえ　8.1-7.0　GM

24. 「だ」「ば」「が」「ま」などの声を出しますか。　はい　いいえ　8.4-7.0　L

25. 食べ物（クラッカーやクッキーなど）を自分で手に持って食べようとしますか。今まで与えたことがない場合は「いいえ」に○をつけて下さい。　はい　いいえ　8.5-7.0　PS

DENVERⅡ予備判定票

0～9か月用

氏　　　名		記　録　日	年　月　日
記録者　氏　名		生年月日	年　月　日
記録者　続　柄		年月日齢	年　月　日
		修正年月日齢	年　月　日

以下の質問に順番にお答え下さい。「はい」「いいえ」のどちらかに○をつけて下さい。「いいえ」が3つ以上になったら，それ以降の質問にお答えになる必要はありません。

1. 仰向けにねかせた時，お子さんは左右の手足を同じようによく動かしていますか。手足の動きに左右差があったり，動きがよくない場合は「いいえ」に○をつけて下さい。　はい　いいえ　0 -0　GM

2. お子さんに見えない場所で音を出した時，お子さんは目の動きや呼吸の様子を変えるなど，音に反応することが分かりますか。　はい　いいえ　0 -0　L

3. お子さんが仰向けにねている時，あなたがお子さんを見つめると，お子さんもあなたの顔を見つめますか。　はい　いいえ　0 -0　PS

4. 「クー」「ウー」「エー」などのような，泣き声以外の声を出しますか。　はい　いいえ　0 -0　L

5. 「ウーウーウー」「アーアーアー」などの発声がありますか。　はい　いいえ　2.8-1.1　L

6. あなたがお子さんに笑いかけたり，話しかけたりしてあやすと，お子さんも笑ったりほほ笑みかえしたりしますか。　はい　いいえ　3.3-2.0　PS

7. 平らな床面にうつ伏せにねかせた時，お子さんは下の図のように頭を45度以上持ち上げることができますか。　はい　いいえ　3.7-2.7　GM

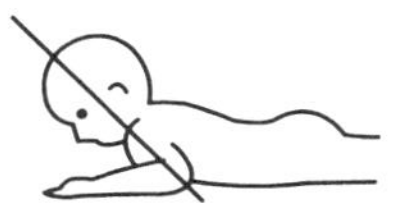

8. 声を出して笑うことがありますか。　はい　いいえ　3.9-2.9　L

9. 平らな床面にうつ伏せにねかせた時，お子さんは下の図のように頭を90度持ち上げて，胸を床から離し，前をまっすぐ見ますか。　はい　いいえ　4.1-3.4　GM

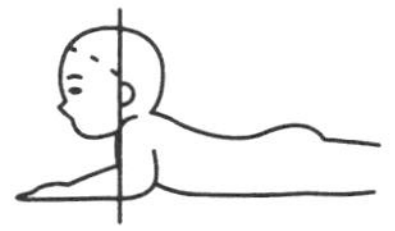

10. お子さんが仰向けにねている状態で，あなたの手に注目させて，左右どちらかのはしからはしまで動かすと，下の図のように，頭をまわして左右180度追視しますか。　はい　いいえ　4.2-3.6　FMA

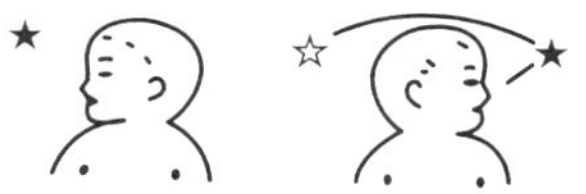

11. 両手を合わせたり，両手で遊んだりしますか。　はい　いいえ　4.3-3.7　FMA

12. 自分の手をじっと（5秒間以上）見つめていることがありますか。　はい　いいえ　4.5-3.4　PS

13. あなたがお子さんの両わきを支えて立たせて少し支えをゆるめると，自分の両足で体重を支えようとしますか。　はい　いいえ　4.7-3.9　GM

14. 平らな床面にうつ伏せにねかせた時，お子さんは下の図のように両腕で支えて胸を持ち上げることができますか。　はい　いいえ　5.2-4.4　GM

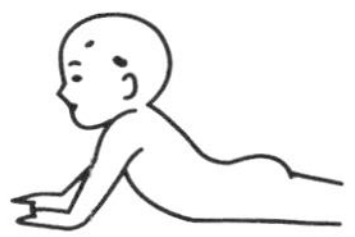

15. お子さんに見えない所（頭の後など）で，柔らかい低い音（積木を打ち合せるような音）を出すと，音の方に振り向きますか。　はい　いいえ　5.3-4.3　L

16. レーズン，10 円硬貨などの小さい物をじっと見つめますか。　はい　いいえ　5.6-4.8　FMA

17. お子さんの手の届く範囲に物（おもちゃなど）を置くと，手をのばして取ろうとしますか。　はい　いいえ　5.7-5.0　FMA

18. お子さんが遊んでいる時に，気づかれないように後からそっと近づいて声をかける（名前を呼ぶなど）と振り向きますか。　はい　いいえ　6.0-4.9　L

19. 今までに，うつ伏せから仰向けに，あるいは仰向けからうつ伏せに，2 回以上寝返りをしましたか。　はい　いいえ　6.1-5.2　GM

20. 手の届かない場所にある物（おもちゃなど）を，手や体を伸ばしたりして取ろうとしますか。　はい　いいえ　6.2-5.2　PS

21. レーズンや小さな食べ物をつかめますか。下の図のように，手全体でくま手のようにつかんでも，親指と他の指でつまんでも，どれでも結構です。　はい　いいえ　7.3-6.3　FMA

22. 落ちた物を探しますか。
検査の方法：まず，毛糸の玉やティッシュペーパーなどの柔らかいものをあなたの手に持ってお子さんの頭の上でヒラヒラさせて注意をひきます。お子さんがそれを見あげたら手を離して床に落とします。その時，お子さんは落ちた方を見下ろして，どこに落ちたか探しますか。お子さんが落ちた方をのぞきこんだら「はい」に○をつけて下さい。　はい　いいえ　7.4-6.3　FMA

23. 椅子や壁にもたれさせたり，枕で支えたりしないでも，一人で少しの間（5 秒間以上）座っていることができますか。　はい　いいえ　8.1-7.0　GM

24. 「だ」「ば」「が」「ま」などの声を出しますか。　はい　いいえ　8.4-7.0　L

25. 食べ物（クラッカーやクッキーなど）を自分で手に持って食べようとしますか。今まで与えたことがない場合は「いいえ」に○をつけて下さい。　はい　いいえ　8.5-7.0　PS

0～9か月用

DENVERⅡ予備判定票

氏名		記録日	年　月　日
		生年月日	年　月　日
記録者 氏名		年月日齢	年　月　日
記録者 続柄		修正年月日齢	年　月　日

以下の質問に順番にお答え下さい。「はい」「いいえ」のどちらかに○をつけて下さい。「いいえ」が３つ以上になったら，それ以降の質問にお答えになる必要はありません。

1. 仰向けにねかせた時，お子さんは左右の手足を同じようによく動かしていますか。手足の動きに左右差があったり，動きがよくない場合は「いいえ」に○をつけて下さい。　はい　いいえ　0 -0　GM
2. お子さんに見えない場所で音を出した時，お子さんは目の動きや呼吸の様子を変えるなど，音に反応することが分かりますか。　はい　いいえ　0 -0　L
3. お子さんが仰向けにねている時，あなたがお子さんを見つめると，お子さんもあなたの顔を見つめますか。　はい　いいえ　0 -0　PS
4. 「クー」「ウー」「エー」などのような，泣き声以外の声を出しますか。　はい　いいえ　0 -0　L
5. 「ウーウーウー」「アーアーアー」などの発声がありますか。　はい　いいえ　2.8-1.1　L
6. あなたがお子さんに笑いかけたり，話しかけたりしてあやすと，お子さんも笑ったりほほ笑みかえしたりしますか。　はい　いいえ　3.3-2.0　PS
7. 平らな床面にうつ伏せにねかせた時，お子さんは下の図のように頭を 45 度以上持ち上げることができますか。　はい　いいえ　3.7-2.7　GM

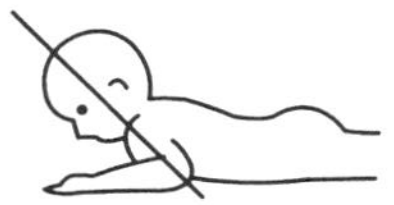

8. 声を出して笑うことがありますか。　はい　いいえ　3.9-2.9　L
9. 平らな床面にうつ伏せにねかせた時，お子さんは下の図のように頭を 90 度持ち上げて，胸を床から離し，前をまっすぐ見ますか。　はい　いいえ　4.1-3.4　GM

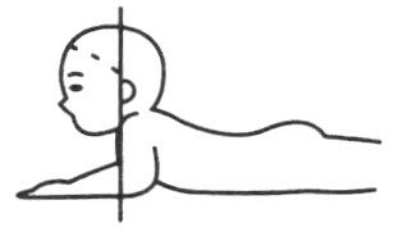

10. お子さんが仰向けにねている状態で，あなたの手に注目させて，左右どちらかのはしからはしまで動かすと，下の図のように，頭をまわして左右 180 度追視しますか。　はい　いいえ　4.2-3.6　FMA

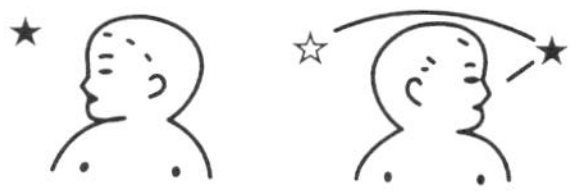

11. 両手を合わせたり，両手で遊んだりしますか。　はい　いいえ　4.3-3.7　FMA
12. 自分の手をじっと（5 秒間以上）見つめていることがありますか。　はい　いいえ　4.5-3.4　PS
13. あなたがお子さんの両わきを支えて立たせて少し支えをゆるめると，自分の両足で体重を支えようとしますか。　はい　いいえ　4.7-3.9　GM

14. 平らな床面にうつ伏せにねかせた時，お子さんは下の図のように両腕で支えて胸を持ち上げることができますか。　はい　いいえ　5.2-4.4　GM

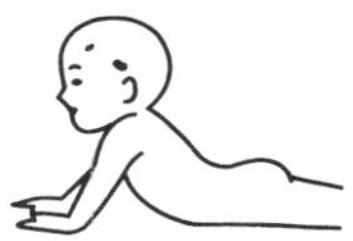

15. お子さんに見えない所（頭の後など）で，柔らかい低い音（積木を打ち合せるような音）を出すと，音の方に振り向きますか。　はい　いいえ　5.3-4.3　L

16. レーズン，10 円硬貨などの小さい物をじっと見つめますか。　はい　いいえ　5.6-4.8　FMA

17. お子さんの手の届く範囲に物（おもちゃなど）を置くと，手をのばして取ろうとしますか。　はい　いいえ　5.7-5.0　FMA

18. お子さんが遊んでいる時に，気づかれないように後からそっと近づいて声をかける（名前を呼ぶなど）と振り向きますか。　はい　いいえ　6.0-4.9　L

19. 今までに，うつ伏せから仰向けに，あるいは仰向けからうつ伏せに，2 回以上寝返りをしましたか。　はい　いいえ　6.1-5.2　GM

20. 手の届かない場所にある物（おもちゃなど）を，手や体を伸ばしたりして取ろうとしますか。　はい　いいえ　6.2-5.2　PS

21. レーズンや小さな食べ物をつかめますか。下の図のように，手全体でくま手のようにつかんでも，親指と他の指でつまんでも，どれでも結構です。　はい　いいえ　7.3-6.3　FMA

22. 落ちた物を探しますか。
検査の方法：まず，毛糸の玉やティッシュペーパーなどの柔らかいものをあなたの手に持ってお子さんの頭の上でヒラヒラさせて注意をひきます。お子さんがそれを見あげたら手を離して床に落とします。その時，お子さんは落ちた方を見下ろして，どこに落ちたか探しますか。お子さんが落ちた方をのぞきこんだら「はい」に○をつけて下さい。　はい　いいえ　7.4-6.3　FMA

23. 椅子や壁にもたれさせたり，枕で支えたりしないでも，一人で少しの間（5 秒間以上）座っていることができますか。　はい　いいえ　8.1-7.0　GM

24. 「だ」「ば」「が」「ま」などの声を出しますか。　はい　いいえ　8.4-7.0　L

25. 食べ物（クラッカーやクッキーなど）を自分で手に持って食べようとしますか。今まで与えたことがない場合は「いいえ」に○をつけて下さい。　はい　いいえ　8.5-7.0　PS

0～9か月用

DENVER II 予備判定票

氏　名		記録日	年　月　日
		生年月日	年　月　日
記録者　氏　名		年月日齢	年　月　日
記録者　続　柄		修正年月日齢	年　月　日

以下の質問に順番にお答え下さい。「はい」「いいえ」のどちらかに○をつけて下さい。「いいえ」が３つ以上になったら，それ以降の質問にお答えになる必要はありません。

1. 仰向けにねかせた時，お子さんは左右の手足を同じようによく動かしていますか。手足の動きに左右差があったり，動きがよくない場合は「いいえ」に○をつけて下さい。　はい　いいえ　0 -0　GM

2. お子さんに見えない場所で音を出した時，お子さんは目の動きや呼吸の様子を変えるなど，音に反応することが分かりますか。　はい　いいえ　0 -0　L

3. お子さんが仰向けにねている時，あなたがお子さんを見つめると，お子さんもあなたの顔を見つめますか。　はい　いいえ　0 -0　PS

4. 「クー」「ウー」「エー」などのような，泣き声以外の声を出しますか。　はい　いいえ　0 -0　L

5. 「ウーウーウー」「アーアーアー」などの発声がありますか。　はい　いいえ　2.8-1.1　L

6. あなたがお子さんに笑いかけたり，話しかけたりしてあやすと，お子さんも笑ったりほほ笑みかえしたりしますか。　はい　いいえ　3.3-2.0　PS

7. 平らな床面にうつ伏せにねかせた時，お子さんは下の図のように頭を45度以上持ち上げることができますか。　はい　いいえ　3.7-2.7　GM

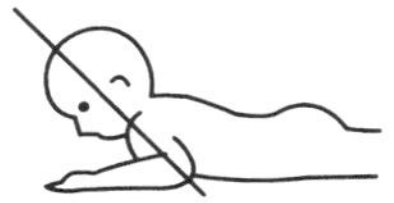

8. 声を出して笑うことがありますか。　はい　いいえ　3.9-2.9　L

9. 平らな床面にうつ伏せにねかせた時，お子さんは下の図のように頭を90度持ち上げて，胸を床から離し，前をまっすぐ見ますか。　はい　いいえ　4.1-3.4　GM

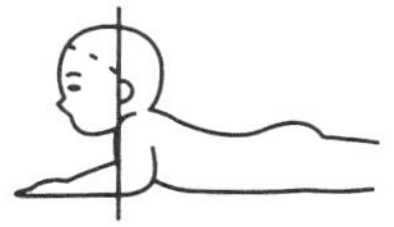

10. お子さんが仰向けにねている状態で，あなたの手に注目させて，左右どちらかのはしからはしまで動かすと，下の図のように，頭をまわして左右180度追視しますか。　はい　いいえ　4.2-3.6　FMA

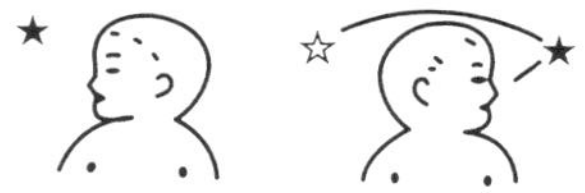

11. 両手を合わせたり，両手で遊んだりしますか。　はい　いいえ　4.3-3.7　FMA

12. 自分の手をじっと（5秒間以上）見つめていることがありますか。　はい　いいえ　4.5-3.4　PS

13. あなたがお子さんの両わきを支えて立たせて少し支えをゆるめると，自分の両足で体重を支えようとしますか。　はい　いいえ　4.7-3.9　GM

14. 平らな床面にうつ伏せにねかせた時，お子さんは下の図のように両腕で支えて胸を持ち上げることができますか。　はい　いいえ　5.2-4.4　GM

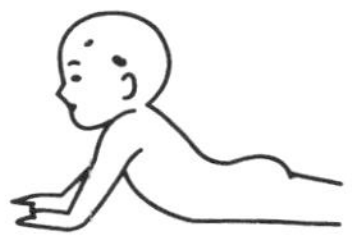

15. お子さんに見えない所（頭の後など）で，柔らかい低い音（積木を打ち合せるような音）を出すと，音の方に振り向きますか。　はい　いいえ　5.3-4.3　L

16. レーズン，10円硬貨などの小さい物をじっと見つめますか。　はい　いいえ　5.6-4.8　FMA

17. お子さんの手の届く範囲に物（おもちゃなど）を置くと，手をのばして取ろうとしますか。　はい　いいえ　5.7-5.0　FMA

18. お子さんが遊んでいる時に，気づかれないように後からそっと近づいて声をかける（名前を呼ぶなど）と振り向きますか。　はい　いいえ　6.0-4.9　L

19. 今までに，うつ伏せから仰向けに，あるいは仰向けからうつ伏せに，2回以上寝返りをしましたか。　はい　いいえ　6.1-5.2　GM

20. 手の届かない場所にある物（おもちゃなど）を，手や体を伸ばしたりして取ろうとしますか。　はい　いいえ　6.2-5.2　PS

21. レーズンや小さな食べ物をつかめますか。下の図のように，手全体でくま手のようにつかんでも，親指と他の指でつまんでも，どれでも結構です。　はい　いいえ　7.3-6.3　FMA

22. 落ちた物を探しますか。
検査の方法：まず，毛糸の玉やティッシュペーパーなどの柔らかいものをあなたの手に持ってお子さんの頭の上でヒラヒラさせて注意をひきます。お子さんがそれを見あげたら手を離して床に落とします。その時，お子さんは落ちた方を見下ろして，どこに落ちたか探しますか。お子さんが落ちた方をのぞきこんだら「はい」に○をつけて下さい。　はい　いいえ　7.4-6.3　FMA

23. 椅子や壁にもたれさせたり，枕で支えたりしないでも，一人で少しの間（5秒間以上）座っていることができますか。　はい　いいえ　8.1-7.0　GM

24. 「だ」「ば」「が」「ま」などの声を出しますか。　はい　いいえ　8.4-7.0　L

25. 食べ物（クラッカーやクッキーなど）を自分で手に持って食べようとしますか。今まで与えたことがない場合は「いいえ」に○をつけて下さい。　はい　いいえ　8.5-7.0　PS

0～9か月用

DENVER Ⅱ 予備判定票

氏　　名		記録日	年　月　日
記録者 氏　名		生年月日	年　月　日
記録者 続　柄		年月日齢	年　月　日
		修正年月日齢	年　月　日

以下の質問に順番にお答え下さい。「はい」「いいえ」のどちらかに○をつけて下さい。「いいえ」が3つ以上になったら，それ以降の質問にお答えになる必要はありません。

1. 仰向けにねかせた時，お子さんは左右の手足を同じようによく動かしていますか。手足の動きに左右差があったり，動きがよくない場合は「いいえ」に○をつけて下さい。　はい　いいえ　0 -0　GM

2. お子さんに見えない場所で音を出した時，お子さんは目の動きや呼吸の様子を変えるなど，音に反応することが分かりますか。　はい　いいえ　0 -0　L

3. お子さんが仰向けにねている時，あなたがお子さんを見つめると，お子さんもあなたの顔を見つめますか。　はい　いいえ　0 -0　PS

4. 「クー」「ウー」「エー」などのような，泣き声以外の声を出しますか。　はい　いいえ　0 -0　L

5. 「ウーウーウー」「アーアーアー」などの発声がありますか。　はい　いいえ　2.8-1.1　L

6. あなたがお子さんに笑いかけたり，話しかけたりしてあやすと，お子さんも笑ったりほほ笑みかえしたりしますか。　はい　いいえ　3.3-2.0　PS

7. 平らな床面にうつ伏せにねかせた時，お子さんは下の図のように頭を45度以上持ち上げることができますか。　はい　いいえ　3.7-2.7　GM

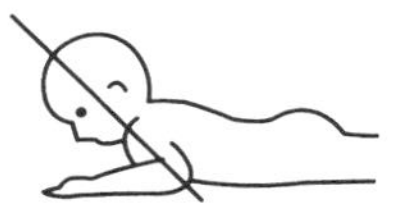

8. 声を出して笑うことがありますか。　はい　いいえ　3.9-2.9　L

9. 平らな床面にうつ伏せにねかせた時，お子さんは下の図のように頭を90度持ち上げて，胸を床から離し，前をまっすぐ見ますか。　はい　いいえ　4.1-3.4　GM

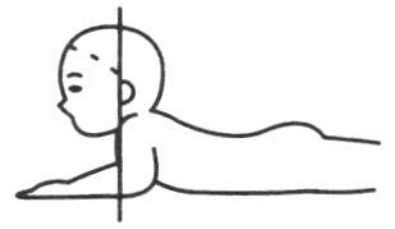

10. お子さんが仰向けにねている状態で，あなたの手に注目させて，左右どちらかのはしからはしまで動かすと，下の図のように，頭をまわして左右180度追視しますか。　はい　いいえ　4.2-3.6　FMA

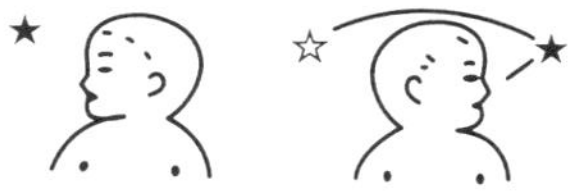

11. 両手を合わせたり，両手で遊んだりしますか。　はい　いいえ　4.3-3.7　FMA

12. 自分の手をじっと（5秒間以上）見つめていることがありますか。　はい　いいえ　4.5-3.4　PS

13. あなたがお子さんの両わきを支えて立たせて少し支えをゆるめると，自分の両足で体重を支えようとしますか。　はい　いいえ　4.7-3.9　GM

14. 平らな床面にうつ伏せにねかせた時，お子さんは下の図のように両腕で支えて胸を持ち上げることができますか。　はい　いいえ　5.2-4.4　GM

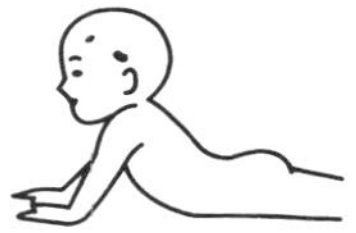

15. お子さんに見えない所（頭の後など）で，柔らかい低い音（積木を打ち合せるような音）を出すと，音の方に振り向きますか。
はい　いいえ　5.3-4.3　L

16. レーズン，10円硬貨などの小さい物をじっと見つめますか。
はい　いいえ　5.6-4.8　FMA

17. お子さんの手の届く範囲に物（おもちゃなど）を置くと，手をのばして取ろうとしますか。　はい　いいえ　5.7-5.0　FMA

18. お子さんが遊んでいる時に，気づかれないように後からそっと近づいて声をかける（名前を呼ぶなど）と振り向きますか。
はい　いいえ　6.0-4.9　L

19. 今までに，うつ伏せから仰向けに，あるいは仰向けからうつ伏せに，2回以上寝返りをしましたか。　はい　いいえ　6.1-5.2　GM

20. 手の届かない場所にある物（おもちゃなど）を，手や体を伸ばしたりして取ろうとしますか。　はい　いいえ　6.2-5.2　PS

21. レーズンや小さな食べ物をつかめますか。下の図のように，手全体でくま手のようにつかんでも，親指と他の指でつまんでも，どれでも結構です。
はい　いいえ　7.3-6.3　FMA

22. 落ちた物を探しますか。
検査の方法：まず，毛糸の玉やティッシュペーパーなどの柔らかいものをあなたの手に持ってお子さんの頭の上でヒラヒラさせて注意をひきます。お子さんがそれを見あげたら手を離して床に落とします。その時，お子さんは落ちた方を見下ろして，どこに落ちたか探しますか。お子さんが落ちた方をのぞきこんだら「はい」に○をつけて下さい。　はい　いいえ　7.4-6.3　FMA

23. 椅子や壁にもたれさせたり，枕で支えたりしないでも，一人で少しの間（5秒間以上）座っていることができますか。
はい　いいえ　8.1-7.0　GM

24. 「だ」「ば」「が」「ま」などの声を出しますか。　はい　いいえ　8.4-7.0　L

25. 食べ物（クラッカーやクッキーなど）を自分で手に持って食べようとしますか。今まで与えたことがない場合は「いいえ」に○をつけて下さい。　はい　いいえ　8.5-7.0　PS

DENVER II 予備判定票

0～9か月用

氏　名 ＿＿＿＿

記録者　氏　名 ＿＿＿＿
　　　　続　柄 ＿＿＿＿

記　録　日　　年　　月　　日
生　年　月　日　　年　　月　　日
年　月　日　齢　　年　　月　　日
修正年月日齢　　年　　月　　日

以下の質問に順番にお答え下さい。「はい」「いいえ」のどちらかに○をつけて下さい。「いいえ」が 3 つ以上になったら，それ以降の質問にお答えになる必要はありません。

1. 仰向けにねかせた時，お子さんは左右の手足を同じようによく動かしていますか。手足の動きに左右差があったり，動きがよくない場合は「いいえ」に○をつけて下さい。　はい　いいえ　0 -0　GM

2. お子さんに見えない場所で音を出した時，お子さんは目の動きや呼吸の様子を変えるなど，音に反応することが分かりますか。　はい　いいえ　0 -0　L

3. お子さんが仰向けにねている時，あなたがお子さんを見つめると，お子さんもあなたの顔を見つめますか。　はい　いいえ　0 -0　PS

4. 「クー」「ウー」「エー」などのような，泣き声以外の声を出しますか。　はい　いいえ　0 -0　L

5. 「ウーウーウー」「アーアーアー」などの発声がありますか。　はい　いいえ　2.8-1.1　L

6. あなたがお子さんに笑いかけたり，話しかけたりしてあやすと，お子さんも笑ったりほほ笑みかえしたりしますか。　はい　いいえ　3.3-2.0　PS

7. 平らな床面にうつ伏せにねかせた時，お子さんは下の図のように頭を 45 度以上持ち上げることができますか。　はい　いいえ　3.7-2.7　GM

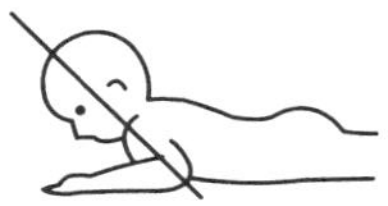

8. 声を出して笑うことがありますか。　はい　いいえ　3.9-2.9　L

9. 平らな床面にうつ伏せにねかせた時，お子さんは下の図のように頭を 90 度持ち上げて，胸を床から離し，前をまっすぐ見ますか。　はい　いいえ　4.1-3.4　GM

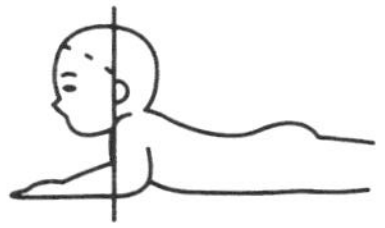

10. お子さんが仰向けにねている状態で，あなたの手に注目させて，左右どちらかのはしからはしまで動かすと，下の図のように，頭をまわして左右 180 度追視しますか。　はい　いいえ　4.2-3.6　FMA

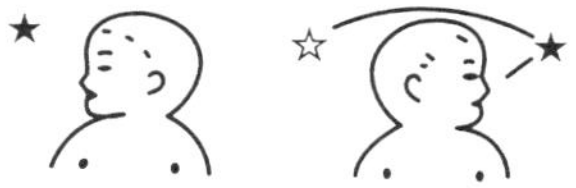

11. 両手を合わせたり，両手で遊んだりしますか。　はい　いいえ　4.3-3.7　FMA

12. 自分の手をじっと（5 秒間以上）見つめていることがありますか。　はい　いいえ　4.5-3.4　PS

13. あなたがお子さんの両わきを支えて立たせて少し支えをゆるめると，自分の両足で体重を支えようとしますか。　はい　いいえ　4.7-3.9　GM

14. 平らな床面にうつ伏せにねかせた時，お子さんは下の図のように両腕で支えて胸を持ち上げることができますか。　はい　いいえ　5.2-4.4　GM

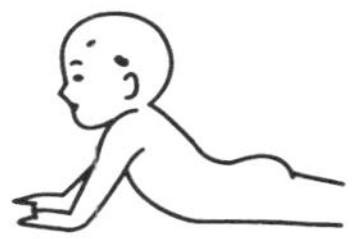

15. お子さんに見えない所（頭の後など）で，柔らかい低い音（積木を打ち合せるような音）を出すと，音の方に振り向きますか。　はい　いいえ　5.3-4.3　L

16. レーズン，10円硬貨などの小さい物をじっと見つめますか。　はい　いいえ　5.6-4.8　FMA

17. お子さんの手の届く範囲に物（おもちゃなど）を置くと，手をのばして取ろうとしますか。　はい　いいえ　5.7-5.0　FMA

18. お子さんが遊んでいる時に，気づかれないように後からそっと近づいて声をかける（名前を呼ぶなど）と振り向きますか。　はい　いいえ　6.0-4.9　L

19. 今までに，うつ伏せから仰向けに，あるいは仰向けからうつ伏せに，2回以上寝返りをしましたか。　はい　いいえ　6.1-5.2　GM

20. 手の届かない場所にある物（おもちゃなど）を，手や体を伸ばしたりして取ろうとしますか。　はい　いいえ　6.2-5.2　PS

21. レーズンや小さな食べ物をつかめますか。下の図のように，手全体でくま手のようにつかんでも，親指と他の指でつまんでも，どれでも結構です。　はい　いいえ　7.3-6.3　FMA

22. 落ちた物を探しますか。
検査の方法：まず，毛糸の玉やティッシュペーパーなどの柔らかいものをあなたの手に持ってお子さんの頭の上でヒラヒラさせて注意をひきます。お子さんがそれを見あげたら手を離して床に落とします。その時，お子さんは落ちた方を見下ろして，どこに落ちたか探しますか。お子さんが落ちた方をのぞきこんだら「はい」に○をつけて下さい。　はい　いいえ　7.4-6.3　FMA

23. 椅子や壁にもたれさせたり，枕で支えたりしないでも，一人で少しの間（5秒間以上）座っていることができますか。　はい　いいえ　8.1-7.0　GM

24. 「だ」「ば」「が」「ま」などの声を出しますか。　はい　いいえ　8.4-7.0　L

25. 食べ物（クラッカーやクッキーなど）を自分で手に持って食べようとしますか。今まで与えたことがない場合は「いいえ」に○をつけて下さい。　はい　いいえ　8.5-7.0　PS

DENVERⅡ予備判定票

0〜9か月用

氏名		記録日	年 月 日
記録者 氏名		生年月日	年 月 日
記録者 続柄		年月日齢	年 月 日
		修正年月日齢	年 月 日

以下の質問に順番にお答え下さい。「はい」「いいえ」のどちらかに○をつけて下さい。「いいえ」が3つ以上になったら，それ以降の質問にお答えになる必要はありません。

1. 仰向けにねかせた時，お子さんは左右の手足を同じようによく動かしていますか。手足の動きに左右差があったり，動きがよくない場合は「いいえ」に○をつけて下さい。　はい　いいえ　0 -0　GM

2. お子さんに見えない場所で音を出した時，お子さんは目の動きや呼吸の様子を変えるなど，音に反応することが分かりますか。　はい　いいえ　0 -0　L

3. お子さんが仰向けにねている時，あなたがお子さんを見つめると，お子さんもあなたの顔を見つめますか。　はい　いいえ　0 -0　PS

4. 「クー」「ウー」「エー」などのような，泣き声以外の声を出しますか。　はい　いいえ　0 -0　L

5. 「ウーウーウー」「アーアーアー」などの発声がありますか。　はい　いいえ　2.8-1.1　L

6. あなたがお子さんに笑いかけたり，話しかけたりしてあやすと，お子さんも笑ったりほほ笑みかえしたりしますか。　はい　いいえ　3.3-2.0　PS

7. 平らな床面にうつ伏せにねかせた時，お子さんは下の図のように頭を45度以上持ち上げることができますか。　はい　いいえ　3.7-2.7　GM

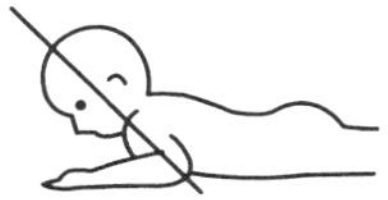

8. 声を出して笑うことがありますか。　はい　いいえ　3.9-2.9　L

9. 平らな床面にうつ伏せにねかせた時，お子さんは下の図のように頭を90度持ち上げて，胸を床から離し，前をまっすぐ見ますか。　はい　いいえ　4.1-3.4　GM

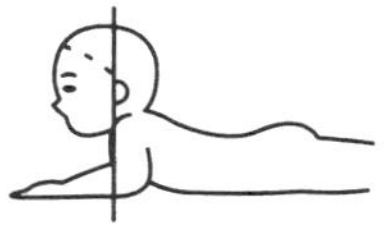

10. お子さんが仰向けにねている状態で，あなたの手に注目させて，左右どちらかのはしからはしまで動かすと，下の図のように，頭をまわして左右180度追視しますか。　はい　いいえ　4.2-3.6　FMA

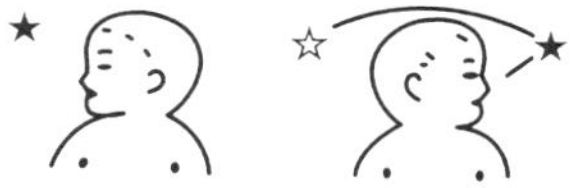

11. 両手を合わせたり，両手で遊んだりしますか。　はい　いいえ　4.3-3.7　FMA

12. 自分の手をじっと（5秒間以上）見つめていることがありますか。　はい　いいえ　4.5-3.4　PS

13. あなたがお子さんの両わきを支えて立たせて少し支えをゆるめると，自分の両足で体重を支えようとしますか。　はい　いいえ　4.7-3.9　GM

14. 平らな床面にうつ伏せにねかせた時，お子さんは下の図のように両腕で支えて胸を持ち上げることができますか。 はい いいえ 5.2-4.4 GM

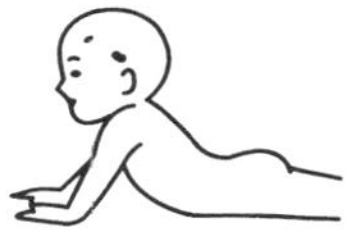

15. お子さんに見えない所（頭の後など）で，柔らかい低い音（積木を打ち合せるような音）を出すと，音の方に振り向きますか。 はい いいえ 5.3-4.3 L

16. レーズン，10円硬貨などの小さい物をじっと見つめますか。 はい いいえ 5.6-4.8 FMA

17. お子さんの手の届く範囲に物（おもちゃなど）を置くと，手をのばして取ろうとしますか。 はい いいえ 5.7-5.0 FMA

18. お子さんが遊んでいる時に，気づかれないように後からそっと近づいて声をかける（名前を呼ぶなど）と振り向きますか。 はい いいえ 6.0-4.9 L

19. 今までに，うつ伏せから仰向けに，あるいは仰向けからうつ伏せに，2回以上寝返りをしましたか。 はい いいえ 6.1-5.2 GM

20. 手の届かない場所にある物（おもちゃなど）を，手や体を伸ばしたりして取ろうとしますか。 はい いいえ 6.2-5.2 PS

21. レーズンや小さな食べ物をつかめますか。下の図のように，手全体でくま手のようにつかんでも，親指と他の指でつまんでも，どれでも結構です。 はい いいえ 7.3-6.3 FMA

22. 落ちた物を探しますか。
検査の方法：まず，毛糸の玉やティッシュペーパーなどの柔らかいものをあなたの手に持ってお子さんの頭の上でヒラヒラさせて注意をひきます。お子さんがそれを見あげたら手を離して床に落とします。その時，お子さんは落ちた方を見下ろして，どこに落ちたか探しますか。お子さんが落ちた方をのぞきこんだら「はい」に○をつけて下さい。 はい いいえ 7.4-6.3 FMA

23. 椅子や壁にもたれさせたり，枕で支えたりしないでも，一人で少しの間（5秒間以上）座っていることができますか。 はい いいえ 8.1-7.0 GM

24. 「だ」「ば」「が」「ま」などの声を出しますか。 はい いいえ 8.4-7.0 L

25. 食べ物（クラッカーやクッキーなど）を自分で手に持って食べようとしますか。今まで与えたことがない場合は「いいえ」に○をつけて下さい。 はい いいえ 8.5-7.0 PS

0〜9か月用

DENVER II 予備判定票

氏　名

記録者　氏　名

続　柄

記録日　　年　　月　　日

生年月日　　年　　月　　日

年月日齢　　年　　月　　日

修正年月日齢　　年　　月　　日

以下の質問に順番にお答え下さい。「はい」「いいえ」のどちらかに◯をつけて下さい。「いいえ」が3つ以上になったら，それ以降の質問にお答えになる必要はありません。

1. 仰向けにねかせた時，お子さんは左右の手足を同じようによく動かしていますか。手足の動きに左右差があったり，動きがよくない場合は「いいえ」に◯をつけて下さい。　はい　いいえ　0 -0　GM

2. お子さんに見えない場所で音を出した時，お子さんは目の動きや呼吸の様子を変えるなど，音に反応することが分かりますか。　はい　いいえ　0 -0　L

3. お子さんが仰向けにねている時，あなたがお子さんを見つめると，お子さんもあなたの顔を見つめますか。　はい　いいえ　0 -0　PS

4. 「クー」「ウー」「エー」などのような，泣き声以外の声を出しますか。　はい　いいえ　0 -0　L

5. 「ウーウーウー」「アーアーアー」などの発声がありますか。　はい　いいえ　2.8-1.1　L

6. あなたがお子さんに笑いかけたり，話しかけたりしてあやすと，お子さんも笑ったりほほ笑みかえしたりしますか。　はい　いいえ　3.3-2.0　PS

7. 平らな床面にうつ伏せにねかせた時，お子さんは下の図のように頭を45度以上持ち上げることができますか。　はい　いいえ　3.7-2.7　GM

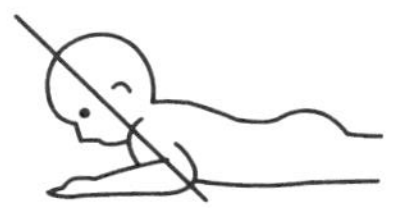

8. 声を出して笑うことがありますか。　はい　いいえ　3.9-2.9　L

9. 平らな床面にうつ伏せにねかせた時，お子さんは下の図のように頭を90度持ち上げて，胸を床から離し，前をまっすぐ見ますか。　はい　いいえ　4.1-3.4　GM

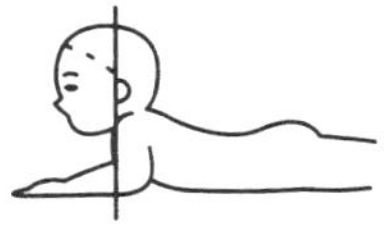

10. お子さんが仰向けにねている状態で，あなたの手に注目させて，左右どちらかのはしからはしまで動かすと，下の図のように，頭をまわして左右180度追視しますか。　はい　いいえ　4.2-3.6　FMA

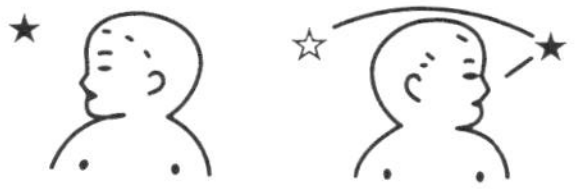

11. 両手を合わせたり，両手で遊んだりしますか。　はい　いいえ　4.3-3.7　FMA

12. 自分の手をじっと（5秒間以上）見つめていることがありますか。　はい　いいえ　4.5-3.4　PS

13. あなたがお子さんの両わきを支えて立たせて少し支えをゆるめると，自分の両足で体重を支えようとしますか。　はい　いいえ　4.7-3.9　GM

14. 平らな床面にうつ伏せにねかせた時，お子さんは下の図のように両腕で支えて胸を持ち上げることができますか。　はい　いいえ　5.2-4.4　GM

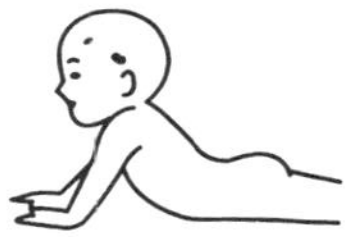

15. お子さんに見えない所（頭の後など）で，柔らかい低い音（積木を打ち合せるような音）を出すと，音の方に振り向きますか。　はい　いいえ　5.3-4.3　L

16. レーズン，10 円硬貨などの小さい物をじっと見つめますか。　はい　いいえ　5.6-4.8　FMA

17. お子さんの手の届く範囲に物（おもちゃなど）を置くと，手をのばして取ろうとしますか。　はい　いいえ　5.7-5.0　FMA

18. お子さんが遊んでいる時に，気づかれないように後からそっと近づいて声をかける（名前を呼ぶなど）と振り向きますか。　はい　いいえ　6.0-4.9　L

19. 今までに，うつ伏せから仰向けに，あるいは仰向けからうつ伏せに，2 回以上寝返りをしましたか。　はい　いいえ　6.1-5.2　GM

20. 手の届かない場所にある物（おもちゃなど）を，手や体を伸ばしたりして取ろうとしますか。　はい　いいえ　6.2-5.2　PS

21. レーズンや小さな食べ物をつかめますか。下の図のように，手全体でくま手のようにつかんでも，親指と他の指でつまんでも，どれでも結構です。　はい　いいえ　7.3-6.3　FMA

22. 落ちた物を探しますか。
検査の方法：まず，毛糸の玉やティッシュペーパーなどの柔らかいものをあなたの手に持ってお子さんの頭の上でヒラヒラさせて注意をひきます。お子さんがそれを見あげたら手を離して床に落とします。その時，お子さんは落ちた方を見下ろして，どこに落ちたか探しますか。お子さんが落ちた方をのぞきこんだら「はい」に○をつけて下さい。　はい　いいえ　7.4-6.3　FMA

23. 椅子や壁にもたれさせたり，枕で支えたりしないでも，一人で少しの間（5 秒間以上）座っていることができますか。　はい　いいえ　8.1-7.0　GM

24. 「だ」「ば」「が」「ま」などの声を出しますか。　はい　いいえ　8.4-7.0　L

25. 食べ物（クラッカーやクッキーなど）を自分で手に持って食べようとしますか。今まで与えたことがない場合は「いいえ」に○をつけて下さい。　はい　いいえ　8.5-7.0　PS

0～9か月用

DENVER II 予備判定票

氏　名 ＿＿＿＿＿＿

記録者　氏　名 ＿＿＿＿＿＿
　　　　続　柄 ＿＿＿＿＿＿

記録日　　年　　月　　日
生年月日　　年　　月　　日
年月日齢　　年　　月　　日
修正年月日齢　　年　　月　　日

以下の質問に順番にお答え下さい。「はい」「いいえ」のどちらかに○をつけて下さい。「いいえ」が３つ以上になったら，それ以降の質問にお答えになる必要はありません。

1. 仰向けにねかせた時，お子さんは左右の手足を同じようによく動かしていますか。手足の動きに左右差があったり，動きがよくない場合は「いいえ」に○をつけて下さい。　はい　いいえ　0 -0　GM

2. お子さんに見えない場所で音を出した時，お子さんは目の動きや呼吸の様子を変えるなど，音に反応することが分かりますか。　はい　いいえ　0 -0　L

3. お子さんが仰向けにねている時，あなたがお子さんを見つめると，お子さんもあなたの顔を見つめますか。　はい　いいえ　0 -0　PS

4. 「クー」「ウー」「エー」などのような，泣き声以外の声を出しますか。　はい　いいえ　0 -0　L

5. 「ウーウーウー」「アーアーアー」などの発声がありますか。　はい　いいえ　2.8-1.1　L

6. あなたがお子さんに笑いかけたり，話しかけたりしてあやすと，お子さんも笑ったりほほ笑みかえしたりしますか。　はい　いいえ　3.3-2.0　PS

7. 平らな床面にうつ伏せにねかせた時，お子さんは下の図のように頭を45度以上持ち上げることができますか。　はい　いいえ　3.7-2.7　GM

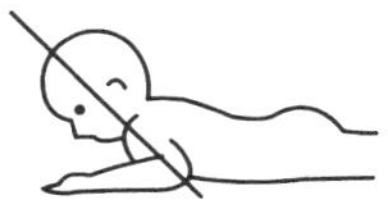

8. 声を出して笑うことがありますか。　はい　いいえ　3.9-2.9　L

9. 平らな床面にうつ伏せにねかせた時，お子さんは下の図のように頭を90度持ち上げて，胸を床から離し，前をまっすぐ見ますか。　はい　いいえ　4.1-3.4　GM

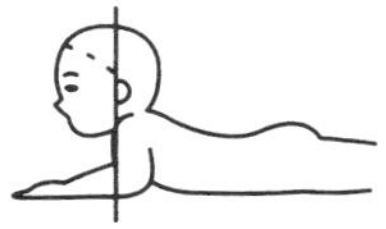

10. お子さんが仰向けにねている状態で，あなたの手に注目させて，左右どちらかのはしからはしまで動かすと，下の図のように，頭をまわして左右180度追視しますか。　はい　いいえ　4.2-3.6　FMA

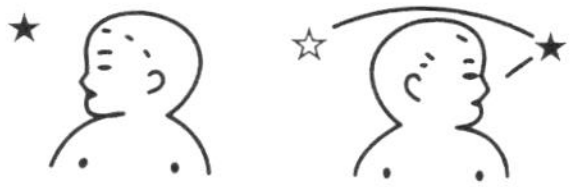

11. 両手を合わせたり，両手で遊んだりしますか。　はい　いいえ　4.3-3.7　FMA

12. 自分の手をじっと（5秒間以上）見つめていることがありますか。　はい　いいえ　4.5-3.4　PS

13. あなたがお子さんの両わきを支えて立たせて少し支えをゆるめると，自分の両足で体重を支えようとしますか。　はい　いいえ　4.7-3.9　GM

14. 平らな床面にうつ伏せにねかせた時，お子さんは下の図のように両腕で支えて胸を持ち上げることができますか。　はい　いいえ　5.2-4.4　GM

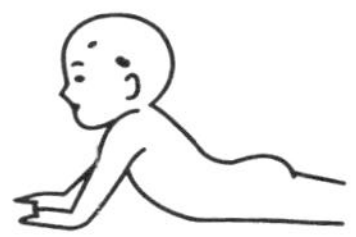

15. お子さんに見えない所（頭の後など）で，柔らかい低い音（積木を打ち合せるような音）を出すと，音の方に振り向きますか。　はい　いいえ　5.3-4.3　L

16. レーズン，10 円硬貨などの小さい物をじっと見つめますか。　はい　いいえ　5.6-4.8　FMA

17. お子さんの手の届く範囲に物（おもちゃなど）を置くと，手をのばして取ろうとしますか。　はい　いいえ　5.7-5.0　FMA

18. お子さんが遊んでいる時に，気づかれないように後からそっと近づいて声をかける（名前を呼ぶなど）と振り向きますか。　はい　いいえ　6.0-4.9　L

19. 今までに，うつ伏せから仰向けに，あるいは仰向けからうつ伏せに，2 回以上寝返りをしましたか。　はい　いいえ　6.1-5.2　GM

20. 手の届かない場所にある物（おもちゃなど）を，手や体を伸ばしたりして取ろうとしますか。　はい　いいえ　6.2-5.2　PS

21. レーズンや小さな食べ物をつかめますか。下の図のように，手全体でくま手のようにつかんでも，親指と他の指でつまんでも，どれでも結構です。　はい　いいえ　7.3-6.3　FMA

22. 落ちた物を探しますか。
検査の方法：まず，毛糸の玉やティッシュペーパーなどの柔らかいものをあなたの手に持ってお子さんの頭の上でヒラヒラさせて注意をひきます。お子さんがそれを見あげたら手を離して床に落とします。その時，お子さんは落ちた方を見下ろして，どこに落ちたか探しますか。お子さんが落ちた方をのぞきこんだら「はい」に○をつけて下さい。　はい　いいえ　7.4-6.3　FMA

23. 椅子や壁にもたれさせたり，枕で支えたりしないでも，一人で少しの間（5 秒間以上）座っていることができますか。　はい　いいえ　8.1-7.0　GM

24. 「だ」「ば」「が」「ま」などの声を出しますか。　はい　いいえ　8.4-7.0　L

25. 食べ物（クラッカーやクッキーなど）を自分で手に持って食べようとしますか。今まで与えたことがない場合は「いいえ」に○をつけて下さい。　はい　いいえ　8.5-7.0　PS

DENVER II 予備判定票

0〜9か月用

氏　名 ＿＿＿＿

記録者　氏　名 ＿＿＿＿
　　　　続　柄 ＿＿＿＿

記録日　年　月　日
生年月日　年　月　日
年月日齢　年　月　日
修正年月日齢　年　月　日

以下の質問に順番にお答え下さい。「はい」「いいえ」のどちらかに○をつけて下さい。「いいえ」が3つ以上になったら，それ以降の質問にお答えになる必要はありません。

1. 仰向けにねかせた時，お子さんは左右の手足を同じようによく動かしていますか。手足の動きに左右差があったり，動きがよくない場合は「いいえ」に○をつけて下さい。　はい　いいえ　0 -0　GM

2. お子さんに見えない場所で音を出した時，お子さんは目の動きや呼吸の様子を変えるなど，音に反応することが分かりますか。　はい　いいえ　0 -0　L

3. お子さんが仰向けにねている時，あなたがお子さんを見つめると，お子さんもあなたの顔を見つめますか。　はい　いいえ　0 -0　PS

4. 「クー」「ウー」「エー」などのような，泣き声以外の声を出しますか。　はい　いいえ　0 -0　L

5. 「ウーウーウー」「アーアーアー」などの発声がありますか。　はい　いいえ　2.8-1.1　L

6. あなたがお子さんに笑いかけたり，話しかけたりしてあやすと，お子さんも笑ったりほほ笑みかえしたりしますか。　はい　いいえ　3.3-2.0　PS

7. 平らな床面にうつ伏せにねかせた時，お子さんは下の図のように頭を45度以上持ち上げることができますか。　はい　いいえ　3.7-2.7　GM

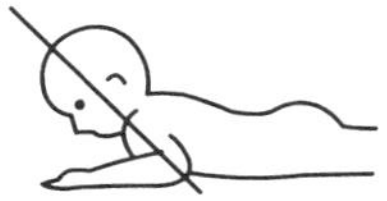

8. 声を出して笑うことがありますか。　はい　いいえ　3.9-2.9　L

9. 平らな床面にうつ伏せにねかせた時，お子さんは下の図のように頭を90度持ち上げて，胸を床から離し，前をまっすぐ見ますか。　はい　いいえ　4.1-3.4　GM

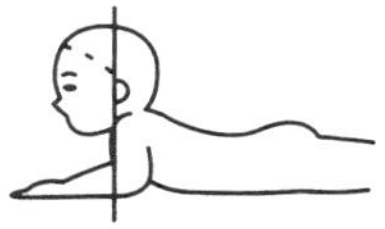

10. お子さんが仰向けにねている状態で，あなたの手に注目させて，左右どちらかのはしからはしまで動かすと，下の図のように，頭をまわして左右180度追視しますか。　はい　いいえ　4.2-3.6　FMA

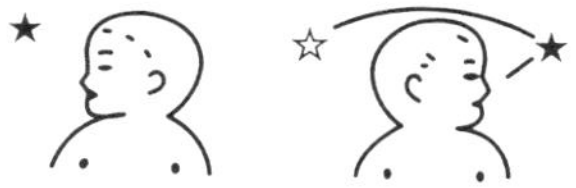

11. 両手を合わせたり，両手で遊んだりしますか。　はい　いいえ　4.3-3.7　FMA

12. 自分の手をじっと（5秒間以上）見つめていることがありますか。　はい　いいえ　4.5-3.4　PS

13. あなたがお子さんの両わきを支えて立たせて少し支えをゆるめると，自分の両足で体重を支えようとしますか。　はい　いいえ　4.7-3.9　GM

14. 平らな床面にうつ伏せにねかせた時，お子さんは下の図のように両腕で支えて胸を持ち上げることができますか。　はい　いいえ　5.2-4.4　GM

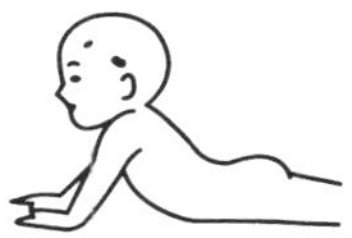

15. お子さんに見えない所（頭の後など）で，柔らかい低い音（積木を打ち合せるような音）を出すと，音の方に振り向きますか。
はい　いいえ　5.3-4.3　L

16. レーズン，10円硬貨などの小さい物をじっと見つめますか。
はい　いいえ　5.6-4.8　FMA

17. お子さんの手の届く範囲に物（おもちゃなど）を置くと，手をのばして取ろうとしますか。　はい　いいえ　5.7-5.0　FMA

18. お子さんが遊んでいる時に，気づかれないように後からそっと近づいて声をかける（名前を呼ぶなど）と振り向きますか。
はい　いいえ　6.0-4.9　L

19. 今までに，うつ伏せから仰向けに，あるいは仰向けからうつ伏せに，2回以上寝返りをしましたか。　はい　いいえ　6.1-5.2　GM

20. 手の届かない場所にある物（おもちゃなど）を，手や体を伸ばしたりして取ろうとしますか。　はい　いいえ　6.2-5.2　PS

21. レーズンや小さな食べ物をつかめますか。下の図のように，手全体でくま手のようにつかんでも，親指と他の指でつまんでも，どれでも結構です。
はい　いいえ　7.3-6.3　FMA

22. 落ちた物を探しますか。
検査の方法：まず，毛糸の玉やティッシュペーパーなどの柔らかいものをあなたの手に持ってお子さんの頭の上でヒラヒラさせて注意をひきます。お子さんがそれを見あげたら手を離して床に落とします。その時，お子さんは落ちた方を見下ろして，どこに落ちたか探しますか。お子さんが落ちた方をのぞきこんだら「はい」に○をつけて下さい。　はい　いいえ　7.4-6.3　FMA

23. 椅子や壁にもたれさせたり，枕で支えたりしないでも，一人で少しの間（5秒間以上）座っていることができますか。
はい　いいえ　8.1-7.0　GM

24. 「だ」「ば」「が」「ま」などの声を出しますか。　はい　いいえ　8.4-7.0　L

25. 食べ物（クラッカーやクッキーなど）を自分で手に持って食べようとしますか。今まで与えたことがない場合は「いいえ」に○をつけて下さい。　はい　いいえ　8.5-7.0　PS

0〜9か月用

DENVERⅡ予備判定票

氏　名		記録日	年　月　日
記録者　氏　名		生年月日	年　月　日
記録者　続　柄		年月日齢	年　月　日
		修正年月日齢	年　月　日

以下の質問に順番にお答え下さい。「はい」「いいえ」のどちらかに○をつけて下さい。「いいえ」が3つ以上になったら，それ以降の質問にお答えになる必要はありません。

1. 仰向けにねかせた時，お子さんは左右の手足を同じようによく動かしていますか。手足の動きに左右差があったり，動きがよくない場合は「いいえ」に○をつけて下さい。　はい　いいえ　0 -0　GM

2. お子さんに見えない場所で音を出した時，お子さんは目の動きや呼吸の様子を変えるなど，音に反応することが分かりますか。　はい　いいえ　0 -0　L

3. お子さんが仰向けにねている時，あなたがお子さんを見つめると，お子さんもあなたの顔を見つめますか。　はい　いいえ　0 -0　PS

4. 「クー」「ウー」「エー」などのような，泣き声以外の声を出しますか。　はい　いいえ　0 -0　L

5. 「ウーウーウー」「アーアーアー」などの発声がありますか。　はい　いいえ　2.8-1.1　L

6. あなたがお子さんに笑いかけたり，話しかけたりしてあやすと，お子さんも笑ったりほほ笑みかえしたりしますか。　はい　いいえ　3.3-2.0　PS

7. 平らな床面にうつ伏せにねかせた時，お子さんは下の図のように頭を45度以上持ち上げることができますか。　はい　いいえ　3.7-2.7　GM

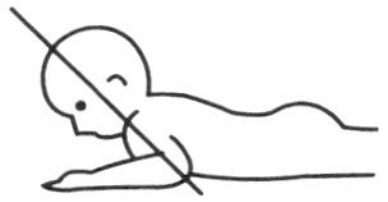

8. 声を出して笑うことがありますか。　はい　いいえ　3.9-2.9　L

9. 平らな床面にうつ伏せにねかせた時，お子さんは下の図のように頭を90度持ち上げて，胸を床から離し，前をまっすぐ見ますか。　はい　いいえ　4.1-3.4　GM

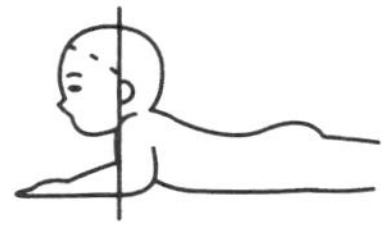

10. お子さんが仰向けにねている状態で，あなたの手に注目させて，左右どちらかのはしからはしまで動かすと，下の図のように，頭をまわして左右180度追視しますか。　はい　いいえ　4.2-3.6　FMA

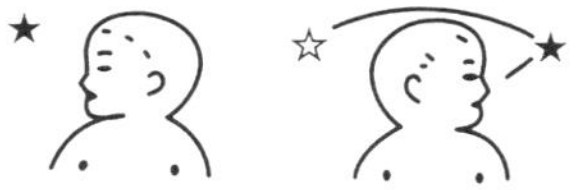

11. 両手を合わせたり，両手で遊んだりしますか。　はい　いいえ　4.3-3.7　FMA

12. 自分の手をじっと（5秒間以上）見つめていることがありますか。　はい　いいえ　4.5-3.4　PS

13. あなたがお子さんの両わきを支えて立たせて少し支えをゆるめると，自分の両足で体重を支えようとしますか。　はい　いいえ　4.7-3.9　GM

14. 平らな床面にうつ伏せにねかせた時，お子さんは下の図のように両腕で支えて胸を持ち上げることができますか。　はい　いいえ　5.2-4.4　GM

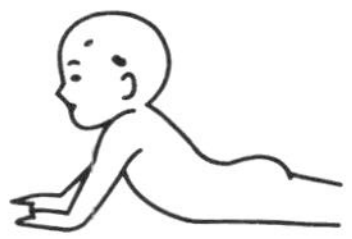

15. お子さんに見えない所（頭の後など）で，柔らかい低い音（積木を打ち合せるような音）を出すと，音の方に振り向きますか。
はい　いいえ　5.3-4.3　L

16. レーズン，10 円硬貨などの小さい物をじっと見つめますか。
はい　いいえ　5.6-4.8　FMA

17. お子さんの手の届く範囲に物（おもちゃなど）を置くと，手をのばして取ろうとしますか。　はい　いいえ　5.7-5.0　FMA

18. お子さんが遊んでいる時に，気づかれないように後からそっと近づいて声をかける（名前を呼ぶなど）と振り向きますか。
はい　いいえ　6.0-4.9　L

19. 今までに，うつ伏せから仰向けに，あるいは仰向けからうつ伏せに，2 回以上寝返りをしましたか。　はい　いいえ　6.1-5.2　GM

20. 手の届かない場所にある物（おもちゃなど）を，手や体を伸ばしたりして取ろうとしますか。　はい　いいえ　6.2-5.2　PS

21. レーズンや小さな食べ物をつかめますか。下の図のように，手全体でくま手のようにつかんでも，親指と他の指でつまんでも，どれでも結構です。
はい　いいえ　7.3-6.3　FMA

22. 落ちた物を探しますか。
検査の方法：まず，毛糸の玉やティッシュペーパーなどの柔らかいものをあなたの手に持ってお子さんの頭の上でヒラヒラさせて注意をひきます。お子さんがそれを見あげたら手を離して床に落とします。その時，お子さんは落ちた方を見下ろして，どこに落ちたか探しますか。お子さんが落ちた方をのぞきこんだら「はい」に○をつけて下さい。　はい　いいえ　7.4-6.3　FMA

23. 椅子や壁にもたれさせたり，枕で支えたりしないでも，一人で少しの間（5 秒間以上）座っていることができますか。
はい　いいえ　8.1-7.0　GM

24. 「だ」「ば」「が」「ま」などの声を出しますか。　はい　いいえ　8.4-7.0　L

25. 食べ物（クラッカーやクッキーなど）を自分で手に持って食べようとしますか。今まで与えたことがない場合は「いいえ」に○をつけて下さい。　はい　いいえ　8.5-7.0　PS

DENVERⅡ予備判定票

0〜9か月用

氏名		記録日	年　月　日
記録者　氏名		生年月日	年　月　日
記録者　続柄		年月日齢	年　月　日
		修正年月日齢	年　月　日

以下の質問に順番にお答え下さい。「はい」「いいえ」のどちらかに○をつけて下さい。「いいえ」が3つ以上になったら，それ以降の質問にお答えになる必要はありません。

1. 仰向けにねかせた時，お子さんは左右の手足を同じようによく動かしていますか。手足の動きに左右差があったり，動きがよくない場合は「いいえ」に○をつけて下さい。　はい　いいえ　0 -0　GM

2. お子さんに見えない場所で音を出した時，お子さんは目の動きや呼吸の様子を変えるなど，音に反応することが分かりますか。　はい　いいえ　0 -0　L

3. お子さんが仰向けにねている時，あなたがお子さんを見つめると，お子さんもあなたの顔を見つめますか。　はい　いいえ　0 -0　PS

4. 「クー」「ウー」「エー」などのような，泣き声以外の声を出しますか。　はい　いいえ　0 -0　L

5. 「ウーウーウー」「アーアーアー」などの発声がありますか。　はい　いいえ　2.8-1.1　L

6. あなたがお子さんに笑いかけたり，話しかけたりしてあやすと，お子さんも笑ったりほほ笑みかえしたりしますか。　はい　いいえ　3.3-2.0　PS

7. 平らな床面にうつ伏せにねかせた時，お子さんは下の図のように頭を45度以上持ち上げることができますか。　はい　いいえ　3.7-2.7　GM

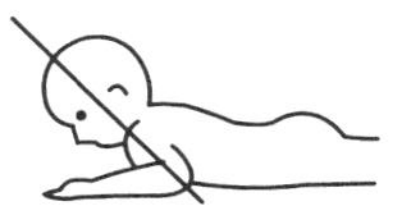

8. 声を出して笑うことがありますか。　はい　いいえ　3.9-2.9　L

9. 平らな床面にうつ伏せにねかせた時，お子さんは下の図のように頭を90度持ち上げて，胸を床から離し，前をまっすぐ見ますか。　はい　いいえ　4.1-3.4　GM

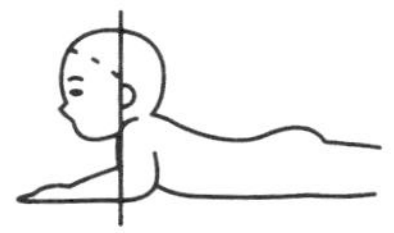

10. お子さんが仰向けにねている状態で，あなたの手に注目させて，左右どちらかのはしからはしまで動かすと，下の図のように，頭をまわして左右180度追視しますか。　はい　いいえ　4.2-3.6　FMA

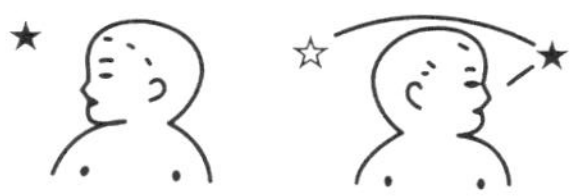

11. 両手を合わせたり，両手で遊んだりしますか。　はい　いいえ　4.3-3.7　FMA

12. 自分の手をじっと（5秒間以上）見つめていることがありますか。　はい　いいえ　4.5-3.4　PS

13. あなたがお子さんの両わきを支えて立たせて少し支えをゆるめると，自分の両足で体重を支えようとしますか。　はい　いいえ　4.7-3.9　GM

14. 平らな床面にうつ伏せにねかせた時，お子さんは下の図のように両腕で支えて胸を持ち上げることができますか。　はい　いいえ　5.2-4.4　GM

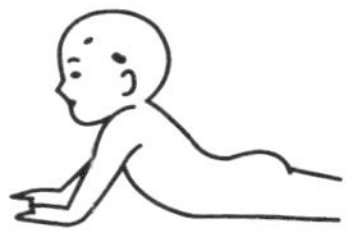

15. お子さんに見えない所（頭の後など）で，柔らかい低い音（積木を打ち合せるような音）を出すと，音の方に振り向きますか。　はい　いいえ　5.3-4.3　L

16. レーズン，10 円硬貨などの小さい物をじっと見つめますか。　はい　いいえ　5.6-4.8　FMA

17. お子さんの手の届く範囲に物（おもちゃなど）を置くと，手をのばして取ろうとしますか。　はい　いいえ　5.7-5.0　FMA

18. お子さんが遊んでいる時に，気づかれないように後からそっと近づいて声をかける（名前を呼ぶなど）と振り向きますか。　はい　いいえ　6.0-4.9　L

19. 今までに，うつ伏せから仰向けに，あるいは仰向けからうつ伏せに，2 回以上寝返りをしましたか。　はい　いいえ　6.1-5.2　GM

20. 手の届かない場所にある物（おもちゃなど）を，手や体を伸ばしたりして取ろうとしますか。　はい　いいえ　6.2-5.2　PS

21. レーズンや小さな食べ物をつかめますか。下の図のように，手全体でくま手のようにつかんでも，親指と他の指でつまんでも，どれでも結構です。　はい　いいえ　7.3-6.3　FMA

22. 落ちた物を探しますか。
検査の方法：まず，毛糸の玉やティッシュペーパーなどの柔らかいものをあなたの手に持ってお子さんの頭の上でヒラヒラさせて注意をひきます。お子さんがそれを見あげたら手を離して床に落とします。その時，お子さんは落ちた方を見下ろして，どこに落ちたか探しますか。お子さんが落ちた方をのぞきこんだら「はい」に○をつけて下さい。　はい　いいえ　7.4-6.3　FMA

23. 椅子や壁にもたれさせたり，枕で支えたりしないでも，一人で少しの間（5 秒間以上）座っていることができますか。　はい　いいえ　8.1-7.0　GM

24. 「だ」「ば」「が」「ま」などの声を出しますか。　はい　いいえ　8.4-7.0　L

25. 食べ物（クラッカーやクッキーなど）を自分で手に持って食べようとしますか。今まで与えたことがない場合は「いいえ」に○をつけて下さい。　はい　いいえ　8.5-7.0　PS

0〜9か月用

DENVER II 予備判定票

氏　名 ＿＿＿＿

記録者　氏　名 ＿＿＿＿
　　　　続　柄 ＿＿＿＿

記　録　日 　　年　　月　　日
生 年 月 日 　　年　　月　　日
年 月 日 齢 　　年　　月　　日
修正年月日齢 　　年　　月　　日

以下の質問に順番にお答え下さい。「はい」「いいえ」のどちらかに○をつけて下さい。「いいえ」が3つ以上になったら，それ以降の質問にお答えになる必要はありません。

1. 仰向けにねかせた時，お子さんは左右の手足を同じようによく動かしていますか。手足の動きに左右差があったり，動きがよくない場合は「いいえ」に○をつけて下さい。　はい　いいえ　0 -0　GM

2. お子さんに見えない場所で音を出した時，お子さんは目の動きや呼吸の様子を変えるなど，音に反応することが分かりますか。　はい　いいえ　0 -0　L

3. お子さんが仰向けにねている時，あなたがお子さんを見つめると，お子さんもあなたの顔を見つめますか。　はい　いいえ　0 -0　PS

4. 「クー」「ウー」「エー」などのような，泣き声以外の声を出しますか。　はい　いいえ　0 -0　L

5. 「ウーウーウー」「アーアーアー」などの発声がありますか。　はい　いいえ　2.8-1.1　L

6. あなたがお子さんに笑いかけたり，話しかけたりしてあやすと，お子さんも笑ったりほほ笑みかえしたりしますか。　はい　いいえ　3.3-2.0　PS

7. 平らな床面にうつ伏せにねかせた時，お子さんは下の図のように頭を45度以上持ち上げることができますか。　はい　いいえ　3.7-2.7　GM

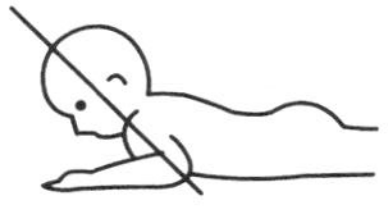

8. 声を出して笑うことがありますか。　はい　いいえ　3.9-2.9　L

9. 平らな床面にうつ伏せにねかせた時，お子さんは下の図のように頭を90度持ち上げて，胸を床から離し，前をまっすぐ見ますか。　はい　いいえ　4.1-3.4　GM

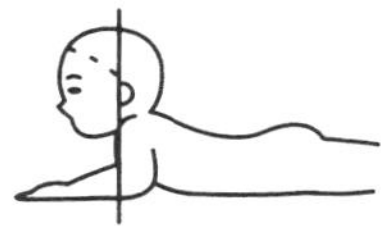

10. お子さんが仰向けにねている状態で，あなたの手に注目させて，左右どちらかのはしからはしまで動かすと，下の図のように，頭をまわして左右180度追視しますか。　はい　いいえ　4.2-3.6　FMA

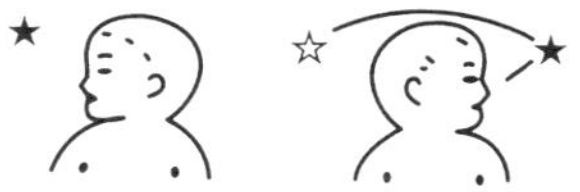

11. 両手を合わせたり，両手で遊んだりしますか。　はい　いいえ　4.3-3.7　FMA

12. 自分の手をじっと（5秒間以上）見つめていることがありますか。　はい　いいえ　4.5-3.4　PS

13. あなたがお子さんの両わきを支えて立たせて少し支えをゆるめると，自分の両足で体重を支えようとしますか。　はい　いいえ　4.7-3.9　GM

14. 平らな床面にうつ伏せにねかせた時，お子さんは下の図のように両腕で支えて胸を持ち上げることができますか。　はい　いいえ　5.2-4.4　GM

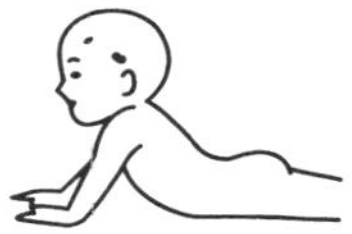

15. お子さんに見えない所（頭の後など）で，柔らかい低い音（積木を打ち合せるような音）を出すと，音の方に振り向きますか。　はい　いいえ　5.3-4.3　L

16. レーズン，10 円硬貨などの小さい物をじっと見つめますか。　はい　いいえ　5.6-4.8　FMA

17. お子さんの手の届く範囲に物（おもちゃなど）を置くと，手をのばして取ろうとしますか。　はい　いいえ　5.7-5.0　FMA

18. お子さんが遊んでいる時に，気づかれないように後からそっと近づいて声をかける（名前を呼ぶなど）と振り向きますか。　はい　いいえ　6.0-4.9　L

19. 今までに，うつ伏せから仰向けに，あるいは仰向けからうつ伏せに，2 回以上寝返りをしましたか。　はい　いいえ　6.1-5.2　GM

20. 手の届かない場所にある物（おもちゃなど）を，手や体を伸ばしたりして取ろうとしますか。　はい　いいえ　6.2-5.2　PS

21. レーズンや小さな食べ物をつかめますか。下の図のように，手全体でくま手のようにつかんでも，親指と他の指でつまんでも，どれでも結構です。　はい　いいえ　7.3-6.3　FMA

22. 落ちた物を探しますか。
検査の方法：まず，毛糸の玉やティッシュペーパーなどの柔らかいものをあなたの手に持ってお子さんの頭の上でヒラヒラさせて注意をひきます。お子さんがそれを見あげたら手を離して床に落とします。その時，お子さんは落ちた方を見下ろして，どこに落ちたか探しますか。お子さんが落ちた方をのぞきこんだら「はい」に○をつけて下さい。　はい　いいえ　7.4-6.3　FMA

23. 椅子や壁にもたれさせたり，枕で支えたりしないでも，一人で少しの間（5 秒間以上）座っていることができますか。　はい　いいえ　8.1-7.0　GM

24. 「だ」「ば」「が」「ま」などの声を出しますか。　はい　いいえ　8.4-7.0　L

25. 食べ物（クラッカーやクッキーなど）を自分で手に持って食べようとしますか。今まで与えたことがない場合は「いいえ」に○をつけて下さい。　はい　いいえ　8.5-7.0　PS

0〜9か月用

DENVER II 予備判定票

氏名		記録日	年　月　日
記録者 氏名		生年月日	年　月　日
記録者 続柄		年月日齢	年　月　日
		修正年月日齢	年　月　日

以下の質問に順番にお答え下さい。「はい」「いいえ」のどちらかに○をつけて下さい。「いいえ」が3つ以上になったら，それ以降の質問にお答えになる必要はありません。

1. 仰向けにねかせた時，お子さんは左右の手足を同じようによく動かしていますか。手足の動きに左右差があったり，動きがよくない場合は「いいえ」に○をつけて下さい。　はい　いいえ　0 -0　GM

2. お子さんに見えない場所で音を出した時，お子さんは目の動きや呼吸の様子を変えるなど，音に反応することが分かりますか。　はい　いいえ　0 -0　L

3. お子さんが仰向けにねている時，あなたがお子さんを見つめると，お子さんもあなたの顔を見つめますか。　はい　いいえ　0 -0　PS

4. 「クー」「ウー」「エー」などのような，泣き声以外の声を出しますか。　はい　いいえ　0 -0　L

5. 「ウーウーウー」「アーアーアー」などの発声がありますか。　はい　いいえ　2.8-1.1　L

6. あなたがお子さんに笑いかけたり，話しかけたりしてあやすと，お子さんも笑ったりほほ笑みかえしたりしますか。　はい　いいえ　3.3-2.0　PS

7. 平らな床面にうつ伏せにねかせた時，お子さんは下の図のように頭を45度以上持ち上げることができますか。　はい　いいえ　3.7-2.7　GM

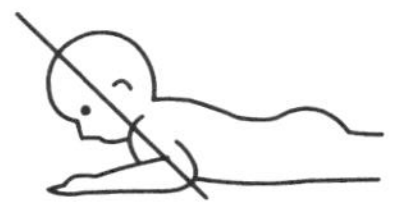

8. 声を出して笑うことがありますか。　はい　いいえ　3.9-2.9　L

9. 平らな床面にうつ伏せにねかせた時，お子さんは下の図のように頭を90度持ち上げて，胸を床から離し，前をまっすぐ見ますか。　はい　いいえ　4.1-3.4　GM

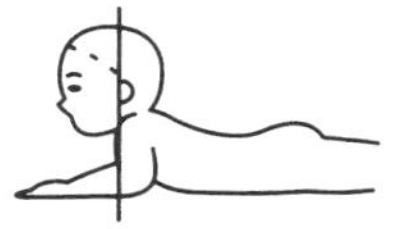

10. お子さんが仰向けにねている状態で，あなたの手に注目させて，左右どちらかのはしからはしまで動かすと，下の図のように，頭をまわして左右180度追視しますか。　はい　いいえ　4.2-3.6　FMA

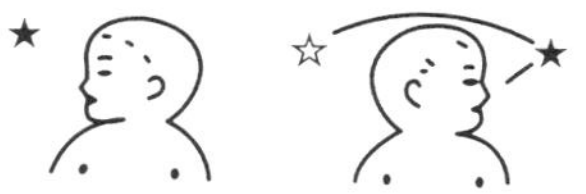

11. 両手を合わせたり，両手で遊んだりしますか。　はい　いいえ　4.3-3.7　FMA

12. 自分の手をじっと（5秒間以上）見つめていることがありますか。　はい　いいえ　4.5-3.4　PS

13. あなたがお子さんの両わきを支えて立たせて少し支えをゆるめると，自分の両足で体重を支えようとしますか。　はい　いいえ　4.7-3.9　GM

14. 平らな床面にうつ伏せにねかせた時，お子さんは下の図のように両腕で支えて胸を持ち上げることができますか。　はい　いいえ　5.2-4.4　GM

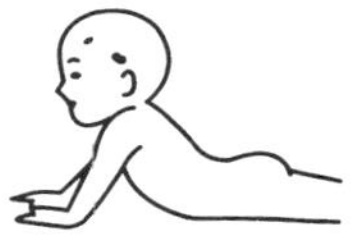

15. お子さんに見えない所（頭の後など）で，柔らかい低い音（積木を打ち合せるような音）を出すと，音の方に振り向きますか。
はい　いいえ　5.3-4.3　L

16. レーズン，10 円硬貨などの小さい物をじっと見つめますか。
はい　いいえ　5.6-4.8　FMA

17. お子さんの手の届く範囲に物（おもちゃなど）を置くと，手をのばして取ろうとしますか。　はい　いいえ　5.7-5.0　FMA

18. お子さんが遊んでいる時に，気づかれないように後からそっと近づいて声をかける（名前を呼ぶなど）と振り向きますか。
はい　いいえ　6.0-4.9　L

19. 今までに，うつ伏せから仰向けに，あるいは仰向けからうつ伏せに，2 回以上寝返りをしましたか。　はい　いいえ　6.1-5.2　GM

20. 手の届かない場所にある物（おもちゃなど）を，手や体を伸ばしたりして取ろうとしますか。　はい　いいえ　6.2-5.2　PS

21. レーズンや小さな食べ物をつかめますか。下の図のように，手全体でくま手のようにつかんでも，親指と他の指でつまんでも，どれでも結構です。
はい　いいえ　7.3-6.3　FMA

22. 落ちた物を探しますか。
検査の方法：まず，毛糸の玉やティッシュペーパーなどの柔らかいものをあなたの手に持ってお子さんの頭の上でヒラヒラさせて注意をひきます。お子さんがそれを見あげたら手を離して床に落とします。その時，お子さんは落ちた方を見下ろして，どこに落ちたか探しますか。お子さんが落ちた方をのぞきこんだら「はい」に○をつけて下さい。　はい　いいえ　7.4-6.3　FMA

23. 椅子や壁にもたれさせたり，枕で支えたりしないでも，一人で少しの間（5 秒間以上）座っていることができますか。
はい　いいえ　8.1-7.0　GM

24. 「だ」「ば」「が」「ま」などの声を出しますか。　はい　いいえ　8.4-7.0　L

25. 食べ物（クラッカーやクッキーなど）を自分で手に持って食べようとしますか。今まで与えたことがない場合は「いいえ」に○をつけて下さい。　はい　いいえ　8.5-7.0　PS

0〜9か月用

DENVER II 予備判定票

氏　名		記録日	年　月　日
記録者　氏　名		生年月日	年　月　日
記録者　続　柄		年月日齢	年　月　日
		修正年月日齢	年　月　日

以下の質問に順番にお答え下さい。「はい」「いいえ」のどちらかに○をつけて下さい。「いいえ」が３つ以上になったら，それ以降の質問にお答えになる必要はありません。

1. 仰向けにねかせた時，お子さんは左右の手足を同じようによく動かしていますか。手足の動きに左右差があったり，動きがよくない場合は「いいえ」に○をつけて下さい。　はい　いいえ　0 -0　GM

2. お子さんに見えない場所で音を出した時，お子さんは目の動きや呼吸の様子を変えるなど，音に反応することが分かりますか。　はい　いいえ　0 -0　L

3. お子さんが仰向けにねている時，あなたがお子さんを見つめると，お子さんもあなたの顔を見つめますか。　はい　いいえ　0 -0　PS

4. 「クー」「ウー」「エー」などのような，泣き声以外の声を出しますか。　はい　いいえ　0 -0　L

5. 「ウーウーウー」「アーアーアー」などの発声がありますか。　はい　いいえ　2.8-1.1　L

6. あなたがお子さんに笑いかけたり，話しかけたりしてあやすと，お子さんも笑ったりほほ笑みかえしたりしますか。　はい　いいえ　3.3-2.0　PS

7. 平らな床面にうつ伏せにねかせた時，お子さんは下の図のように頭を 45 度以上持ち上げることができますか。　はい　いいえ　3.7-2.7　GM

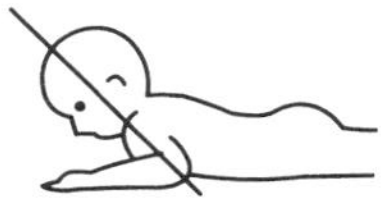

8. 声を出して笑うことがありますか。　はい　いいえ　3.9-2.9　L

9. 平らな床面にうつ伏せにねかせた時，お子さんは下の図のように頭を 90 度持ち上げて，胸を床から離し，前をまっすぐ見ますか。　はい　いいえ　4.1-3.4　GM

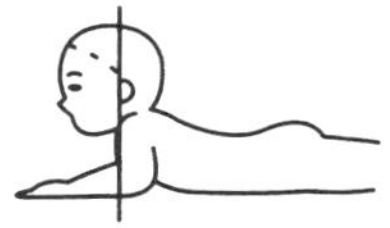

10. お子さんが仰向けにねている状態で，あなたの手に注目させて，左右どちらかのはしからはしまで動かすと，下の図のように，頭をまわして左右 180 度追視しますか。　はい　いいえ　4.2-3.6　FMA

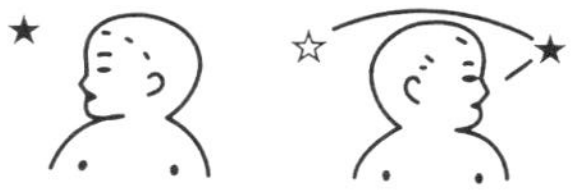

11. 両手を合わせたり，両手で遊んだりしますか。　はい　いいえ　4.3-3.7　FMA

12. 自分の手をじっと（5 秒間以上）見つめていることがありますか。　はい　いいえ　4.5-3.4　PS

13. あなたがお子さんの両わきを支えて立たせて少し支えをゆるめると，自分の両足で体重を支えようとしますか。　はい　いいえ　4.7-3.9　GM

14. 平らな床面にうつ伏せにねかせた時，お子さんは下の図のように両腕で支えて胸を持ち上げることができますか。　はい　いいえ　5.2-4.4　GM

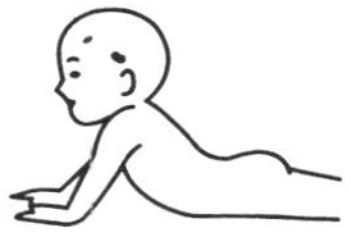

15. お子さんに見えない所（頭の後など）で，柔らかい低い音（積木を打ち合せるような音）を出すと，音の方に振り向きますか。　はい　いいえ　5.3-4.3　L

16. レーズン，10円硬貨などの小さい物をじっと見つめますか。　はい　いいえ　5.6-4.8　FMA

17. お子さんの手の届く範囲に物（おもちゃなど）を置くと，手をのばして取ろうとしますか。　はい　いいえ　5.7-5.0　FMA

18. お子さんが遊んでいる時に，気づかれないように後からそっと近づいて声をかける（名前を呼ぶなど）と振り向きますか。　はい　いいえ　6.0-4.9　L

19. 今までに，うつ伏せから仰向けに，あるいは仰向けからうつ伏せに，2回以上寝返りをしましたか。　はい　いいえ　6.1-5.2　GM

20. 手の届かない場所にある物（おもちゃなど）を，手や体を伸ばしたりして取ろうとしますか。　はい　いいえ　6.2-5.2　PS

21. レーズンや小さな食べ物をつかめますか。下の図のように，手全体でくま手のようにつかんでも，親指と他の指でつまんでも，どれでも結構です。　はい　いいえ　7.3-6.3　FMA

22. 落ちた物を探しますか。
検査の方法：まず，毛糸の玉やティッシュペーパーなどの柔らかいものをあなたの手に持ってお子さんの頭の上でヒラヒラさせて注意をひきます。お子さんがそれを見あげたら手を離して床に落とします。その時，お子さんは落ちた方を見下ろして，どこに落ちたか探しますか。お子さんが落ちた方をのぞきこんだら「はい」に○をつけて下さい。　はい　いいえ　7.4-6.3　FMA

23. 椅子や壁にもたれさせたり，枕で支えたりしないでも，一人で少しの間（5秒間以上）座っていることができますか。　はい　いいえ　8.1-7.0　GM

24. 「だ」「ば」「が」「ま」などの声を出しますか。　はい　いいえ　8.4-7.0　L

25. 食べ物（クラッカーやクッキーなど）を自分で手に持って食べようとしますか。今まで与えたことがない場合は「いいえ」に○をつけて下さい。　はい　いいえ　8.5-7.0　PS

0〜9か月用

DENVER II 予備判定票

氏　　名

記録者　氏　　名
　　　　続　　柄

記　録　日　　年　　月　　日
生 年 月 日　　年　　月　　日
年 月 日 齢　　年　　月　　日
修正年月日齢　　年　　月　　日

以下の質問に順番にお答え下さい。「はい」「いいえ」のどちらかに○をつけて下さい。「いいえ」が3つ以上になったら，それ以降の質問にお答えになる必要はありません。

1. 仰向けにねかせた時，お子さんは左右の手足を同じようによく動かしていますか。手足の動きに左右差があったり，動きがよくない場合は「いいえ」に○をつけて下さい。　はい　いいえ　0 -0　GM

2. お子さんに見えない場所で音を出した時，お子さんは目の動きや呼吸の様子を変えるなど，音に反応することが分かりますか。　はい　いいえ　0 -0　L

3. お子さんが仰向けにねている時，あなたがお子さんを見つめると，お子さんもあなたの顔を見つめますか。　はい　いいえ　0 -0　PS

4.「クー」「ウー」「エー」などのような，泣き声以外の声を出しますか。　はい　いいえ　0 -0　L

5.「ウーウーウー」「アーアーアー」などの発声がありますか。　はい　いいえ　2.8-1.1　L

6. あなたがお子さんに笑いかけたり，話しかけたりしてあやすと，お子さんも笑ったりほほ笑みかえしたりしますか。　はい　いいえ　3.3-2.0　PS

7. 平らな床面にうつ伏せにねかせた時，お子さんは下の図のように頭を45度以上持ち上げることができますか。　はい　いいえ　3.7-2.7　GM

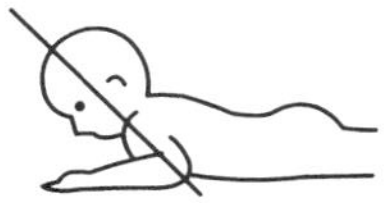

8. 声を出して笑うことがありますか。　はい　いいえ　3.9-2.9　L

9. 平らな床面にうつ伏せにねかせた時，お子さんは下の図のように頭を90度持ち上げて，胸を床から離し，前をまっすぐ見ますか。　はい　いいえ　4.1-3.4　GM

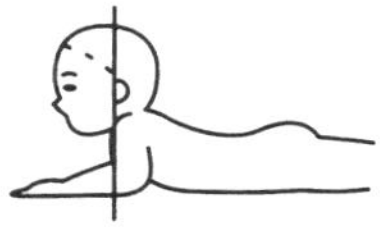

10. お子さんが仰向けにねている状態で，あなたの手に注目させて，左右どちらかのはしからはしまで動かすと，下の図のように，頭をまわして左右180度追視しますか。　はい　いいえ　4.2-3.6　FMA

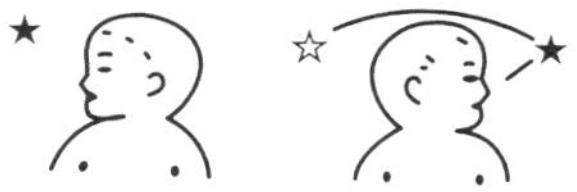

11. 両手を合わせたり，両手で遊んだりしますか。　はい　いいえ　4.3-3.7　FMA

12. 自分の手をじっと（5秒間以上）見つめていることがありますか。　はい　いいえ　4.5-3.4　PS

13. あなたがお子さんの両わきを支えて立たせて少し支えをゆるめると，自分の両足で体重を支えようとしますか。　はい　いいえ　4.7-3.9　GM

14. 平らな床面にうつ伏せにねかせた時，お子さんは下の図のように両腕で支えて胸を持ち上げることができますか。　はい　いいえ　5.2-4.4　GM

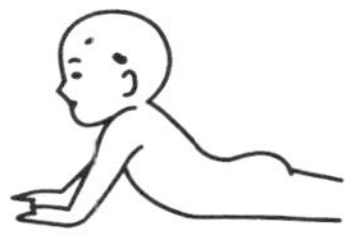

15. お子さんに見えない所（頭の後など）で，柔らかい低い音（積木を打ち合せるような音）を出すと，音の方に振り向きますか。　はい　いいえ　5.3-4.3　L

16. レーズン，10円硬貨などの小さい物をじっと見つめますか。　はい　いいえ　5.6-4.8　FMA

17. お子さんの手の届く範囲に物（おもちゃなど）を置くと，手をのばして取ろうとしますか。　はい　いいえ　5.7-5.0　FMA

18. お子さんが遊んでいる時に，気づかれないように後からそっと近づいて声をかける（名前を呼ぶなど）と振り向きますか。　はい　いいえ　6.0-4.9　L

19. 今までに，うつ伏せから仰向けに，あるいは仰向けからうつ伏せに，2回以上寝返りをしましたか。　はい　いいえ　6.1-5.2　GM

20. 手の届かない場所にある物（おもちゃなど）を，手や体を伸ばしたりして取ろうとしますか。　はい　いいえ　6.2-5.2　PS

21. レーズンや小さな食べ物をつかめますか。下の図のように，手全体でくま手のようにつかんでも，親指と他の指でつまんでも，どれでも結構です。　はい　いいえ　7.3-6.3　FMA

22. 落ちた物を探しますか。
検査の方法：まず，毛糸の玉やティッシュペーパーなどの柔らかいものをあなたの手に持ってお子さんの頭の上でヒラヒラさせて注意をひきます。お子さんがそれを見あげたら手を離して床に落とします。その時，お子さんは落ちた方を見下ろして，どこに落ちたか探しますか。お子さんが落ちた方をのぞきこんだら「はい」に○をつけて下さい。　はい　いいえ　7.4-6.3　FMA

23. 椅子や壁にもたれさせたり，枕で支えたりしないでも，一人で少しの間（5秒間以上）座っていることができますか。　はい　いいえ　8.1-7.0　GM

24. 「だ」「ば」「が」「ま」などの声を出しますか。　はい　いいえ　8.4-7.0　L

25. 食べ物（クラッカーやクッキーなど）を自分で手に持って食べようとしますか。今まで与えたことがない場合は「いいえ」に○をつけて下さい。　はい　いいえ　8.5-7.0　PS

0～9か月用

DENVER Ⅱ 予備判定票

氏　名

記録者　氏　名

続　柄

記録日　年　月　日

生年月日　年　月　日

年月日齢　年　月　日

修正年月日齢　年　月　日

以下の質問に順番にお答え下さい。「はい」「いいえ」のどちらかに○をつけて下さい。「いいえ」が3つ以上になったら，それ以降の質問にお答えになる必要はありません。

1. 仰向けにねかせた時，お子さんは左右の手足を同じようによく動かしていますか。手足の動きに左右差があったり，動きがよくない場合は「いいえ」に○をつけて下さい。　はい　いいえ　0 -0　GM

2. お子さんに見えない場所で音を出した時，お子さんは目の動きや呼吸の様子を変えるなど，音に反応することが分かりますか。　はい　いいえ　0 -0　L

3. お子さんが仰向けにねている時，あなたがお子さんを見つめると，お子さんもあなたの顔を見つめますか。　はい　いいえ　0 -0　PS

4. 「クー」「ウー」「エー」などのような，泣き声以外の声を出しますか。　はい　いいえ　0 -0　L

5. 「ウーウーウー」「アーアーアー」などの発声がありますか。　はい　いいえ　2.8-1.1　L

6. あなたがお子さんに笑いかけたり，話しかけたりしてあやすと，お子さんも笑ったりほほ笑みかえしたりしますか。　はい　いいえ　3.3-2.0　PS

7. 平らな床面にうつ伏せにねかせた時，お子さんは下の図のように頭を45度以上持ち上げることができますか。　はい　いいえ　3.7-2.7　GM

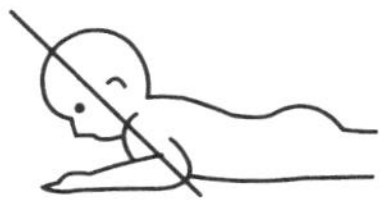

8. 声を出して笑うことがありますか。　はい　いいえ　3.9-2.9　L

9. 平らな床面にうつ伏せにねかせた時，お子さんは下の図のように頭を90度持ち上げて，胸を床から離し，前をまっすぐ見ますか。　はい　いいえ　4.1-3.4　GM

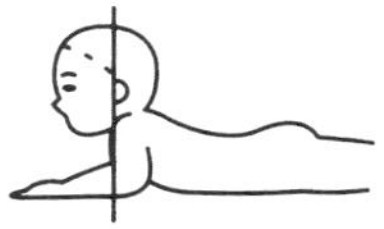

10. お子さんが仰向けにねている状態で，あなたの手に注目させて，左右どちらかのはしからはしまで動かすと，下の図のように，頭をまわして左右180度追視しますか。　はい　いいえ　4.2-3.6　FMA

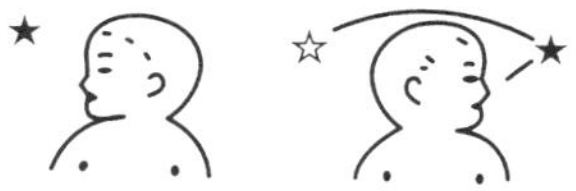

11. 両手を合わせたり，両手で遊んだりしますか。　はい　いいえ　4.3-3.7　FMA

12. 自分の手をじっと（5秒間以上）見つめていることがありますか。　はい　いいえ　4.5-3.4　PS

13. あなたがお子さんの両わきを支えて立たせて少し支えをゆるめると，自分の両足で体重を支えようとしますか。　はい　いいえ　4.7-3.9　GM

14. 平らな床面にうつ伏せにねかせた時，お子さんは下の図のように両腕で支えて胸を持ち上げることができますか。　はい　いいえ　5.2-4.4　GM

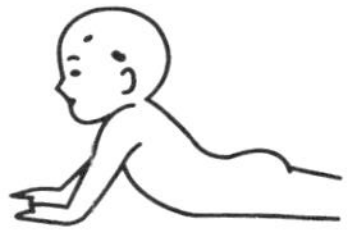

15. お子さんに見えない所（頭の後など）で，柔らかい低い音（積木を打ち合せるような音）を出すと，音の方に振り向きますか。　はい　いいえ　5.3-4.3　L

16. レーズン，10 円硬貨などの小さい物をじっと見つめますか。　はい　いいえ　5.6-4.8　FMA

17. お子さんの手の届く範囲に物（おもちゃなど）を置くと，手をのばして取ろうとしますか。　はい　いいえ　5.7-5.0　FMA

18. お子さんが遊んでいる時に，気づかれないように後からそっと近づいて声をかける（名前を呼ぶなど）と振り向きますか。　はい　いいえ　6.0-4.9　L

19. 今までに，うつ伏せから仰向けに，あるいは仰向けからうつ伏せに，2 回以上寝返りをしましたか。　はい　いいえ　6.1-5.2　GM

20. 手の届かない場所にある物（おもちゃなど）を，手や体を伸ばしたりして取ろうとしますか。　はい　いいえ　6.2-5.2　PS

21. レーズンや小さな食べ物をつかめますか。下の図のように，手全体でくま手のようにつかんでも，親指と他の指でつまんでも，どれでも結構です。　はい　いいえ　7.3-6.3　FMA

22. 落ちた物を探しますか。
検査の方法：まず，毛糸の玉やティッシュペーパーなどの柔らかいものをあなたの手に持ってお子さんの頭の上でヒラヒラさせて注意をひきます。お子さんがそれを見あげたら手を離して床に落とします。その時，お子さんは落ちた方を見下ろして，どこに落ちたか探しますか。お子さんが落ちた方をのぞきこんだら「はい」に○をつけて下さい。　はい　いいえ　7.4-6.3　FMA

23. 椅子や壁にもたれさせたり，枕で支えたりしないでも，一人で少しの間（5 秒間以上）座っていることができますか。　はい　いいえ　8.1-7.0　GM

24. 「だ」「ば」「が」「ま」などの声を出しますか。　はい　いいえ　8.4-7.0　L

25. 食べ物（クラッカーやクッキーなど）を自分で手に持って食べようとしますか。今まで与えたことがない場合は「いいえ」に○をつけて下さい。　はい　いいえ　8.5-7.0　PS

DENVER II 予備判定票

0～9か月用

氏　名 ＿＿＿＿＿＿

記録者　氏　名 ＿＿＿＿＿＿
続　柄 ＿＿＿＿＿＿

記　録　日　　　年　　　月　　　日
生　年　月　日　　　年　　　月　　　日
年　月　日　齢　　　年　　　月　　　日
修正年月日齢　　　年　　　月　　　日

以下の質問に順番にお答え下さい。「はい」「いいえ」のどちらかに○をつけて下さい。「いいえ」が3つ以上になったら，それ以降の質問にお答えになる必要はありません。

1. 仰向けにねかせた時，お子さんは左右の手足を同じようによく動かしていますか。手足の動きに左右差があったり，動きがよくない場合は「いいえ」に○をつけて下さい。　はい　いいえ　0 -0　GM

2. お子さんに見えない場所で音を出した時，お子さんは目の動きや呼吸の様子を変えるなど，音に反応することが分かりますか。　はい　いいえ　0 -0　L

3. お子さんが仰向けにねている時，あなたがお子さんを見つめると，お子さんもあなたの顔を見つめますか。　はい　いいえ　0 -0　PS

4. 「クー」「ウー」「エー」などのような，泣き声以外の声を出しますか。　はい　いいえ　0 -0　L

5. 「ウーウーウー」「アーアーアー」などの発声がありますか。　はい　いいえ　2.8-1.1　L

6. あなたがお子さんに笑いかけたり，話しかけたりしてあやすと，お子さんも笑ったりほほ笑みかえしたりしますか。　はい　いいえ　3.3-2.0　PS

7. 平らな床面にうつ伏せにねかせた時，お子さんは下の図のように頭を45度以上持ち上げることができますか。　はい　いいえ　3.7-2.7　GM

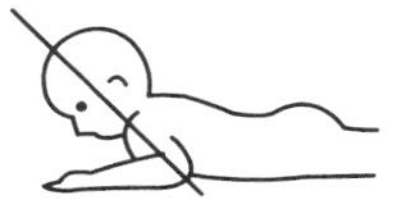

8. 声を出して笑うことがありますか。　はい　いいえ　3.9-2.9　L

9. 平らな床面にうつ伏せにねかせた時，お子さんは下の図のように頭を90度持ち上げて，胸を床から離し，前をまっすぐ見ますか。　はい　いいえ　4.1-3.4　GM

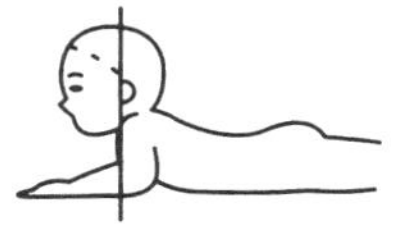

10. お子さんが仰向けにねている状態で，あなたの手に注目させて，左右どちらかのはしからはしまで動かすと，下の図のように，頭をまわして左右180度追視しますか。　はい　いいえ　4.2-3.6　FMA

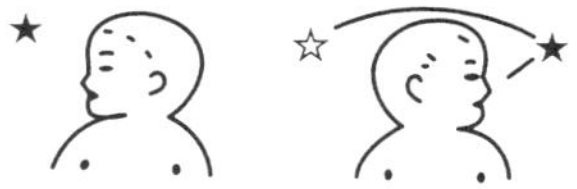

11. 両手を合わせたり，両手で遊んだりしますか。　はい　いいえ　4.3-3.7　FMA

12. 自分の手をじっと（5秒間以上）見つめていることがありますか。　はい　いいえ　4.5-3.4　PS

13. あなたがお子さんの両わきを支えて立たせて少し支えをゆるめると，自分の両足で体重を支えようとしますか。　はい　いいえ　4.7-3.9　GM

14. 平らな床面にうつ伏せにねかせた時，お子さんは下の図のように両腕で支えて胸を持ち上げることができますか。　はい　いいえ　5.2-4.4　GM

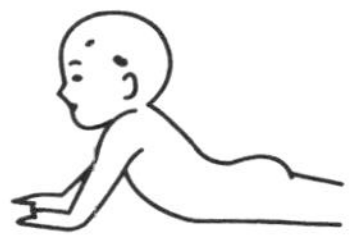

15. お子さんに見えない所（頭の後など）で，柔らかい低い音（積木を打ち合せるような音）を出すと，音の方に振り向きますか。　はい　いいえ　5.3-4.3　L

16. レーズン，10 円硬貨などの小さい物をじっと見つめますか。　はい　いいえ　5.6-4.8　FMA

17. お子さんの手の届く範囲に物（おもちゃなど）を置くと，手をのばして取ろうとしますか。　はい　いいえ　5.7-5.0　FMA

18. お子さんが遊んでいる時に，気づかれないように後からそっと近づいて声をかける（名前を呼ぶなど）と振り向きますか。　はい　いいえ　6.0-4.9　L

19. 今までに，うつ伏せから仰向けに，あるいは仰向けからうつ伏せに，2 回以上寝返りをしましたか。　はい　いいえ　6.1-5.2　GM

20. 手の届かない場所にある物（おもちゃなど）を，手や体を伸ばしたりして取ろうとしますか。　はい　いいえ　6.2-5.2　PS

21. レーズンや小さな食べ物をつかめますか。下の図のように，手全体でくま手のようにつかんでも，親指と他の指でつまんでも，どれでも結構です。　はい　いいえ　7.3-6.3　FMA

22. 落ちた物を探しますか。
検査の方法：まず，毛糸の玉やティッシュペーパーなどの柔らかいものをあなたの手に持ってお子さんの頭の上でヒラヒラさせて注意をひきます。お子さんがそれを見あげたら手を離して床に落とします。その時，お子さんは落ちた方を見下ろして，どこに落ちたか探しますか。お子さんが落ちた方をのぞきこんだら「はい」に○をつけて下さい。　はい　いいえ　7.4-6.3　FMA

23. 椅子や壁にもたれさせたり，枕で支えたりしないでも，一人で少しの間（5 秒間以上）座っていることができますか。　はい　いいえ　8.1-7.0　GM

24. 「だ」「ば」「が」「ま」などの声を出しますか。　はい　いいえ　8.4-7.0　L

25. 食べ物（クラッカーやクッキーなど）を自分で手に持って食べようとしますか。今まで与えたことがない場合は「いいえ」に○をつけて下さい。　はい　いいえ　8.5-7.0　PS

0〜9か月用

DENVER II 予備判定票

氏　名	
記録者 氏　名	
記録者 続　柄	

記録日	年	月	日
生年月日	年	月	日
年月日齢	年	月	日
修正年月日齢	年	月	日

以下の質問に順番にお答え下さい。「はい」「いいえ」のどちらかに○をつけて下さい。「いいえ」が3つ以上になったら，それ以降の質問にお答えになる必要はありません。

1. 仰向けにねかせた時，お子さんは左右の手足を同じようによく動かしていますか。手足の動きに左右差があったり，動きがよくない場合は「いいえ」に○をつけて下さい。　はい　いいえ　0 -0　GM

2. お子さんに見えない場所で音を出した時，お子さんは目の動きや呼吸の様子を変えるなど，音に反応することが分かりますか。　はい　いいえ　0 -0　L

3. お子さんが仰向けにねている時，あなたがお子さんを見つめると，お子さんもあなたの顔を見つめますか。　はい　いいえ　0 -0　PS

4. 「クー」「ウー」「エー」などのような，泣き声以外の声を出しますか。　はい　いいえ　0 -0　L

5. 「ウーウーウー」「アーアーアー」などの発声がありますか。　はい　いいえ　2.8-1.1　L

6. あなたがお子さんに笑いかけたり，話しかけたりしてあやすと，お子さんも笑ったりほほ笑みかえしたりしますか。　はい　いいえ　3.3-2.0　PS

7. 平らな床面にうつ伏せにねかせた時，お子さんは下の図のように頭を45度以上持ち上げることができますか。　はい　いいえ　3.7-2.7　GM

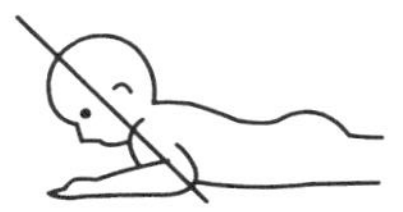

8. 声を出して笑うことがありますか。　はい　いいえ　3.9-2.9　L

9. 平らな床面にうつ伏せにねかせた時，お子さんは下の図のように頭を90度持ち上げて，胸を床から離し，前をまっすぐ見ますか。　はい　いいえ　4.1-3.4　GM

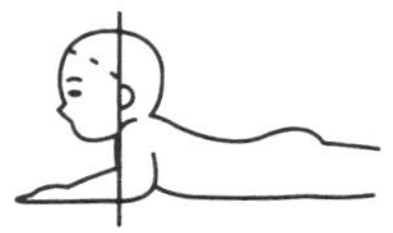

10. お子さんが仰向けにねている状態で，あなたの手に注目させて，左右どちらかのはしからはしまで動かすと，下の図のように，頭をまわして左右180度追視しますか。　はい　いいえ　4.2-3.6　FMA

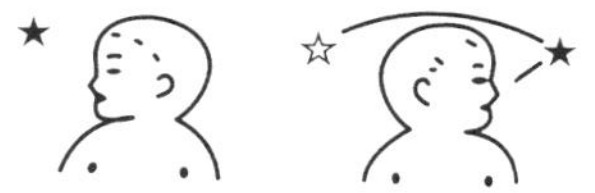

11. 両手を合わせたり，両手で遊んだりしますか。　はい　いいえ　4.3-3.7　FMA

12. 自分の手をじっと（5秒間以上）見つめていることがありますか。　はい　いいえ　4.5-3.4　PS

13. あなたがお子さんの両わきを支えて立たせて少し支えをゆるめると，自分の両足で体重を支えようとしますか。　はい　いいえ　4.7-3.9　GM

14. 平らな床面にうつ伏せにねかせた時，お子さんは下の図のように両腕で支えて胸を持ち上げることができますか。　はい　いいえ　5.2-4.4　GM

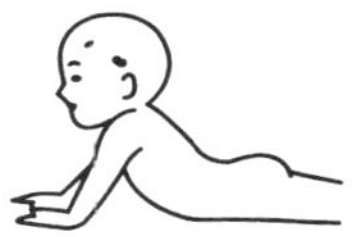

15. お子さんに見えない所（頭の後など）で，柔らかい低い音（積木を打ち合せるような音）を出すと，音の方に振り向きますか。　はい　いいえ　5.3-4.3　L

16. レーズン，10円硬貨などの小さい物をじっと見つめますか。　はい　いいえ　5.6-4.8　FMA

17. お子さんの手の届く範囲に物（おもちゃなど）を置くと，手をのばして取ろうとしますか。　はい　いいえ　5.7-5.0　FMA

18. お子さんが遊んでいる時に，気づかれないように後からそっと近づいて声をかける（名前を呼ぶなど）と振り向きますか。　はい　いいえ　6.0-4.9　L

19. 今までに，うつ伏せから仰向けに，あるいは仰向けからうつ伏せに，2回以上寝返りをしましたか。　はい　いいえ　6.1-5.2　GM

20. 手の届かない場所にある物（おもちゃなど）を，手や体を伸ばしたりして取ろうとしますか。　はい　いいえ　6.2-5.2　PS

21. レーズンや小さな食べ物をつかめますか。下の図のように，手全体でくま手のようにつかんでも，親指と他の指でつまんでも，どれでも結構です。　はい　いいえ　7.3-6.3　FMA

22. 落ちた物を探しますか。
検査の方法：まず，毛糸の玉やティッシュペーパーなどの柔らかいものをあなたの手に持ってお子さんの頭の上でヒラヒラさせて注意をひきます。お子さんがそれを見あげたら手を離して床に落とします。その時，お子さんは落ちた方を見下ろして，どこに落ちたか探しますか。お子さんが落ちた方をのぞきこんだら「はい」に○をつけて下さい。　はい　いいえ　7.4-6.3　FMA

23. 椅子や壁にもたれさせたり，枕で支えたりしないでも，一人で少しの間（5秒間以上）座っていることができますか。　はい　いいえ　8.1-7.0　GM

24. 「だ」「ば」「が」「ま」などの声を出しますか。　はい　いいえ　8.4-7.0　L

25. 食べ物（クラッカーやクッキーなど）を自分で手に持って食べようとしますか。今まで与えたことがない場合は「いいえ」に○をつけて下さい。　はい　いいえ　8.5-7.0　PS

0〜9か月用

DENVER II 予備判定票

氏　名 ＿＿＿＿

記録者　氏　名 ＿＿＿＿
記録者　続　柄 ＿＿＿＿

記録日　＿年＿月＿日
生年月日　＿年＿月＿日
年月日齢　＿年＿月＿日
修正年月日齢　＿年＿月＿日

以下の質問に順番にお答え下さい。「はい」「いいえ」のどちらかに○をつけて下さい。「いいえ」が3つ以上になったら，それ以降の質問にお答えになる必要はありません。

1. 仰向けにねかせた時，お子さんは左右の手足を同じようによく動かしていますか。手足の動きに左右差があったり，動きがよくない場合は「いいえ」に○をつけて下さい。　はい　いいえ　0 -0　GM

2. お子さんに見えない場所で音を出した時，お子さんは目の動きや呼吸の様子を変えるなど，音に反応することが分かりますか。　はい　いいえ　0 -0　L

3. お子さんが仰向けにねている時，あなたがお子さんを見つめると，お子さんもあなたの顔を見つめますか。　はい　いいえ　0 -0　PS

4. 「クー」「ウー」「エー」などのような，泣き声以外の声を出しますか。　はい　いいえ　0 -0　L

5. 「ウーウーウー」「アーアーアー」などの発声がありますか。　はい　いいえ　2.8-1.1　L

6. あなたがお子さんに笑いかけたり，話しかけたりしてあやすと，お子さんも笑ったりほほ笑みかえしたりしますか。　はい　いいえ　3.3-2.0　PS

7. 平らな床面にうつ伏せにねかせた時，お子さんは下の図のように頭を45度以上持ち上げることができますか。　はい　いいえ　3.7-2.7　GM

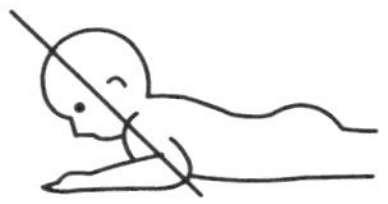

8. 声を出して笑うことがありますか。　はい　いいえ　3.9-2.9　L

9. 平らな床面にうつ伏せにねかせた時，お子さんは下の図のように頭を90度持ち上げて，胸を床から離し，前をまっすぐ見ますか。　はい　いいえ　4.1-3.4　GM

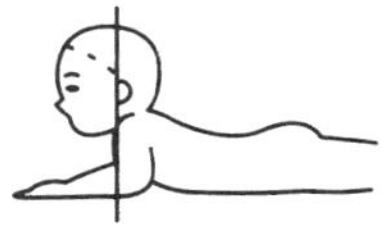

10. お子さんが仰向けにねている状態で，あなたの手に注目させて，左右どちらかのはしからはしまで動かすと，下の図のように，頭をまわして左右180度追視しますか。　はい　いいえ　4.2-3.6　FMA

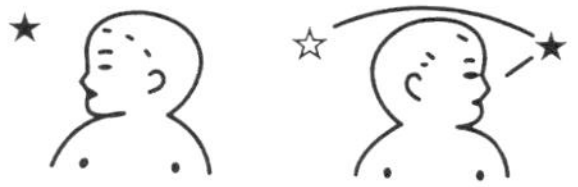

11. 両手を合わせたり，両手で遊んだりしますか。　はい　いいえ　4.3-3.7　FMA

12. 自分の手をじっと（5秒間以上）見つめていることがありますか。　はい　いいえ　4.5-3.4　PS

13. あなたがお子さんの両わきを支えて立たせて少し支えをゆるめると，自分の両足で体重を支えようとしますか。　はい　いいえ　4.7-3.9　GM

14. 平らな床面にうつ伏せにねかせた時，お子さんは下の図のように両腕で支えて胸を持ち上げることができますか。　はい　いいえ　5.2-4.4　GM

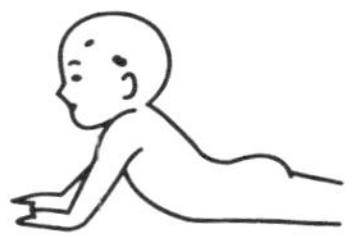

15. お子さんに見えない所（頭の後など）で，柔らかい低い音（積木を打ち合せるような音）を出すと，音の方に振り向きますか。　はい　いいえ　5.3-4.3　L

16. レーズン，10 円硬貨などの小さい物をじっと見つめますか。　はい　いいえ　5.6-4.8　FMA

17. お子さんの手の届く範囲に物（おもちゃなど）を置くと，手をのばして取ろうとしますか。　はい　いいえ　5.7-5.0　FMA

18. お子さんが遊んでいる時に，気づかれないように後からそっと近づいて声をかける（名前を呼ぶなど）と振り向きますか。　はい　いいえ　6.0-4.9　L

19. 今までに，うつ伏せから仰向けに，あるいは仰向けからうつ伏せに，2 回以上寝返りをしましたか。　はい　いいえ　6.1-5.2　GM

20. 手の届かない場所にある物（おもちゃなど）を，手や体を伸ばしたりして取ろうとしますか。　はい　いいえ　6.2-5.2　PS

21. レーズンや小さな食べ物をつかめますか。下の図のように，手全体でくま手のようにつかんでも，親指と他の指でつまんでも，どれでも結構です。　はい　いいえ　7.3-6.3　FMA

22. 落ちた物を探しますか。
検査の方法：まず，毛糸の玉やティッシュペーパーなどの柔らかいものをあなたの手に持ってお子さんの頭の上でヒラヒラさせて注意をひきます。お子さんがそれを見あげたら手を離して床に落とします。その時，お子さんは落ちた方を見下ろして，どこに落ちたか探しますか。お子さんが落ちた方をのぞきこんだら「はい」に○をつけて下さい。　はい　いいえ　7.4-6.3　FMA

23. 椅子や壁にもたれさせたり，枕で支えたりしないでも，一人で少しの間（5 秒間以上）座っていることができますか。　はい　いいえ　8.1-7.0　GM

24. 「だ」「ば」「が」「ま」などの声を出しますか。　はい　いいえ　8.4-7.0　L

25. 食べ物（クラッカーやクッキーなど）を自分で手に持って食べようとしますか。今まで与えたことがない場合は「いいえ」に○をつけて下さい。　はい　いいえ　8.5-7.0　PS

0〜9か月用

DENVERⅡ予備判定票

氏　　名 ＿＿＿＿

記録者　氏　　名 ＿＿＿＿
　　　　続　　柄 ＿＿＿＿

記　録　日　　年　　月　　日
生 年 月 日　　年　　月　　日
年 月 日 齢　　年　　月　　日
修正年月日齢　　年　　月　　日

以下の質問に順番にお答え下さい。「はい」「いいえ」のどちらかに○をつけて下さい。「いいえ」が３つ以上になったら，それ以降の質問にお答えになる必要はありません。

1. 仰向けにねかせた時，お子さんは左右の手足を同じようによく動かしていますか。手足の動きに左右差があったり，動きがよくない場合は「いいえ」に○をつけて下さい。　はい　いいえ　0 -0　GM

2. お子さんに見えない場所で音を出した時，お子さんは目の動きや呼吸の様子を変えるなど，音に反応することが分かりますか。　はい　いいえ　0 -0　L

3. お子さんが仰向けにねている時，あなたがお子さんを見つめると，お子さんもあなたの顔を見つめますか。　はい　いいえ　0 -0　PS

4. 「クー」「ウー」「エー」などのような，泣き声以外の声を出しますか。　はい　いいえ　0 -0　L

5. 「ウーウーウー」「アーアーアー」などの発声がありますか。　はい　いいえ　2.8-1.1　L

6. あなたがお子さんに笑いかけたり，話しかけたりしてあやすと，お子さんも笑ったりほほ笑みかえしたりしますか。　はい　いいえ　3.3-2.0　PS

7. 平らな床面にうつ伏せにねかせた時，お子さんは下の図のように頭を45度以上持ち上げることができますか。　はい　いいえ　3.7-2.7　GM

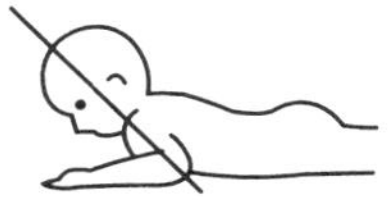

8. 声を出して笑うことがありますか。　はい　いいえ　3.9-2.9　L

9. 平らな床面にうつ伏せにねかせた時，お子さんは下の図のように頭を90度持ち上げて，胸を床から離し，前をまっすぐ見ますか。　はい　いいえ　4.1-3.4　GM

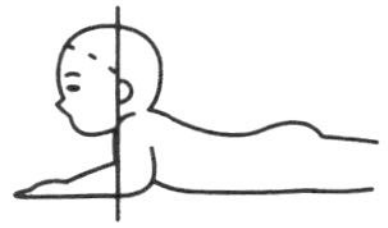

10. お子さんが仰向けにねている状態で，あなたの手に注目させて，左右どちらかのはしからはしまで動かすと，下の図のように，頭をまわして左右180度追視しますか。　はい　いいえ　4.2-3.6　FMA

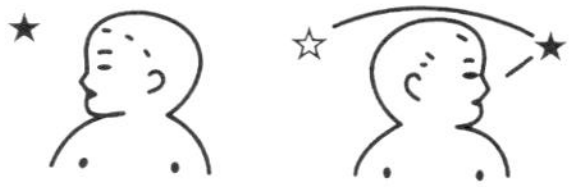

11. 両手を合わせたり，両手で遊んだりしますか。　はい　いいえ　4.3-3.7　FMA

12. 自分の手をじっと（5秒間以上）見つめていることがありますか。　はい　いいえ　4.5-3.4　PS

13. あなたがお子さんの両わきを支えて立たせて少し支えをゆるめると，自分の両足で体重を支えようとしますか。　はい　いいえ　4.7-3.9　GM

14. 平らな床面にうつ伏せにねかせた時，お子さんは下の図のように両腕で支えて胸を持ち上げることができますか。　はい　いいえ　5.2-4.4　GM

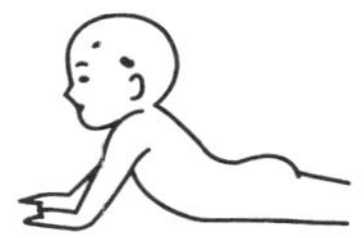

15. お子さんに見えない所（頭の後など）で，柔らかい低い音（積木を打ち合せるような音）を出すと，音の方に振り向きますか。　はい　いいえ　5.3-4.3　L

16. レーズン，10円硬貨などの小さい物をじっと見つめますか。　はい　いいえ　5.6-4.8　FMA

17. お子さんの手の届く範囲に物（おもちゃなど）を置くと，手をのばして取ろうとしますか。　はい　いいえ　5.7-5.0　FMA

18. お子さんが遊んでいる時に，気づかれないように後からそっと近づいて声をかける（名前を呼ぶなど）と振り向きますか。　はい　いいえ　6.0-4.9　L

19. 今までに，うつ伏せから仰向けに，あるいは仰向けからうつ伏せに，2回以上寝返りをしましたか。　はい　いいえ　6.1-5.2　GM

20. 手の届かない場所にある物（おもちゃなど）を，手や体を伸ばしたりして取ろうとしますか。　はい　いいえ　6.2-5.2　PS

21. レーズンや小さな食べ物をつかめますか。下の図のように，手全体でくま手のようにつかんでも，親指と他の指でつまんでも，どれでも結構です。　はい　いいえ　7.3-6.3　FMA

22. 落ちた物を探しますか。
検査の方法：まず，毛糸の玉やティッシュペーパーなどの柔らかいものをあなたの手に持ってお子さんの頭の上でヒラヒラさせて注意をひきます。お子さんがそれを見あげたら手を離して床に落とします。その時，お子さんは落ちた方を見下ろして，どこに落ちたか探しますか。お子さんが落ちた方をのぞきこんだら「はい」に○をつけて下さい。　はい　いいえ　7.4-6.3　FMA

23. 椅子や壁にもたれさせたり，枕で支えたりしないでも，一人で少しの間（5秒間以上）座っていることができますか。　はい　いいえ　8.1-7.0　GM

24. 「だ」「ば」「が」「ま」などの声を出しますか。　はい　いいえ　8.4-7.0　L

25. 食べ物（クラッカーやクッキーなど）を自分で手に持って食べようとしますか。今まで与えたことがない場合は「いいえ」に○をつけて下さい。　はい　いいえ　8.5-7.0　PS

DENVER II 予備判定票

0〜9か月用

氏　　名

記録者　氏　　名
　　　　続　　柄

記　録　日　　　年　　　月　　　日
生 年 月 日　　　年　　　月　　　日
年 月 日 齢　　　年　　　月　　　日
修正年月日齢　　　年　　　月　　　日

以下の質問に順番にお答え下さい。「はい」「いいえ」のどちらかに○をつけて下さい。「いいえ」が3つ以上になったら，それ以降の質問にお答えになる必要はありません。

1. 仰向けにねかせた時，お子さんは左右の手足を同じようによく動かしていますか。手足の動きに左右差があったり，動きがよくない場合は「いいえ」に○をつけて下さい。　はい　いいえ　0 -0　GM

2. お子さんに見えない場所で音を出した時，お子さんは目の動きや呼吸の様子を変えるなど，音に反応することが分かりますか。　はい　いいえ　0 -0　L

3. お子さんが仰向けにねている時，あなたがお子さんを見つめると，お子さんもあなたの顔を見つめますか。　はい　いいえ　0 -0　PS

4. 「クー」「ウー」「エー」などのような，泣き声以外の声を出しますか。　はい　いいえ　0 -0　L

5. 「ウーウーウー」「アーアーアー」などの発声がありますか。　はい　いいえ　2.8-1.1　L

6. あなたがお子さんに笑いかけたり，話しかけたりしてあやすと，お子さんも笑ったりほほ笑みかえしたりしますか。　はい　いいえ　3.3-2.0　PS

7. 平らな床面にうつ伏せにねかせた時，お子さんは下の図のように頭を45度以上持ち上げることができますか。　はい　いいえ　3.7-2.7　GM

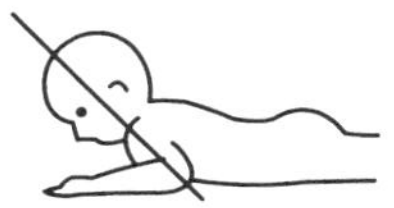

8. 声を出して笑うことがありますか。　はい　いいえ　3.9-2.9　L

9. 平らな床面にうつ伏せにねかせた時，お子さんは下の図のように頭を90度持ち上げて，胸を床から離し，前をまっすぐ見ますか。　はい　いいえ　4.1-3.4　GM

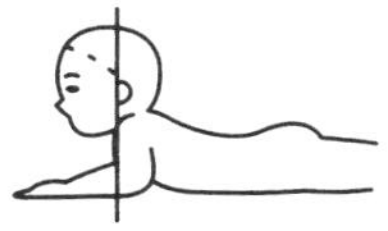

10. お子さんが仰向けにねている状態で，あなたの手に注目させて，左右どちらかのはしからはしまで動かすと，下の図のように，頭をまわして左右180度追視しますか。　はい　いいえ　4.2-3.6　FMA

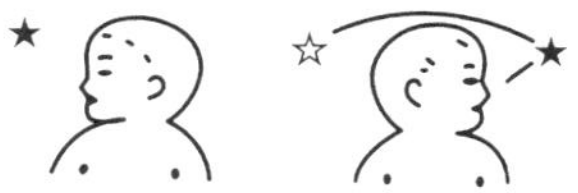

11. 両手を合わせたり，両手で遊んだりしますか。　はい　いいえ　4.3-3.7　FMA

12. 自分の手をじっと（5秒間以上）見つめていることがありますか。　はい　いいえ　4.5-3.4　PS

13. あなたがお子さんの両わきを支えて立たせて少し支えをゆるめると，自分の両足で体重を支えようとしますか。　はい　いいえ　4.7-3.9　GM

14. 平らな床面にうつ伏せにねかせた時，お子さんは下の図のように両腕で支えて胸を持ち上げることができますか。 はい　いいえ　5.2-4.4　GM

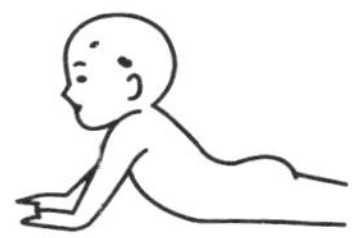

15. お子さんに見えない所（頭の後など）で，柔らかい低い音（積木を打ち合せるような音）を出すと，音の方に振り向きますか。 はい　いいえ　5.3-4.3　L

16. レーズン，10円硬貨などの小さい物をじっと見つめますか。 はい　いいえ　5.6-4.8　FMA

17. お子さんの手の届く範囲に物（おもちゃなど）を置くと，手をのばして取ろうとしますか。 はい　いいえ　5.7-5.0　FMA

18. お子さんが遊んでいる時に，気づかれないように後からそっと近づいて声をかける（名前を呼ぶなど）と振り向きますか。 はい　いいえ　6.0-4.9　L

19. 今までに，うつ伏せから仰向けに，あるいは仰向けからうつ伏せに，2回以上寝返りをしましたか。 はい　いいえ　6.1-5.2　GM

20. 手の届かない場所にある物（おもちゃなど）を，手や体を伸ばしたりして取ろうとしますか。 はい　いいえ　6.2-5.2　PS

21. レーズンや小さな食べ物をつかめますか。下の図のように，手全体でくま手のようにつかんでも，親指と他の指でつまんでも，どれでも結構です。 はい　いいえ　7.3-6.3　FMA

22. 落ちた物を探しますか。
検査の方法：まず，毛糸の玉やティッシュペーパーなどの柔らかいものをあなたの手に持ってお子さんの頭の上でヒラヒラさせて注意をひきます。お子さんがそれを見あげたら手を離して床に落とします。その時，お子さんは落ちた方を見下ろして，どこに落ちたか探しますか。お子さんが落ちた方をのぞきこんだら「はい」に○をつけて下さい。 はい　いいえ　7.4-6.3　FMA

23. 椅子や壁にもたれさせたり，枕で支えたりしないでも，一人で少しの間（5秒間以上）座っていることができますか。 はい　いいえ　8.1-7.0　GM

24. 「だ」「ば」「が」「ま」などの声を出しますか。 はい　いいえ　8.4-7.0　L

25. 食べ物（クラッカーやクッキーなど）を自分で手に持って食べようとしますか。今まで与えたことがない場合は「いいえ」に○をつけて下さい。 はい　いいえ　8.5-7.0　PS

0〜9か月用

DENVER Ⅱ 予備判定票

氏　名 ＿＿＿＿＿＿

記録者　氏　名 ＿＿＿＿＿＿
記録者　続　柄 ＿＿＿＿＿＿

記録日　　年　月　日
生年月日　　年　月　日
年月日齢　　年　月　日
修正年月日齢　　年　月　日

以下の質問に順番にお答え下さい。「はい」「いいえ」のどちらかに○をつけて下さい。「いいえ」が３つ以上になったら，それ以降の質問にお答えになる必要はありません。

1. 仰向けにねかせた時，お子さんは左右の手足を同じようによく動かしていますか。手足の動きに左右差があったり，動きがよくない場合は「いいえ」に○をつけて下さい。　はい　いいえ　0 -0　GM

2. お子さんに見えない場所で音を出した時，お子さんは目の動きや呼吸の様子を変えるなど，音に反応することが分かりますか。　はい　いいえ　0 -0　L

3. お子さんが仰向けにねている時，あなたがお子さんを見つめると，お子さんもあなたの顔を見つめますか。　はい　いいえ　0 -0　PS

4. 「クー」「ウー」「エー」などのような，泣き声以外の声を出しますか。　はい　いいえ　0 -0　L

5. 「ウーウーウー」「アーアーアー」などの発声がありますか。　はい　いいえ　2.8-1.1　L

6. あなたがお子さんに笑いかけたり，話しかけたりしてあやすと，お子さんも笑ったりほほ笑みかえしたりしますか。　はい　いいえ　3.3-2.0　PS

7. 平らな床面にうつ伏せにねかせた時，お子さんは下の図のように頭を 45 度以上持ち上げることができますか。　はい　いいえ　3.7-2.7　GM

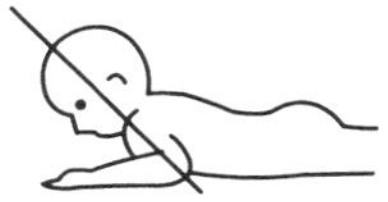

8. 声を出して笑うことがありますか。　はい　いいえ　3.9-2.9　L

9. 平らな床面にうつ伏せにねかせた時，お子さんは下の図のように頭を 90 度持ち上げて，胸を床から離し，前をまっすぐ見ますか。　はい　いいえ　4.1-3.4　GM

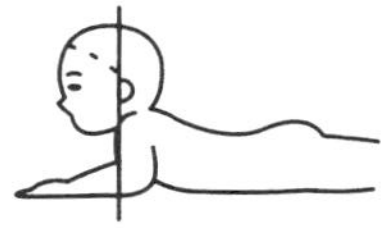

10. お子さんが仰向けにねている状態で，あなたの手に注目させて，左右どちらかのはしからはしまで動かすと，下の図のように，頭をまわして左右 180 度追視しますか。　はい　いいえ　4.2-3.6　FMA

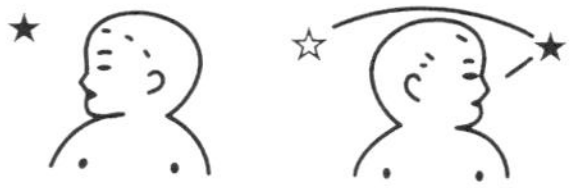

11. 両手を合わせたり，両手で遊んだりしますか。　はい　いいえ　4.3-3.7　FMA

12. 自分の手をじっと（5 秒間以上）見つめていることがありますか。　はい　いいえ　4.5-3.4　PS

13. あなたがお子さんの両わきを支えて立たせて少し支えをゆるめると，自分の両足で体重を支えようとしますか。　はい　いいえ　4.7-3.9　GM

14. 平らな床面にうつ伏せにねかせた時，お子さんは下の図のように両腕で支えて胸を持ち上げることができますか。　はい　いいえ　5.2-4.4　GM

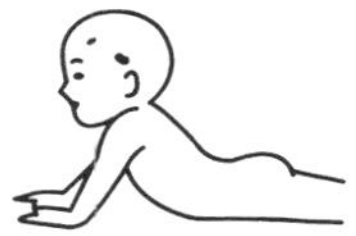

15. お子さんに見えない所（頭の後など）で，柔らかい低い音（積木を打ち合せるような音）を出すと，音の方に振り向きますか。　はい　いいえ　5.3-4.3　L

16. レーズン，10円硬貨などの小さい物をじっと見つめますか。　はい　いいえ　5.6-4.8　FMA

17. お子さんの手の届く範囲に物（おもちゃなど）を置くと，手をのばして取ろうとしますか。　はい　いいえ　5.7-5.0　FMA

18. お子さんが遊んでいる時に，気づかれないように後からそっと近づいて声をかける（名前を呼ぶなど）と振り向きますか。　はい　いいえ　6.0-4.9　L

19. 今までに，うつ伏せから仰向けに，あるいは仰向けからうつ伏せに，2回以上寝返りをしましたか。　はい　いいえ　6.1-5.2　GM

20. 手の届かない場所にある物（おもちゃなど）を，手や体を伸ばしたりして取ろうとしますか。　はい　いいえ　6.2-5.2　PS

21. レーズンや小さな食べ物をつかめますか。下の図のように，手全体でくま手のようにつかんでも，親指と他の指でつまんでも，どれでも結構です。　はい　いいえ　7.3-6.3　FMA

22. 落ちた物を探しますか。
検査の方法：まず，毛糸の玉やティッシュペーパーなどの柔らかいものをあなたの手に持ってお子さんの頭の上でヒラヒラさせて注意をひきます。お子さんがそれを見あげたら手を離して床に落とします。その時，お子さんは落ちた方を見下ろして，どこに落ちたか探しますか。お子さんが落ちた方をのぞきこんだら「はい」に◯をつけて下さい。　はい　いいえ　7.4-6.3　FMA

23. 椅子や壁にもたれさせたり，枕で支えたりしないでも，一人で少しの間（5秒間以上）座っていることができますか。　はい　いいえ　8.1-7.0　GM

24. 「だ」「ば」「が」「ま」などの声を出しますか。　はい　いいえ　8.4-7.0　L

25. 食べ物（クラッカーやクッキーなど）を自分で手に持って食べようとしますか。今まで与えたことがない場合は「いいえ」に◯をつけて下さい。　はい　いいえ　8.5-7.0　PS

0～9か月用

DENVER Ⅱ 予備判定票

氏　名 ＿＿＿＿＿＿

記録者　氏　名 ＿＿＿＿＿＿
記録者　続　柄 ＿＿＿＿＿＿

記　録　日　　年　　月　　日
生　年　月　日　　年　　月　　日
年　月　日　齢　　年　　月　　日
修正年月日齢　　年　　月　　日

以下の質問に順番にお答え下さい。「はい」「いいえ」のどちらかに○をつけて下さい。「いいえ」が３つ以上になったら，それ以降の質問にお答えになる必要はありません。

1. 仰向けにねかせた時，お子さんは左右の手足を同じようによく動かしていますか。手足の動きに左右差があったり，動きがよくない場合は「いいえ」に○をつけて下さい。　はい　いいえ　0 -0　GM

2. お子さんに見えない場所で音を出した時，お子さんは目の動きや呼吸の様子を変えるなど，音に反応することが分かりますか。　はい　いいえ　0 -0　L

3. お子さんが仰向けにねている時，あなたがお子さんを見つめると，お子さんもあなたの顔を見つめますか。　はい　いいえ　0 -0　PS

4. 「クー」「ウー」「エー」などのような，泣き声以外の声を出しますか。　はい　いいえ　0 -0　L

5. 「ウーウーウー」「アーアーアー」などの発声がありますか。　はい　いいえ　2.8-1.1　L

6. あなたがお子さんに笑いかけたり，話しかけたりしてあやすと，お子さんも笑ったりほほ笑みかえしたりしますか。　はい　いいえ　3.3-2.0　PS

7. 平らな床面にうつ伏せにねかせた時，お子さんは下の図のように頭を45度以上持ち上げることができますか。　はい　いいえ　3.7-2.7　GM

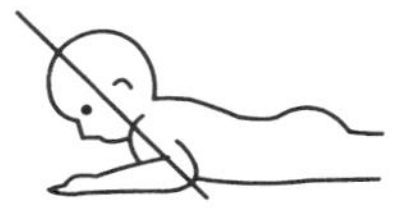

8. 声を出して笑うことがありますか。　はい　いいえ　3.9-2.9　L

9. 平らな床面にうつ伏せにねかせた時，お子さんは下の図のように頭を90度持ち上げて，胸を床から離し，前をまっすぐ見ますか。　はい　いいえ　4.1-3.4　GM

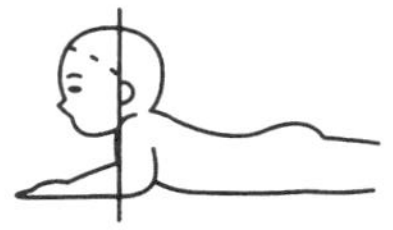

10. お子さんが仰向けにねている状態で，あなたの手に注目させて，左右どちらかのはしからはしまで動かすと，下の図のように，頭をまわして左右180度追視しますか。　はい　いいえ　4.2-3.6　FMA

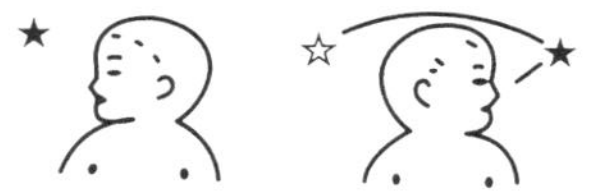

11. 両手を合わせたり，両手で遊んだりしますか。　はい　いいえ　4.3-3.7　FMA

12. 自分の手をじっと（5秒間以上）見つめていることがありますか。　はい　いいえ　4.5-3.4　PS

13. あなたがお子さんの両わきを支えて立たせて少し支えをゆるめると，自分の両足で体重を支えようとしますか。　はい　いいえ　4.7-3.9　GM

14. 平らな床面にうつ伏せにねかせた時，お子さんは下の図のように両腕で支えて胸を持ち上げることができますか。　はい　いいえ　5.2-4.4　GM

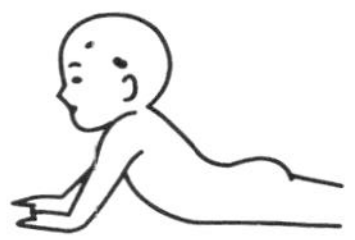

15. お子さんに見えない所（頭の後など）で，柔らかい低い音（積木を打ち合せるような音）を出すと，音の方に振り向きますか。　はい　いいえ　5.3-4.3　L

16. レーズン，10 円硬貨などの小さい物をじっと見つめますか。　はい　いいえ　5.6-4.8　FMA

17. お子さんの手の届く範囲に物（おもちゃなど）を置くと，手をのばして取ろうとしますか。　はい　いいえ　5.7-5.0　FMA

18. お子さんが遊んでいる時に，気づかれないように後からそっと近づいて声をかける（名前を呼ぶなど）と振り向きますか。　はい　いいえ　6.0-4.9　L

19. 今までに，うつ伏せから仰向けに，あるいは仰向けからうつ伏せに，2 回以上寝返りをしましたか。　はい　いいえ　6.1-5.2　GM

20. 手の届かない場所にある物（おもちゃなど）を，手や体を伸ばしたりして取ろうとしますか。　はい　いいえ　6.2-5.2　PS

21. レーズンや小さな食べ物をつかめますか。下の図のように，手全体でくま手のようにつかんでも，親指と他の指でつまんでも，どれでも結構です。　はい　いいえ　7.3-6.3　FMA

22. 落ちた物を探しますか。
検査の方法：まず，毛糸の玉やティッシュペーパーなどの柔らかいものをあなたの手に持ってお子さんの頭の上でヒラヒラさせて注意をひきます。お子さんがそれを見あげたら手を離して床に落とします。その時，お子さんは落ちた方を見下ろして，どこに落ちたか探しますか。お子さんが落ちた方をのぞきこんだら「はい」に○をつけて下さい。　はい　いいえ　7.4-6.3　FMA

23. 椅子や壁にもたれさせたり，枕で支えたりしないでも，一人で少しの間（5 秒間以上）座っていることができますか。　はい　いいえ　8.1-7.0　GM

24. 「だ」「ば」「が」「ま」などの声を出しますか。　はい　いいえ　8.4-7.0　L

25. 食べ物（クラッカーやクッキーなど）を自分で手に持って食べようとしますか。今まで与えたことがない場合は「いいえ」に○をつけて下さい。　はい　いいえ　8.5-7.0　PS

DENVER II 予備判定票

0～9か月用

氏　名		記録日	年　月　日	
記録者 氏名		生年月日	年　月　日	
記録者 続柄		年月日齢	年　月　日	
		修正年月日齢	年　月　日	

以下の質問に順番にお答え下さい。「はい」「いいえ」のどちらかに○をつけて下さい。「いいえ」が３つ以上になったら，それ以降の質問にお答えになる必要はありません。

1. 仰向けにねかせた時，お子さんは左右の手足を同じようによく動かしていますか。手足の動きに左右差があったり，動きがよくない場合は「いいえ」に○をつけて下さい。　はい　いいえ　0 -0　GM

2. お子さんに見えない場所で音を出した時，お子さんは目の動きや呼吸の様子を変えるなど，音に反応することが分かりますか。　はい　いいえ　0 -0　L

3. お子さんが仰向けにねている時，あなたがお子さんを見つめると，お子さんもあなたの顔を見つめますか。　はい　いいえ　0 -0　PS

4. 「クー」「ウー」「エー」などのような，泣き声以外の声を出しますか。　はい　いいえ　0 -0　L

5. 「ウーウーウー」「アーアーアー」などの発声がありますか。　はい　いいえ　2.8-1.1　L

6. あなたがお子さんに笑いかけたり，話しかけたりしてあやすと，お子さんも笑ったりほほ笑みかえしたりしますか。　はい　いいえ　3.3-2.0　PS

7. 平らな床面にうつ伏せにねかせた時，お子さんは下の図のように頭を45度以上持ち上げることができますか。　はい　いいえ　3.7-2.7　GM

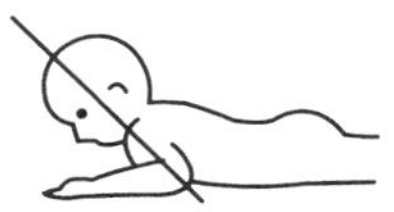

8. 声を出して笑うことがありますか。　はい　いいえ　3.9-2.9　L

9. 平らな床面にうつ伏せにねかせた時，お子さんは下の図のように頭を90度持ち上げて，胸を床から離し，前をまっすぐ見ますか。　はい　いいえ　4.1-3.4　GM

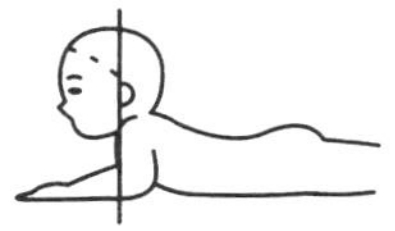

10. お子さんが仰向けにねている状態で，あなたの手に注目させて，左右どちらかのはしからはしまで動かすと，下の図のように，頭をまわして左右180度追視しますか。　はい　いいえ　4.2-3.6　FMA

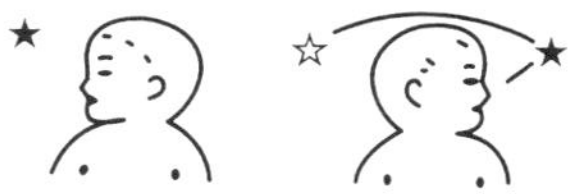

11. 両手を合わせたり，両手で遊んだりしますか。　はい　いいえ　4.3-3.7　FMA

12. 自分の手をじっと（5秒間以上）見つめていることがありますか。　はい　いいえ　4.5-3.4　PS

13. あなたがお子さんの両わきを支えて立たせて少し支えをゆるめると，自分の両足で体重を支えようとしますか。　はい　いいえ　4.7-3.9　GM

14. 平らな床面にうつ伏せにねかせた時，お子さんは下の図のように両腕で支えて胸を持ち上げることができますか。　はい　いいえ　5.2-4.4　GM

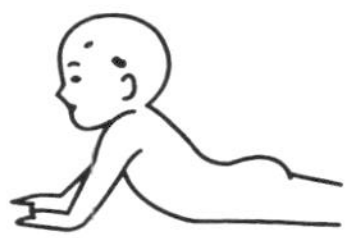

15. お子さんに見えない所（頭の後など）で，柔らかい低い音（積木を打ち合せるような音）を出すと，音の方に振り向きますか。　はい　いいえ　5.3-4.3　L

16. レーズン，10円硬貨などの小さい物をじっと見つめますか。　はい　いいえ　5.6-4.8　FMA

17. お子さんの手の届く範囲に物（おもちゃなど）を置くと，手をのばして取ろうとしますか。　はい　いいえ　5.7-5.0　FMA

18. お子さんが遊んでいる時に，気づかれないように後からそっと近づいて声をかける（名前を呼ぶなど）と振り向きますか。　はい　いいえ　6.0-4.9　L

19. 今までに，うつ伏せから仰向けに，あるいは仰向けからうつ伏せに，2回以上寝返りをしましたか。　はい　いいえ　6.1-5.2　GM

20. 手の届かない場所にある物（おもちゃなど）を，手や体を伸ばしたりして取ろうとしますか。　はい　いいえ　6.2-5.2　PS

21. レーズンや小さな食べ物をつかめますか。下の図のように，手全体でくま手のようにつかんでも，親指と他の指でつまんでも，どれでも結構です。　はい　いいえ　7.3-6.3　FMA

22. 落ちた物を探しますか。
検査の方法：まず，毛糸の玉やティッシュペーパーなどの柔らかいものをあなたの手に持ってお子さんの頭の上でヒラヒラさせて注意をひきます。お子さんがそれを見あげたら手を離して床に落とします。その時，お子さんは落ちた方を見下ろして，どこに落ちたか探しますか。お子さんが落ちた方をのぞきこんだら「はい」に○をつけて下さい。　はい　いいえ　7.4-6.3　FMA

23. 椅子や壁にもたれさせたり，枕で支えたりしないでも，一人で少しの間（5秒間以上）座っていることができますか。　はい　いいえ　8.1-7.0　GM

24. 「だ」「ば」「が」「ま」などの声を出しますか。　はい　いいえ　8.4-7.0　L

25. 食べ物（クラッカーやクッキーなど）を自分で手に持って食べようとしますか。今まで与えたことがない場合は「いいえ」に○をつけて下さい。　はい　いいえ　8.5-7.0　PS

DENVER II 予備判定票

0〜9か月用

氏　名		記録日	年	月　日
記録者　氏　名		生年月日	年	月　日
記録者　続　柄		年月日齢	年	月　日
		修正年月日齢	年	月　日

以下の質問に順番にお答え下さい。「はい」「いいえ」のどちらかに○をつけて下さい。「いいえ」が3つ以上になったら，それ以降の質問にお答えになる必要はありません。

1. 仰向けにねかせた時，お子さんは左右の手足を同じようによく動かしていますか。手足の動きに左右差があったり，動きがよくない場合は「いいえ」に○をつけて下さい。　はい　いいえ　0 -0　GM
2. お子さんに見えない場所で音を出した時，お子さんは目の動きや呼吸の様子を変えるなど，音に反応することが分かりますか。　はい　いいえ　0 -0　L
3. お子さんが仰向けにねている時，あなたがお子さんを見つめると，お子さんもあなたの顔を見つめますか。　はい　いいえ　0 -0　PS
4. 「クー」「ウー」「エー」などのような，泣き声以外の声を出しますか。　はい　いいえ　0 -0　L
5. 「ウーウーウー」「アーアーアー」などの発声がありますか。　はい　いいえ　2.8-1.1　L
6. あなたがお子さんに笑いかけたり，話しかけたりしてあやすと，お子さんも笑ったりほほ笑みかえしたりしますか。　はい　いいえ　3.3-2.0　PS
7. 平らな床面にうつ伏せにねかせた時，お子さんは下の図のように頭を45度以上持ち上げることができますか。　はい　いいえ　3.7-2.7　GM

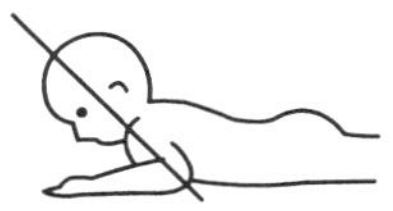

8. 声を出して笑うことがありますか。　はい　いいえ　3.9-2.9　L
9. 平らな床面にうつ伏せにねかせた時，お子さんは下の図のように頭を90度持ち上げて，胸を床から離し，前をまっすぐ見ますか。　はい　いいえ　4.1-3.4　GM

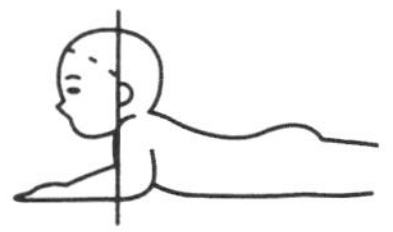

10. お子さんが仰向けにねている状態で，あなたの手に注目させて，左右どちらかのはしからはしまで動かすと，下の図のように，頭をまわして左右180度追視しますか。　はい　いいえ　4.2-3.6　FMA

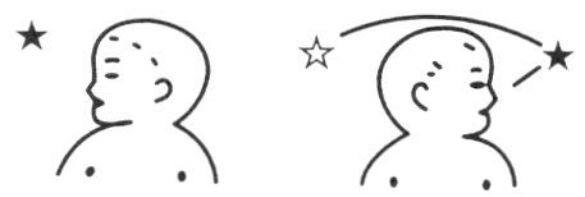

11. 両手を合わせたり，両手で遊んだりしますか。　はい　いいえ　4.3-3.7　FMA
12. 自分の手をじっと（5秒間以上）見つめていることがありますか。　はい　いいえ　4.5-3.4　PS
13. あなたがお子さんの両わきを支えて立たせて少し支えをゆるめると，自分の両足で体重を支えようとしますか。　はい　いいえ　4.7-3.9　GM

14. 平らな床面にうつ伏せにねかせた時，お子さんは下の図のように両腕で支えて胸を持ち上げることができますか。　はい　いいえ　5.2-4.4　GM

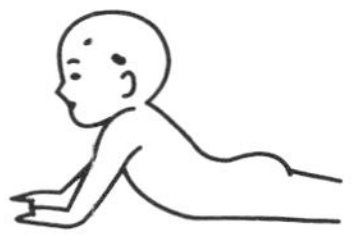

15. お子さんに見えない所（頭の後など）で，柔らかい低い音（積木を打ち合せるような音）を出すと，音の方に振り向きますか。
はい　いいえ　5.3-4.3　L

16. レーズン，10円硬貨などの小さい物をじっと見つめますか。
はい　いいえ　5.6-4.8　FMA

17. お子さんの手の届く範囲に物（おもちゃなど）を置くと，手をのばして取ろうとしますか。　はい　いいえ　5.7-5.0　FMA

18. お子さんが遊んでいる時に，気づかれないように後からそっと近づいて声をかける（名前を呼ぶなど）と振り向きますか。
はい　いいえ　6.0-4.9　L

19. 今までに，うつ伏せから仰向けに，あるいは仰向けからうつ伏せに，2回以上寝返りをしましたか。　はい　いいえ　6.1-5.2　GM

20. 手の届かない場所にある物（おもちゃなど）を，手や体を伸ばしたりして取ろうとしますか。　はい　いいえ　6.2-5.2　PS

21. レーズンや小さな食べ物をつかめますか。下の図のように，手全体でくま手のようにつかんでも，親指と他の指でつまんでも，どれでも結構です。
はい　いいえ　7.3-6.3　FMA

22. 落ちた物を探しますか。
検査の方法：まず，毛糸の玉やティッシュペーパーなどの柔らかいものをあなたの手に持ってお子さんの頭の上でヒラヒラさせて注意をひきます。お子さんがそれを見あげたら手を離して床に落とします。その時，お子さんは落ちた方を見下ろして，どこに落ちたか探しますか。お子さんが落ちた方をのぞきこんだら「はい」に○をつけて下さい。　はい　いいえ　7.4-6.3　FMA

23. 椅子や壁にもたれさせたり，枕で支えたりしないでも，一人で少しの間（5秒間以上）座っていることができますか。
はい　いいえ　8.1-7.0　GM

24. 「だ」「ば」「が」「ま」などの声を出しますか。　はい　いいえ　8.4-7.0　L

25. 食べ物（クラッカーやクッキーなど）を自分で手に持って食べようとしますか。今まで与えたことがない場合は「いいえ」に○をつけて下さい。　はい　いいえ　8.5-7.0　PS

0〜9か月用

DENVER II 予備判定票

氏　名 ＿＿＿＿

記録者　氏　名 ＿＿＿＿

記録者　続　柄 ＿＿＿＿

記録日　　年　　月　　日

生年月日　　年　　月　　日

年月日齢　　年　　月　　日

修正年月日齢　　年　　月　　日

以下の質問に順番にお答え下さい。「はい」「いいえ」のどちらかに○をつけて下さい。「いいえ」が3つ以上になったら，それ以降の質問にお答えになる必要はありません。

1. 仰向けにねかせた時，お子さんは左右の手足を同じようによく動かしていますか。手足の動きに左右差があったり，動きがよくない場合は「いいえ」に○をつけて下さい。　はい　いいえ　0 -0　GM

2. お子さんに見えない場所で音を出した時，お子さんは目の動きや呼吸の様子を変えるなど，音に反応することが分かりますか。　はい　いいえ　0 -0　L

3. お子さんが仰向けにねている時，あなたがお子さんを見つめると，お子さんもあなたの顔を見つめますか。　はい　いいえ　0 -0　PS

4. 「クー」「ウー」「エー」などのような，泣き声以外の声を出しますか。　はい　いいえ　0 -0　L

5. 「ウーウーウー」「アーアーアー」などの発声がありますか。　はい　いいえ　2.8-1.1　L

6. あなたがお子さんに笑いかけたり，話しかけたりしてあやすと，お子さんも笑ったりほほ笑みかえしたりしますか。　はい　いいえ　3.3-2.0　PS

7. 平らな床面にうつ伏せにねかせた時，お子さんは下の図のように頭を45度以上持ち上げることができますか。　はい　いいえ　3.7-2.7　GM

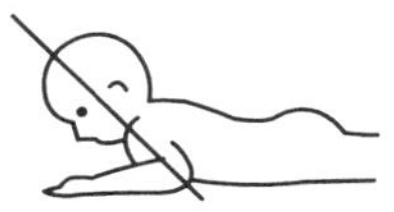

8. 声を出して笑うことがありますか。　はい　いいえ　3.9-2.9　L

9. 平らな床面にうつ伏せにねかせた時，お子さんは下の図のように頭を90度持ち上げて，胸を床から離し，前をまっすぐ見ますか。　はい　いいえ　4.1-3.4　GM

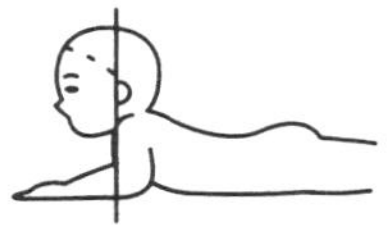

10. お子さんが仰向けにねている状態で，あなたの手に注目させて，左右どちらかのはしからはしまで動かすと，下の図のように，頭をまわして左右180度追視しますか。　はい　いいえ　4.2-3.6　FMA

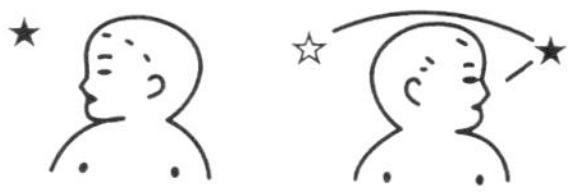

11. 両手を合わせたり，両手で遊んだりしますか。　はい　いいえ　4.3-3.7　FMA

12. 自分の手をじっと（5秒間以上）見つめていることがありますか。　はい　いいえ　4.5-3.4　PS

13. あなたがお子さんの両わきを支えて立たせて少し支えをゆるめると，自分の両足で体重を支えようとしますか。　はい　いいえ　4.7-3.9　GM

14. 平らな床面にうつ伏せにねかせた時，お子さんは下の図のように両腕で支えて胸を持ち上げることができますか。　はい　いいえ　5.2-4.4　GM

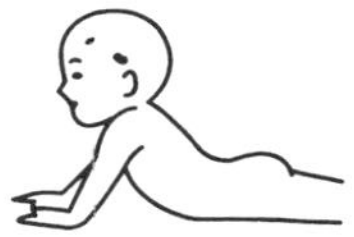

15. お子さんに見えない所（頭の後など）で，柔らかい低い音（積木を打ち合せるような音）を出すと，音の方に振り向きますか。　はい　いいえ　5.3-4.3　L

16. レーズン，10円硬貨などの小さい物をじっと見つめますか。　はい　いいえ　5.6-4.8　FMA

17. お子さんの手の届く範囲に物（おもちゃなど）を置くと，手をのばして取ろうとしますか。　はい　いいえ　5.7-5.0　FMA

18. お子さんが遊んでいる時に，気づかれないように後からそっと近づいて声をかける（名前を呼ぶなど）と振り向きますか。　はい　いいえ　6.0-4.9　L

19. 今までに，うつ伏せから仰向けに，あるいは仰向けからうつ伏せに，2回以上寝返りをしましたか。　はい　いいえ　6.1-5.2　GM

20. 手の届かない場所にある物（おもちゃなど）を，手や体を伸ばしたりして取ろうとしますか。　はい　いいえ　6.2-5.2　PS

21. レーズンや小さな食べ物をつかめますか。下の図のように，手全体でくま手のようにつかんでも，親指と他の指でつまんでも，どれでも結構です。　はい　いいえ　7.3-6.3　FMA

22. 落ちた物を探しますか。
検査の方法：まず，毛糸の玉やティッシュペーパーなどの柔らかいものをあなたの手に持ってお子さんの頭の上でヒラヒラさせて注意をひきます。お子さんがそれを見あげたら手を離して床に落とします。その時，お子さんは落ちた方を見下ろして，どこに落ちたか探しますか。お子さんが落ちた方をのぞきこんだら「はい」に○をつけて下さい。　はい　いいえ　7.4-6.3　FMA

23. 椅子や壁にもたれさせたり，枕で支えたりしないでも，一人で少しの間（5秒間以上）座っていることができますか。　はい　いいえ　8.1-7.0　GM

24. 「だ」「ば」「が」「ま」などの声を出しますか。　はい　いいえ　8.4-7.0　L

25. 食べ物（クラッカーやクッキーなど）を自分で手に持って食べようとしますか。今まで与えたことがない場合は「いいえ」に○をつけて下さい。　はい　いいえ　8.5-7.0　PS

0～9か月用

DENVER II 予備判定票

氏　名	
記録者 氏　名	
記録者 続　柄	

記録日	年	月	日
生年月日	年	月	日
年月日齢	年	月	日
修正年月日齢	年	月	日

以下の質問に順番にお答え下さい。「はい」「いいえ」のどちらかに○をつけて下さい。「いいえ」が３つ以上になったら，それ以降の質問にお答えになる必要はありません。

1. 仰向けにねかせた時，お子さんは左右の手足を同じようによく動かしていますか。手足の動きに左右差があったり，動きがよくない場合は「いいえ」に○をつけて下さい。　はい　いいえ　0 -0　GM

2. お子さんに見えない場所で音を出した時，お子さんは目の動きや呼吸の様子を変えるなど，音に反応することが分かりますか。　はい　いいえ　0 -0　L

3. お子さんが仰向けにねている時，あなたがお子さんを見つめると，お子さんもあなたの顔を見つめますか。　はい　いいえ　0 -0　PS

4. 「クー」「ウー」「エー」などのような，泣き声以外の声を出しますか。　はい　いいえ　0 -0　L

5. 「ウーウーウー」「アーアーアー」などの発声がありますか。　はい　いいえ　2.8-1.1　L

6. あなたがお子さんに笑いかけたり，話しかけたりしてあやすと，お子さんも笑ったりほほ笑みかえしたりしますか。　はい　いいえ　3.3-2.0　PS

7. 平らな床面にうつ伏せにねかせた時，お子さんは下の図のように頭を45度以上持ち上げることができますか。　はい　いいえ　3.7-2.7　GM

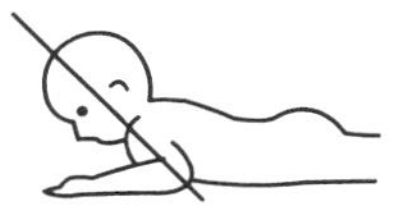

8. 声を出して笑うことがありますか。　はい　いいえ　3.9-2.9　L

9. 平らな床面にうつ伏せにねかせた時，お子さんは下の図のように頭を90度持ち上げて，胸を床から離し，前をまっすぐ見ますか。　はい　いいえ　4.1-3.4　GM

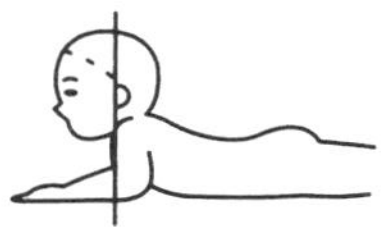

10. お子さんが仰向けにねている状態で，あなたの手に注目させて，左右どちらかのはしからはしまで動かすと，下の図のように，頭をまわして左右180度追視しますか。　はい　いいえ　4.2-3.6　FMA

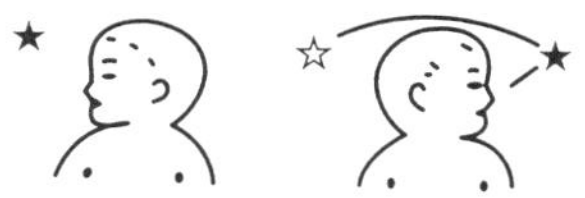

11. 両手を合わせたり，両手で遊んだりしますか。　はい　いいえ　4.3-3.7　FMA

12. 自分の手をじっと（5秒間以上）見つめていることがありますか。　はい　いいえ　4.5-3.4　PS

13. あなたがお子さんの両わきを支えて立たせて少し支えをゆるめると，自分の両足で体重を支えようとしますか。　はい　いいえ　4.7-3.9　GM

14. 平らな床面にうつ伏せにねかせた時，お子さんは下の図のように両腕で支えて胸を持ち上げることができますか。 はい いいえ 5.2-4.4 GM

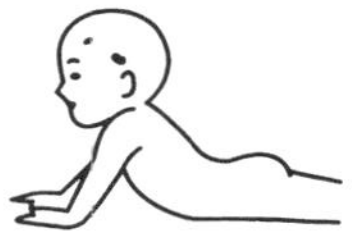

15. お子さんに見えない所（頭の後など）で，柔らかい低い音（積木を打ち合せるような音）を出すと，音の方に振り向きますか。 はい いいえ 5.3-4.3 L

16. レーズン，10円硬貨などの小さい物をじっと見つめますか。 はい いいえ 5.6-4.8 FMA

17. お子さんの手の届く範囲に物（おもちゃなど）を置くと，手をのばして取ろうとしますか。 はい いいえ 5.7-5.0 FMA

18. お子さんが遊んでいる時に，気づかれないように後からそっと近づいて声をかける（名前を呼ぶなど）と振り向きますか。 はい いいえ 6.0-4.9 L

19. 今までに，うつ伏せから仰向けに，あるいは仰向けからうつ伏せに，2回以上寝返りをしましたか。 はい いいえ 6.1-5.2 GM

20. 手の届かない場所にある物（おもちゃなど）を，手や体を伸ばしたりして取ろうとしますか。 はい いいえ 6.2-5.2 PS

21. レーズンや小さな食べ物をつかめますか。下の図のように，手全体でくま手のようにつかんでも，親指と他の指でつまんでも，どれでも結構です。 はい いいえ 7.3-6.3 FMA

22. 落ちた物を探しますか。
検査の方法：まず，毛糸の玉やティッシュペーパーなどの柔らかいものをあなたの手に持ってお子さんの頭の上でヒラヒラさせて注意をひきます。お子さんがそれを見あげたら手を離して床に落とします。その時，お子さんは落ちた方を見下ろして，どこに落ちたか探しますか。お子さんが落ちた方をのぞきこんだら「はい」に○をつけて下さい。 はい いいえ 7.4-6.3 FMA

23. 椅子や壁にもたれさせたり，枕で支えたりしないでも，一人で少しの間（5秒間以上）座っていることができますか。 はい いいえ 8.1-7.0 GM

24. 「だ」「ば」「が」「ま」などの声を出しますか。 はい いいえ 8.4-7.0 L

25. 食べ物（クラッカーやクッキーなど）を自分で手に持って食べようとしますか。今まで与えたことがない場合は「いいえ」に○をつけて下さい。 はい いいえ 8.5-7.0 PS

0〜9か月用

DENVER II 予備判定票

氏　名	
記録者　氏　名	
記録者　続　柄	

記録日	年	月	日
生年月日	年	月	日
年月日齢	年	月	日
修正年月日齢	年	月	日

以下の質問に順番にお答え下さい。「はい」「いいえ」のどちらかに○をつけて下さい。「いいえ」が３つ以上になったら，それ以降の質問にお答えになる必要はありません。

1. 仰向けにねかせた時，お子さんは左右の手足を同じようによく動かしていますか。手足の動きに左右差があったり，動きがよくない場合は「いいえ」に○をつけて下さい。　はい　いいえ　0 -0　GM

2. お子さんに見えない場所で音を出した時，お子さんは目の動きや呼吸の様子を変えるなど，音に反応することが分かりますか。　はい　いいえ　0 -0　L

3. お子さんが仰向けにねている時，あなたがお子さんを見つめると，お子さんもあなたの顔を見つめますか。　はい　いいえ　0 -0　PS

4. 「クー」「ウー」「エー」などのような，泣き声以外の声を出しますか。　はい　いいえ　0 -0　L

5. 「ウーウーウー」「アーアーアー」などの発声がありますか。　はい　いいえ　2.8-1.1　L

6. あなたがお子さんに笑いかけたり，話しかけたりしてあやすと，お子さんも笑ったりほほ笑みかえしたりしますか。　はい　いいえ　3.3-2.0　PS

7. 平らな床面にうつ伏せにねかせた時，お子さんは下の図のように頭を45度以上持ち上げることができますか。　はい　いいえ　3.7-2.7　GM

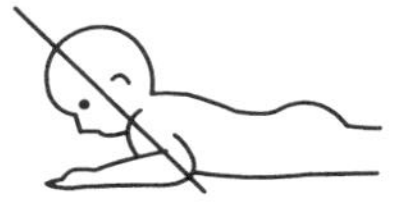

8. 声を出して笑うことがありますか。　はい　いいえ　3.9-2.9　L

9. 平らな床面にうつ伏せにねかせた時，お子さんは下の図のように頭を90度持ち上げて，胸を床から離し，前をまっすぐ見ますか。　はい　いいえ　4.1-3.4　GM

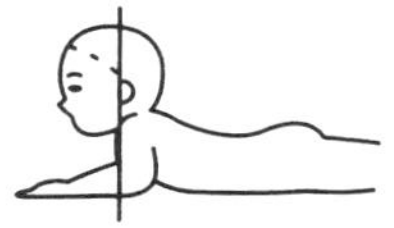

10. お子さんが仰向けにねている状態で，あなたの手に注目させて，左右どちらかのはしからはしまで動かすと，下の図のように，頭をまわして左右180度追視しますか。　はい　いいえ　4.2-3.6　FMA

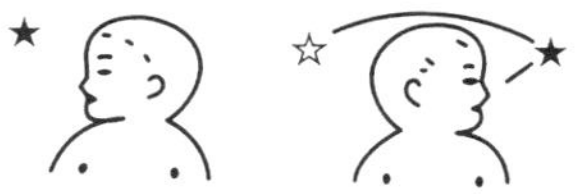

11. 両手を合わせたり，両手で遊んだりしますか。　はい　いいえ　4.3-3.7　FMA

12. 自分の手をじっと（5秒間以上）見つめていることがありますか。　はい　いいえ　4.5-3.4　PS

13. あなたがお子さんの両わきを支えて立たせて少し支えをゆるめると，自分の両足で体重を支えようとしますか。　はい　いいえ　4.7-3.9　GM

14. 平らな床面にうつ伏せにねかせた時，お子さんは下の図のように両腕で支えて胸を持ち上げることができますか。　はい　いいえ　5.2-4.4　GM

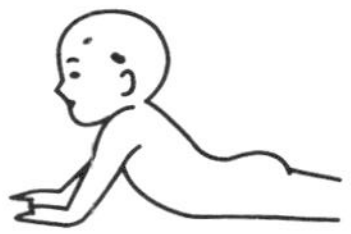

15. お子さんに見えない所（頭の後など）で，柔らかい低い音（積木を打ち合せるような音）を出すと，音の方に振り向きますか。　はい　いいえ　5.3-4.3　L

16. レーズン，10 円硬貨などの小さい物をじっと見つめますか。　はい　いいえ　5.6-4.8　FMA

17. お子さんの手の届く範囲に物（おもちゃなど）を置くと，手をのばして取ろうとしますか。　はい　いいえ　5.7-5.0　FMA

18. お子さんが遊んでいる時に，気づかれないように後からそっと近づいて声をかける（名前を呼ぶなど）と振り向きますか。　はい　いいえ　6.0-4.9　L

19. 今までに，うつ伏せから仰向けに，あるいは仰向けからうつ伏せに，2 回以上寝返りをしましたか。　はい　いいえ　6.1-5.2　GM

20. 手の届かない場所にある物（おもちゃなど）を，手や体を伸ばしたりして取ろうとしますか。　はい　いいえ　6.2-5.2　PS

21. レーズンや小さな食べ物をつかめますか。下の図のように，手全体でくま手のようにつかんでも，親指と他の指でつまんでも，どれでも結構です。　はい　いいえ　7.3-6.3　FMA

22. 落ちた物を探しますか。
検査の方法：まず，毛糸の玉やティッシュペーパーなどの柔らかいものをあなたの手に持ってお子さんの頭の上でヒラヒラさせて注意をひきます。お子さんがそれを見あげたら手を離して床に落とします。その時，お子さんは落ちた方を見下ろして，どこに落ちたか探しますか。お子さんが落ちた方をのぞきこんだら「はい」に○をつけて下さい。　はい　いいえ　7.4-6.3　FMA

23. 椅子や壁にもたれさせたり，枕で支えたりしないでも，一人で少しの間（5 秒間以上）座っていることができますか。　はい　いいえ　8.1-7.0　GM

24. 「だ」「ば」「が」「ま」などの声を出しますか。　はい　いいえ　8.4-7.0　L

25. 食べ物（クラッカーやクッキーなど）を自分で手に持って食べようとしますか。今まで与えたことがない場合は「いいえ」に○をつけて下さい。　はい　いいえ　8.5-7.0　PS

0〜9か月用

DENVER II 予備判定票

氏　名 ＿＿＿＿

記録者　氏　名 ＿＿＿＿
　　　　続　柄 ＿＿＿＿

記　録　日　　年　　月　　日
生 年 月 日　　年　　月　　日
年 月 日 齢　　年　　月　　日
修正年月日齢　　年　　月　　日

以下の質問に順番にお答え下さい。「はい」「いいえ」のどちらかに○をつけて下さい。「いいえ」が3つ以上になったら，それ以降の質問にお答えになる必要はありません。

1. 仰向けにねかせた時，お子さんは左右の手足を同じようによく動かしていますか。手足の動きに左右差があったり，動きがよくない場合は「いいえ」に○をつけて下さい。　はい　いいえ　0 -0　GM

2. お子さんに見えない場所で音を出した時，お子さんは目の動きや呼吸の様子を変えるなど，音に反応することが分かりますか。　はい　いいえ　0 -0　L

3. お子さんが仰向けにねている時，あなたがお子さんを見つめると，お子さんもあなたの顔を見つめますか。　はい　いいえ　0 -0　PS

4. 「クー」「ウー」「エー」などのような，泣き声以外の声を出しますか。　はい　いいえ　0 -0　L

5. 「ウーウーウー」「アーアーアー」などの発声がありますか。　はい　いいえ　2.8-1.1　L

6. あなたがお子さんに笑いかけたり，話しかけたりしてあやすと，お子さんも笑ったりほほ笑みかえしたりしますか。　はい　いいえ　3.3-2.0　PS

7. 平らな床面にうつ伏せにねかせた時，お子さんは下の図のように頭を45度以上持ち上げることができますか。　はい　いいえ　3.7-2.7　GM

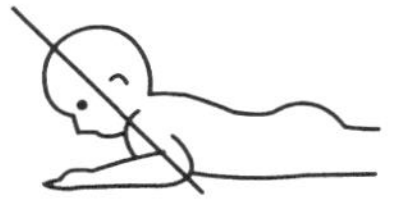

8. 声を出して笑うことがありますか。　はい　いいえ　3.9-2.9　L

9. 平らな床面にうつ伏せにねかせた時，お子さんは下の図のように頭を90度持ち上げて，胸を床から離し，前をまっすぐ見ますか。　はい　いいえ　4.1-3.4　GM

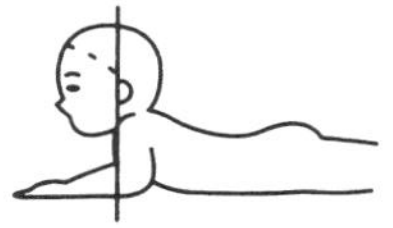

10. お子さんが仰向けにねている状態で，あなたの手に注目させて，左右どちらかのはしからはしまで動かすと，下の図のように，頭をまわして左右180度追視しますか。　はい　いいえ　4.2-3.6　FMA

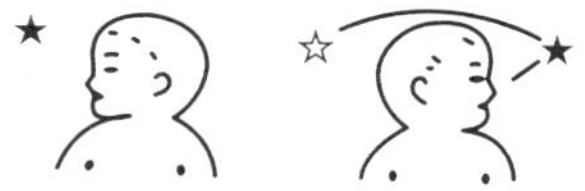

11. 両手を合わせたり，両手で遊んだりしますか。　はい　いいえ　4.3-3.7　FMA

12. 自分の手をじっと（5秒間以上）見つめていることがありますか。　はい　いいえ　4.5-3.4　PS

13. あなたがお子さんの両わきを支えて立たせて少し支えをゆるめると，自分の両足で体重を支えようとしますか。　はい　いいえ　4.7-3.9　GM

14. 平らな床面にうつ伏せにねかせた時，お子さんは下の図のように両腕で支えて胸を持ち上げることができますか。　はい　いいえ　5.2-4.4　GM

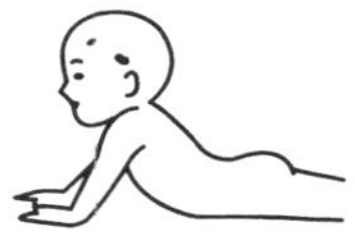

15. お子さんに見えない所（頭の後など）で，柔らかい低い音（積木を打ち合せるような音）を出すと，音の方に振り向きますか。
はい　いいえ　5.3-4.3　L

16. レーズン，10円硬貨などの小さい物をじっと見つめますか。
はい　いいえ　5.6-4.8　FMA

17. お子さんの手の届く範囲に物（おもちゃなど）を置くと，手をのばして取ろうとしますか。　はい　いいえ　5.7-5.0　FMA

18. お子さんが遊んでいる時に，気づかれないように後からそっと近づいて声をかける（名前を呼ぶなど）と振り向きますか。
はい　いいえ　6.0-4.9　L

19. 今までに，うつ伏せから仰向けに，あるいは仰向けからうつ伏せに，2回以上寝返りをしましたか。　はい　いいえ　6.1-5.2　GM

20. 手の届かない場所にある物（おもちゃなど）を，手や体を伸ばしたりして取ろうとしますか。　はい　いいえ　6.2-5.2　PS

21. レーズンや小さな食べ物をつかめますか。下の図のように，手全体でくま手のようにつかんでも，親指と他の指でつまんでも，どれでも結構です。
はい　いいえ　7.3-6.3　FMA

22. 落ちた物を探しますか。
検査の方法：まず，毛糸の玉やティッシュペーパーなどの柔らかいものをあなたの手に持ってお子さんの頭の上でヒラヒラさせて注意をひきます。お子さんがそれを見あげたら手を離して床に落とします。その時，お子さんは落ちた方を見下ろして，どこに落ちたか探しますか。お子さんが落ちた方をのぞきこんだら「はい」に○をつけて下さい。　はい　いいえ　7.4-6.3　FMA

23. 椅子や壁にもたれさせたり，枕で支えたりしないでも，一人で少しの間（5秒間以上）座っていることができますか。
はい　いいえ　8.1-7.0　GM

24. 「だ」「ば」「が」「ま」などの声を出しますか。　はい　いいえ　8.4-7.0　L

25. 食べ物（クラッカーやクッキーなど）を自分で手に持って食べようとしますか。今まで与えたことがない場合は「いいえ」に○をつけて下さい。
はい　いいえ　8.5-7.0　PS

0〜9か月用

DENVERⅡ予備判定票

氏　　名 ＿＿＿＿

記録者　氏　名 ＿＿＿＿
　　　　続　柄 ＿＿＿＿

記　録　日　　　年　　　月　　　日
生　年　月　日　　　年　　　月　　　日
年　月　日　齢　　　年　　　月　　　日
修正年月日齢　　　年　　　月　　　日

以下の質問に順番にお答え下さい。「はい」「いいえ」のどちらかに○をつけて下さい。「いいえ」が3つ以上になったら，それ以降の質問にお答えになる必要はありません。

1. 仰向けにねかせた時，お子さんは左右の手足を同じようによく動かしていますか。手足の動きに左右差があったり，動きがよくない場合は「いいえ」に○をつけて下さい。　はい　いいえ　0 -0　GM

2. お子さんに見えない場所で音を出した時，お子さんは目の動きや呼吸の様子を変えるなど，音に反応することが分かりますか。　はい　いいえ　0 -0　L

3. お子さんが仰向けにねている時，あなたがお子さんを見つめると，お子さんもあなたの顔を見つめますか。　はい　いいえ　0 -0　PS

4. 「クー」「ウー」「エー」などのような，泣き声以外の声を出しますか。　はい　いいえ　0 -0　L

5. 「ウーウーウー」「アーアーアー」などの発声がありますか。　はい　いいえ　2.8-1.1　L

6. あなたがお子さんに笑いかけたり，話しかけたりしてあやすと，お子さんも笑ったりほほ笑みかえしたりしますか。　はい　いいえ　3.3-2.0　PS

7. 平らな床面にうつ伏せにねかせた時，お子さんは下の図のように頭を45度以上持ち上げることができますか。　はい　いいえ　3.7-2.7　GM

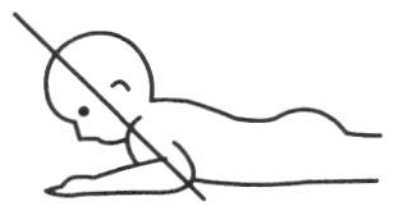

8. 声を出して笑うことがありますか。　はい　いいえ　3.9-2.9　L

9. 平らな床面にうつ伏せにねかせた時，お子さんは下の図のように頭を90度持ち上げて，胸を床から離し，前をまっすぐ見ますか。　はい　いいえ　4.1-3.4　GM

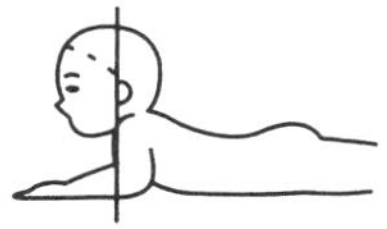

10. お子さんが仰向けにねている状態で，あなたの手に注目させて，左右どちらかのはしからはしまで動かすと，下の図のように，頭をまわして左右180度追視しますか。　はい　いいえ　4.2-3.6　FMA

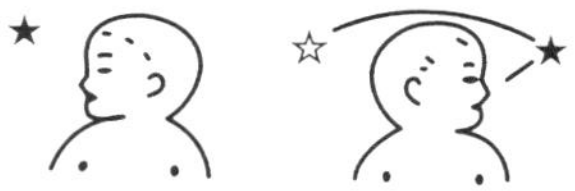

11. 両手を合わせたり，両手で遊んだりしますか。　はい　いいえ　4.3-3.7　FMA

12. 自分の手をじっと（5秒間以上）見つめていることがありますか。　はい　いいえ　4.5-3.4　PS

13. あなたがお子さんの両わきを支えて立たせて少し支えをゆるめると，自分の両足で体重を支えようとしますか。　はい　いいえ　4.7-3.9　GM

14. 平らな床面にうつ伏せにねかせた時，お子さんは下の図のように両腕で支えて胸を持ち上げることができますか。　はい　いいえ　5.2-4.4　GM

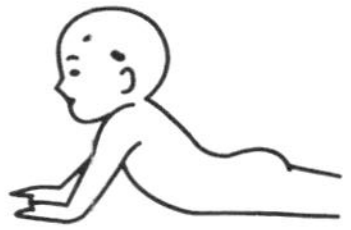

15. お子さんに見えない所（頭の後など）で，柔らかい低い音（積木を打ち合せるような音）を出すと，音の方に振り向きますか。　はい　いいえ　5.3-4.3　L

16. レーズン，10円硬貨などの小さい物をじっと見つめますか。　はい　いいえ　5.6-4.8　FMA

17. お子さんの手の届く範囲に物（おもちゃなど）を置くと，手をのばして取ろうとしますか。　はい　いいえ　5.7-5.0　FMA

18. お子さんが遊んでいる時に，気づかれないように後からそっと近づいて声をかける（名前を呼ぶなど）と振り向きますか。　はい　いいえ　6.0-4.9　L

19. 今までに，うつ伏せから仰向けに，あるいは仰向けからうつ伏せに，2回以上寝返りをしましたか。　はい　いいえ　6.1-5.2　GM

20. 手の届かない場所にある物（おもちゃなど）を，手や体を伸ばしたりして取ろうとしますか。　はい　いいえ　6.2-5.2　PS

21. レーズンや小さな食べ物をつかめますか。下の図のように，手全体でくま手のようにつかんでも，親指と他の指でつまんでも，どれでも結構です。　はい　いいえ　7.3-6.3　FMA

22. 落ちた物を探しますか。
検査の方法：まず，毛糸の玉やティッシュペーパーなどの柔らかいものをあなたの手に持ってお子さんの頭の上でヒラヒラさせて注意をひきます。お子さんがそれを見あげたら手を離して床に落とします。その時，お子さんは落ちた方を見下ろして，どこに落ちたか探しますか。お子さんが落ちた方をのぞきこんだら「はい」に○をつけて下さい。　はい　いいえ　7.4-6.3　FMA

23. 椅子や壁にもたれさせたり，枕で支えたりしないでも，一人で少しの間（5秒間以上）座っていることができますか。　はい　いいえ　8.1-7.0　GM

24. 「だ」「ば」「が」「ま」などの声を出しますか。　はい　いいえ　8.4-7.0　L

25. 食べ物（クラッカーやクッキーなど）を自分で手に持って食べようとしますか。今まで与えたことがない場合は「いいえ」に○をつけて下さい。　はい　いいえ　8.5-7.0　PS

0〜9か月用

DENVER II 予備判定票

氏　　名

記録者　氏　名

記録者　続　柄

記　録　日　　年　　月　　日
生 年 月 日　　年　　月　　日
年 月 日 齢　　年　　月　　日
修正年月日齢　　年　　月　　日

以下の質問に順番にお答え下さい。「はい」「いいえ」のどちらかに○をつけて下さい。「いいえ」が３つ以上になったら，それ以降の質問にお答えになる必要はありません。

1. 仰向けにねかせた時，お子さんは左右の手足を同じようによく動かしていますか。手足の動きに左右差があったり，動きがよくない場合は「いいえ」に○をつけて下さい。　はい　いいえ　0 -0　GM

2. お子さんに見えない場所で音を出した時，お子さんは目の動きや呼吸の様子を変えるなど，音に反応することが分かりますか。　はい　いいえ　0 -0　L

3. お子さんが仰向けにねている時，あなたがお子さんを見つめると，お子さんもあなたの顔を見つめますか。　はい　いいえ　0 -0　PS

4. 「クー」「ウー」「エー」などのような，泣き声以外の声を出しますか。　はい　いいえ　0 -0　L

5. 「ウーウーウー」「アーアーアー」などの発声がありますか。　はい　いいえ　2.8-1.1　L

6. あなたがお子さんに笑いかけたり，話しかけたりしてあやすと，お子さんも笑ったりほほ笑みかえしたりしますか。　はい　いいえ　3.3-2.0　PS

7. 平らな床面にうつ伏せにねかせた時，お子さんは下の図のように頭を 45 度以上持ち上げることができますか。　はい　いいえ　3.7-2.7　GM

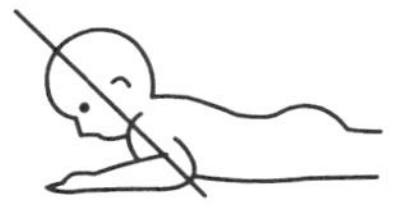

8. 声を出して笑うことがありますか。　はい　いいえ　3.9-2.9　L

9. 平らな床面にうつ伏せにねかせた時，お子さんは下の図のように頭を 90 度持ち上げて，胸を床から離し，前をまっすぐ見ますか。　はい　いいえ　4.1-3.4　GM

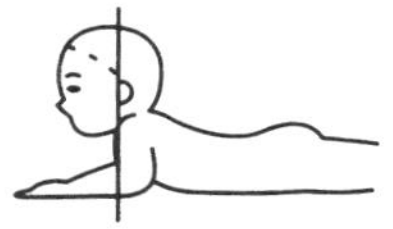

10. お子さんが仰向けにねている状態で，あなたの手に注目させて，左右どちらかのはしからはしまで動かすと，下の図のように，頭をまわして左右 180 度追視しますか。　はい　いいえ　4.2-3.6　FMA

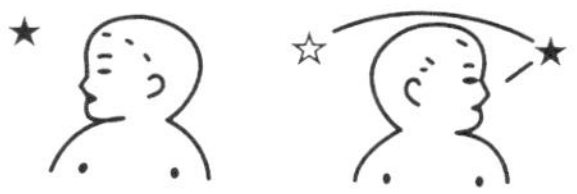

11. 両手を合わせたり，両手で遊んだりしますか。　はい　いいえ　4.3-3.7　FMA

12. 自分の手をじっと（5 秒間以上）見つめていることがありますか。　はい　いいえ　4.5-3.4　PS

13. あなたがお子さんの両わきを支えて立たせて少し支えをゆるめると，自分の両足で体重を支えようとしますか。　はい　いいえ　4.7-3.9　GM

14. 平らな床面にうつ伏せにねかせた時，お子さんは下の図のように両腕で支えて胸を持ち上げることができますか。　はい　いいえ　5.2-4.4　GM

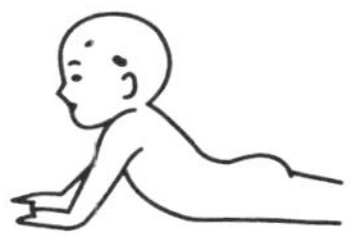

15. お子さんに見えない所（頭の後など）で，柔らかい低い音（積木を打ち合せるような音）を出すと，音の方に振り向きますか。　はい　いいえ　5.3-4.3　L

16. レーズン，10円硬貨などの小さい物をじっと見つめますか。　はい　いいえ　5.6-4.8　FMA

17. お子さんの手の届く範囲に物（おもちゃなど）を置くと，手をのばして取ろうとしますか。　はい　いいえ　5.7-5.0　FMA

18. お子さんが遊んでいる時に，気づかれないように後からそっと近づいて声をかける（名前を呼ぶなど）と振り向きますか。　はい　いいえ　6.0-4.9　L

19. 今までに，うつ伏せから仰向けに，あるいは仰向けからうつ伏せに，2回以上寝返りをしましたか。　はい　いいえ　6.1-5.2　GM

20. 手の届かない場所にある物（おもちゃなど）を，手や体を伸ばしたりして取ろうとしますか。　はい　いいえ　6.2-5.2　PS

21. レーズンや小さな食べ物をつかめますか。下の図のように，手全体でくま手のようにつかんでも，親指と他の指でつまんでも，どれでも結構です。　はい　いいえ　7.3-6.3　FMA

22. 落ちた物を探しますか。
検査の方法：まず，毛糸の玉やティッシュペーパーなどの柔らかいものをあなたの手に持ってお子さんの頭の上でヒラヒラさせて注意をひきます。お子さんがそれを見あげたら手を離して床に落とします。その時，お子さんは落ちた方を見下ろして，どこに落ちたか探しますか。お子さんが落ちた方をのぞきこんだら「はい」に○をつけて下さい。　はい　いいえ　7.4-6.3　FMA

23. 椅子や壁にもたれさせたり，枕で支えたりしないでも，一人で少しの間（5秒間以上）座っていることができますか。　はい　いいえ　8.1-7.0　GM

24. 「だ」「ば」「が」「ま」などの声を出しますか。　はい　いいえ　8.4-7.0　L

25. 食べ物（クラッカーやクッキーなど）を自分で手に持って食べようとしますか。今まで与えたことがない場合は「いいえ」に○をつけて下さい。　はい　いいえ　8.5-7.0　PS

0〜9か月用

DENVER II 予備判定票

氏名		記録日	年　月　日
記録者 氏名		生年月日	年　月　日
記録者 続柄		年月日齢	年　月　日
		修正年月日齢	年　月　日

以下の質問に順番にお答え下さい。「はい」「いいえ」のどちらかに○をつけて下さい。「いいえ」が3つ以上になったら，それ以降の質問にお答えになる必要はありません。

1. 仰向けにねかせた時，お子さんは左右の手足を同じようによく動かしていますか。手足の動きに左右差があったり，動きがよくない場合は「いいえ」に○をつけて下さい。　はい　いいえ　0 -0　GM

2. お子さんに見えない場所で音を出した時，お子さんは目の動きや呼吸の様子を変えるなど，音に反応することが分かりますか。　はい　いいえ　0 -0　L

3. お子さんが仰向けにねている時，あなたがお子さんを見つめると，お子さんもあなたの顔を見つめますか。　はい　いいえ　0 -0　PS

4. 「クー」「ウー」「エー」などのような，泣き声以外の声を出しますか。　はい　いいえ　0 -0　L

5. 「ウーウーウー」「アーアーアー」などの発声がありますか。　はい　いいえ　2.8-1.1　L

6. あなたがお子さんに笑いかけたり，話しかけたりしてあやすと，お子さんも笑ったりほほ笑みかえしたりしますか。　はい　いいえ　3.3-2.0　PS

7. 平らな床面にうつ伏せにねかせた時，お子さんは下の図のように頭を45度以上持ち上げることができますか。　はい　いいえ　3.7-2.7　GM

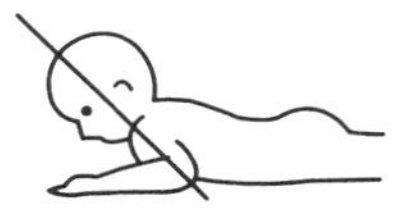

8. 声を出して笑うことがありますか。　はい　いいえ　3.9-2.9　L

9. 平らな床面にうつ伏せにねかせた時，お子さんは下の図のように頭を90度持ち上げて，胸を床から離し，前をまっすぐ見ますか。　はい　いいえ　4.1-3.4　GM

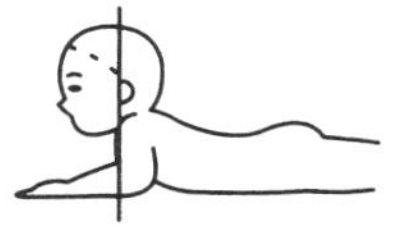

10. お子さんが仰向けにねている状態で，あなたの手に注目させて，左右どちらかのはしからはしまで動かすと，下の図のように，頭をまわして左右180度追視しますか。　はい　いいえ　4.2-3.6　FMA

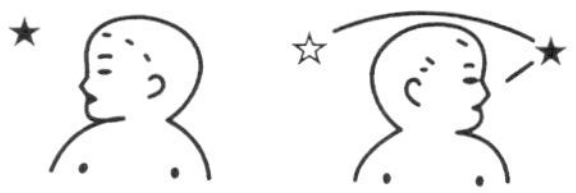

11. 両手を合わせたり，両手で遊んだりしますか。　はい　いいえ　4.3-3.7　FMA

12. 自分の手をじっと（5秒間以上）見つめていることがありますか。　はい　いいえ　4.5-3.4　PS

13. あなたがお子さんの両わきを支えて立たせて少し支えをゆるめると，自分の両足で体重を支えようとしますか。　はい　いいえ　4.7-3.9　GM

14. 平らな床面にうつ伏せにねかせた時，お子さんは下の図のように両腕で支えて胸を持ち上げることができますか。　はい　いいえ　5.2-4.4　GM

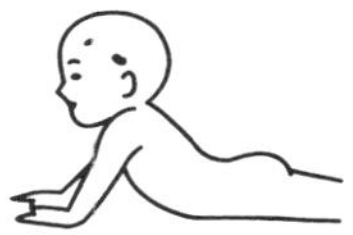

15. お子さんに見えない所（頭の後など）で，柔らかい低い音（積木を打ち合せるような音）を出すと，音の方に振り向きますか。　はい　いいえ　5.3-4.3　L

16. レーズン，10 円硬貨などの小さい物をじっと見つめますか。　はい　いいえ　5.6-4.8　FMA

17. お子さんの手の届く範囲に物（おもちゃなど）を置くと，手をのばして取ろうとしますか。　はい　いいえ　5.7-5.0　FMA

18. お子さんが遊んでいる時に，気づかれないように後からそっと近づいて声をかける（名前を呼ぶなど）と振り向きますか。　はい　いいえ　6.0-4.9　L

19. 今までに，うつ伏せから仰向けに，あるいは仰向けからうつ伏せに，2 回以上寝返りをしましたか。　はい　いいえ　6.1-5.2　GM

20. 手の届かない場所にある物（おもちゃなど）を，手や体を伸ばしたりして取ろうとしますか。　はい　いいえ　6.2-5.2　PS

21. レーズンや小さな食べ物をつかめますか。下の図のように，手全体でくま手のようにつかんでも，親指と他の指でつまんでも，どれでも結構です。　はい　いいえ　7.3-6.3　FMA

22. 落ちた物を探しますか。
検査の方法：まず，毛糸の玉やティッシュペーパーなどの柔らかいものをあなたの手に持ってお子さんの頭の上でヒラヒラさせて注意をひきます。お子さんがそれを見あげたら手を離して床に落とします。その時，お子さんは落ちた方を見下ろして，どこに落ちたか探しますか。お子さんが落ちた方をのぞきこんだら「はい」に○をつけて下さい。　はい　いいえ　7.4-6.3　FMA

23. 椅子や壁にもたれさせたり，枕で支えたりしないでも，一人で少しの間（5 秒間以上）座っていることができますか。　はい　いいえ　8.1-7.0　GM

24. 「だ」「ば」「が」「ま」などの声を出しますか。　はい　いいえ　8.4-7.0　L

25. 食べ物（クラッカーやクッキーなど）を自分で手に持って食べようとしますか。今まで与えたことがない場合は「いいえ」に○をつけて下さい。　はい　いいえ　8.5-7.0　PS

0～9か月用

DENVERⅡ予備判定票

氏　名 ＿＿＿＿

記録者　氏　名 ＿＿＿＿
　　　　続　柄 ＿＿＿＿

記　録　日　＿＿年＿＿月＿＿日
生 年 月 日　＿＿年＿＿月＿＿日
年 月 日 齢　＿＿年＿＿月＿＿日
修正年月日齢　＿＿年＿＿月＿＿日

以下の質問に順番にお答え下さい。「はい」「いいえ」のどちらかに○をつけて下さい。「いいえ」が３つ以上になったら，それ以降の質問にお答えになる必要はありません。

1. 仰向けにねかせた時，お子さんは左右の手足を同じようによく動かしていますか。手足の動きに左右差があったり，動きがよくない場合は「いいえ」に○をつけて下さい。　はい　いいえ　0 -0　GM

2. お子さんに見えない場所で音を出した時，お子さんは目の動きや呼吸の様子を変えるなど，音に反応することが分かりますか。　はい　いいえ　0 -0　L

3. お子さんが仰向けにねている時，あなたがお子さんを見つめると，お子さんもあなたの顔を見つめますか。　はい　いいえ　0 -0　PS

4. 「クー」「ウー」「エー」などのような，泣き声以外の声を出しますか。　はい　いいえ　0 -0　L

5. 「ウーウーウー」「アーアーアー」などの発声がありますか。　はい　いいえ　2.8-1.1　L

6. あなたがお子さんに笑いかけたり，話しかけたりしてあやすと，お子さんも笑ったりほほ笑みかえしたりしますか。　はい　いいえ　3.3-2.0　PS

7. 平らな床面にうつ伏せにねかせた時，お子さんは下の図のように頭を45度以上持ち上げることができますか。　はい　いいえ　3.7-2.7　GM

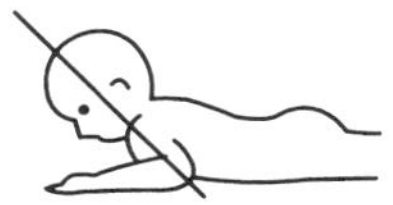

8. 声を出して笑うことがありますか。　はい　いいえ　3.9-2.9　L

9. 平らな床面にうつ伏せにねかせた時，お子さんは下の図のように頭を90度持ち上げて，胸を床から離し，前をまっすぐ見ますか。　はい　いいえ　4.1-3.4　GM

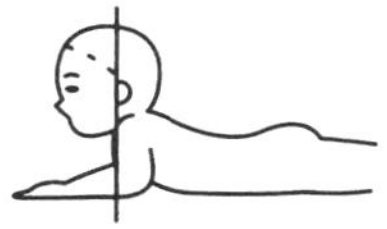

10. お子さんが仰向けにねている状態で，あなたの手に注目させて，左右どちらかのはしからはしまで動かすと，下の図のように，頭をまわして左右180度追視しますか。　はい　いいえ　4.2-3.6　FMA

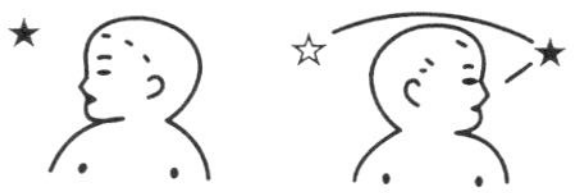

11. 両手を合わせたり，両手で遊んだりしますか。　はい　いいえ　4.3-3.7　FMA

12. 自分の手をじっと（5秒間以上）見つめていることがありますか。　はい　いいえ　4.5-3.4　PS

13. あなたがお子さんの両わきを支えて立たせて少し支えをゆるめると，自分の両足で体重を支えようとしますか。　はい　いいえ　4.7-3.9　GM

14. 平らな床面にうつ伏せにねかせた時，お子さんは下の図のように両腕で支えて胸を持ち上げることができますか。　はい　いいえ　5.2-4.4　GM

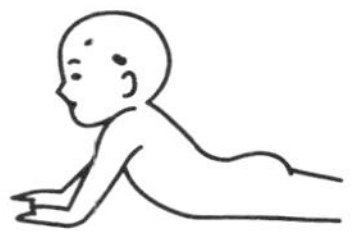

15. お子さんに見えない所（頭の後など）で，柔らかい低い音（積木を打ち合せるような音）を出すと，音の方に振り向きますか。　はい　いいえ　5.3-4.3　L

16. レーズン，10円硬貨などの小さい物をじっと見つめますか。　はい　いいえ　5.6-4.8　FMA

17. お子さんの手の届く範囲に物（おもちゃなど）を置くと，手をのばして取ろうとしますか。　はい　いいえ　5.7-5.0　FMA

18. お子さんが遊んでいる時に，気づかれないように後からそっと近づいて声をかける（名前を呼ぶなど）と振り向きますか。　はい　いいえ　6.0-4.9　L

19. 今までに，うつ伏せから仰向けに，あるいは仰向けからうつ伏せに，2回以上寝返りをしましたか。　はい　いいえ　6.1-5.2　GM

20. 手の届かない場所にある物（おもちゃなど）を，手や体を伸ばしたりして取ろうとしますか。　はい　いいえ　6.2-5.2　PS

21. レーズンや小さな食べ物をつかめますか。下の図のように，手全体でくま手のようにつかんでも，親指と他の指でつまんでも，どれでも結構です。　はい　いいえ　7.3-6.3　FMA

22. 落ちた物を探しますか。
検査の方法：まず，毛糸の玉やティッシュペーパーなどの柔らかいものをあなたの手に持ってお子さんの頭の上でヒラヒラさせて注意をひきます。お子さんがそれを見あげたら手を離して床に落とします。その時，お子さんは落ちた方を見下ろして，どこに落ちたか探しますか。お子さんが落ちた方をのぞきこんだら「はい」に○をつけて下さい。　はい　いいえ　7.4-6.3　FMA

23. 椅子や壁にもたれさせたり，枕で支えたりしないでも，一人で少しの間（5秒間以上）座っていることができますか。　はい　いいえ　8.1-7.0　GM

24. 「だ」「ば」「が」「ま」などの声を出しますか。　はい　いいえ　8.4-7.0　L

25. 食べ物（クラッカーやクッキーなど）を自分で手に持って食べようとしますか。今まで与えたことがない場合は「いいえ」に○をつけて下さい。　はい　いいえ　8.5-7.0　PS

0～9か月用

DENVER II 予備判定票

氏　名 ＿＿＿＿

記録者　氏　名 ＿＿＿＿
続　柄 ＿＿＿＿

記録日　　年　　月　　日
生年月日　　年　　月　　日
年月日齢　　年　　月　　日
修正年月日齢　　年　　月　　日

以下の質問に順番にお答え下さい。「はい」「いいえ」のどちらかに○をつけて下さい。「いいえ」が3つ以上になったら，それ以降の質問にお答えになる必要はありません。

1. 仰向けにねかせた時，お子さんは左右の手足を同じようによく動かしていますか。手足の動きに左右差があったり，動きがよくない場合は「いいえ」に○をつけて下さい。　はい　いいえ　0 -0　GM

2. お子さんに見えない場所で音を出した時，お子さんは目の動きや呼吸の様子を変えるなど，音に反応することが分かりますか。　はい　いいえ　0 -0　L

3. お子さんが仰向けにねている時，あなたがお子さんを見つめると，お子さんもあなたの顔を見つめますか。　はい　いいえ　0 -0　PS

4. 「クー」「ウー」「エー」などのような，泣き声以外の声を出しますか。　はい　いいえ　0 -0　L

5. 「ウーウーウー」「アーアーアー」などの発声がありますか。　はい　いいえ　2.8-1.1　L

6. あなたがお子さんに笑いかけたり，話しかけたりしてあやすと，お子さんも笑ったりほほ笑みかえしたりしますか。　はい　いいえ　3.3-2.0　PS

7. 平らな床面にうつ伏せにねかせた時，お子さんは下の図のように頭を45度以上持ち上げることができますか。　はい　いいえ　3.7-2.7　GM

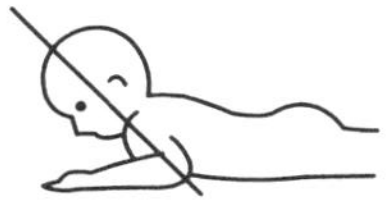

8. 声を出して笑うことがありますか。　はい　いいえ　3.9-2.9　L

9. 平らな床面にうつ伏せにねかせた時，お子さんは下の図のように頭を90度持ち上げて，胸を床から離し，前をまっすぐ見ますか。　はい　いいえ　4.1-3.4　GM

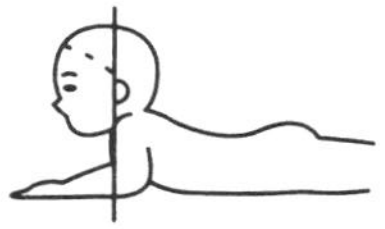

10. お子さんが仰向けにねている状態で，あなたの手に注目させて，左右どちらかのはしからはしまで動かすと，下の図のように，頭をまわして左右180度追視しますか。　はい　いいえ　4.2-3.6　FMA

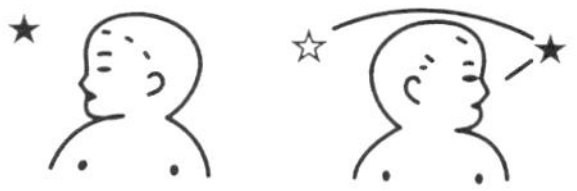

11. 両手を合わせたり，両手で遊んだりしますか。　はい　いいえ　4.3-3.7　FMA

12. 自分の手をじっと（5秒間以上）見つめていることがありますか。　はい　いいえ　4.5-3.4　PS

13. あなたがお子さんの両わきを支えて立たせて少し支えをゆるめると，自分の両足で体重を支えようとしますか。　はい　いいえ　4.7-3.9　GM

14. 平らな床面にうつ伏せにねかせた時，お子さんは下の図のように両腕で支えて胸を持ち上げることができますか。　はい　いいえ　5.2-4.4　GM

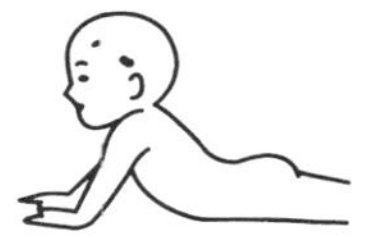

15. お子さんに見えない所（頭の後など）で，柔らかい低い音（積木を打ち合せるような音）を出すと，音の方に振り向きますか。　はい　いいえ　5.3-4.3　L

16. レーズン，10円硬貨などの小さい物をじっと見つめますか。　はい　いいえ　5.6-4.8　FMA

17. お子さんの手の届く範囲に物（おもちゃなど）を置くと，手をのばして取ろうとしますか。　はい　いいえ　5.7-5.0　FMA

18. お子さんが遊んでいる時に，気づかれないように後からそっと近づいて声をかける（名前を呼ぶなど）と振り向きますか。　はい　いいえ　6.0-4.9　L

19. 今までに，うつ伏せから仰向けに，あるいは仰向けからうつ伏せに，2回以上寝返りをしましたか。　はい　いいえ　6.1-5.2　GM

20. 手の届かない場所にある物（おもちゃなど）を，手や体を伸ばしたりして取ろうとしますか。　はい　いいえ　6.2-5.2　PS

21. レーズンや小さな食べ物をつかめますか。下の図のように，手全体でくま手のようにつかんでも，親指と他の指でつまんでも，どれでも結構です。　はい　いいえ　7.3-6.3　FMA

22. 落ちた物を探しますか。
検査の方法：まず，毛糸の玉やティッシュペーパーなどの柔らかいものをあなたの手に持ってお子さんの頭の上でヒラヒラさせて注意をひきます。お子さんがそれを見あげたら手を離して床に落とします。その時，お子さんは落ちた方を見下ろして，どこに落ちたか探しますか。お子さんが落ちた方をのぞきこんだら「はい」に○をつけて下さい。　はい　いいえ　7.4-6.3　FMA

23. 椅子や壁にもたれさせたり，枕で支えたりしないでも，一人で少しの間（5秒間以上）座っていることができますか。　はい　いいえ　8.1-7.0　GM

24. 「だ」「ば」「が」「ま」などの声を出しますか。　はい　いいえ　8.4-7.0　L

25. 食べ物（クラッカーやクッキーなど）を自分で手に持って食べようとしますか。今まで与えたことがない場合は「いいえ」に○をつけて下さい。　はい　いいえ　8.5-7.0　PS

0〜9か月用

DENVER II 予備判定票

氏　名 ＿＿＿＿

記録者　氏　名 ＿＿＿＿
　　　　続　柄 ＿＿＿＿

記録日　　年　　月　　日
生年月日　　年　　月　　日
年月日齢　　年　　月　　日
修正年月日齢　　年　　月　　日

以下の質問に順番にお答え下さい。「はい」「いいえ」のどちらかに○をつけて下さい。「いいえ」が３つ以上になったら，それ以降の質問にお答えになる必要はありません。

1. 仰向けにねかせた時，お子さんは左右の手足を同じようによく動かしていますか。手足の動きに左右差があったり，動きがよくない場合は「いいえ」に○をつけて下さい。　はい　いいえ　0 -0　GM

2. お子さんに見えない場所で音を出した時，お子さんは目の動きや呼吸の様子を変えるなど，音に反応することが分かりますか。　はい　いいえ　0 -0　L

3. お子さんが仰向けにねている時，あなたがお子さんを見つめると，お子さんもあなたの顔を見つめますか。　はい　いいえ　0 -0　PS

4. 「クー」「ウー」「エー」などのような，泣き声以外の声を出しますか。　はい　いいえ　0 -0　L

5. 「ウーウーウー」「アーアーアー」などの発声がありますか。　はい　いいえ　2.8-1.1　L

6. あなたがお子さんに笑いかけたり，話しかけたりしてあやすと，お子さんも笑ったりほほ笑みかえしたりしますか。　はい　いいえ　3.3-2.0　PS

7. 平らな床面にうつ伏せにねかせた時，お子さんは下の図のように頭を45度以上持ち上げることができますか。　はい　いいえ　3.7-2.7　GM

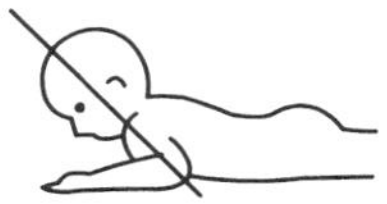

8. 声を出して笑うことがありますか。　はい　いいえ　3.9-2.9　L

9. 平らな床面にうつ伏せにねかせた時，お子さんは下の図のように頭を90度持ち上げて，胸を床から離し，前をまっすぐ見ますか。　はい　いいえ　4.1-3.4　GM

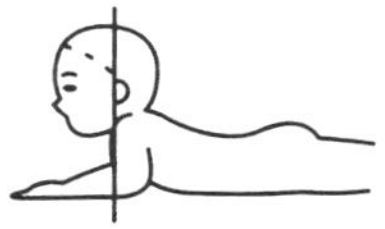

10. お子さんが仰向けにねている状態で，あなたの手に注目させて，左右どちらかのはしからはしまで動かすと，下の図のように，頭をまわして左右180度追視しますか。　はい　いいえ　4.2-3.6　FMA

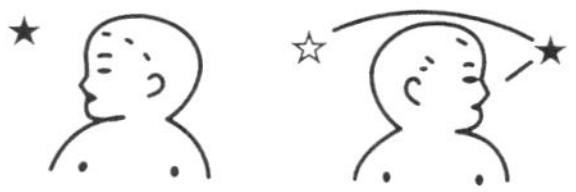

11. 両手を合わせたり，両手で遊んだりしますか。　はい　いいえ　4.3-3.7　FMA

12. 自分の手をじっと（5秒間以上）見つめていることがありますか。　はい　いいえ　4.5-3.4　PS

13. あなたがお子さんの両わきを支えて立たせて少し支えをゆるめると，自分の両足で体重を支えようとしますか。　はい　いいえ　4.7-3.9　GM

14. 平らな床面にうつ伏せにねかせた時，お子さんは下の図のように両腕で支えて胸を持ち上げることができますか。　はい　いいえ　5.2-4.4　GM

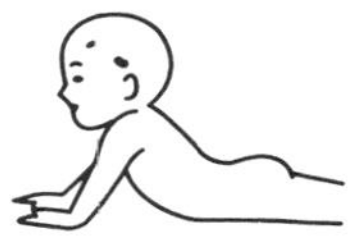

15. お子さんに見えない所（頭の後など）で，柔らかい低い音（積木を打ち合せるような音）を出すと，音の方に振り向きますか。
はい　いいえ　5.3-4.3　L

16. レーズン，10円硬貨などの小さい物をじっと見つめますか。
はい　いいえ　5.6-4.8　FMA

17. お子さんの手の届く範囲に物（おもちゃなど）を置くと，手をのばして取ろうとしますか。　はい　いいえ　5.7-5.0　FMA

18. お子さんが遊んでいる時に，気づかれないように後からそっと近づいて声をかける（名前を呼ぶなど）と振り向きますか。
はい　いいえ　6.0-4.9　L

19. 今までに，うつ伏せから仰向けに，あるいは仰向けからうつ伏せに，2回以上寝返りをしましたか。　はい　いいえ　6.1-5.2　GM

20. 手の届かない場所にある物（おもちゃなど）を，手や体を伸ばしたりして取ろうとしますか。　はい　いいえ　6.2-5.2　PS

21. レーズンや小さな食べ物をつかめますか。下の図のように，手全体でくま手のようにつかんでも，親指と他の指でつまんでも，どれでも結構です。
はい　いいえ　7.3-6.3　FMA

22. 落ちた物を探しますか。
検査の方法：まず，毛糸の玉やティッシュペーパーなどの柔らかいものをあなたの手に持ってお子さんの頭の上でヒラヒラさせて注意をひきます。お子さんがそれを見あげたら手を離して床に落とします。その時，お子さんは落ちた方を見下ろして，どこに落ちたか探しますか。お子さんが落ちた方をのぞきこんだら「はい」に○をつけて下さい。　はい　いいえ　7.4-6.3　FMA

23. 椅子や壁にもたれさせたり，枕で支えたりしないでも，一人で少しの間（5秒間以上）座っていることができますか。
はい　いいえ　8.1-7.0　GM

24. 「だ」「ば」「が」「ま」などの声を出しますか。　はい　いいえ　8.4-7.0　L

25. 食べ物（クラッカーやクッキーなど）を自分で手に持って食べようとしますか。今まで与えたことがない場合は「いいえ」に○をつけて下さい。　はい　いいえ　8.5-7.0　PS

0〜9か月用

DENVERⅡ予備判定票

氏　　名		記　録　日	年　月　日
記録者　氏　名		生年月日	年　月　日
続　柄		年月日齢	年　月　日
		修正年月日齢	年　月　日

以下の質問に順番にお答え下さい。「はい」「いいえ」のどちらかに○をつけて下さい。「いいえ」が3つ以上になったら，それ以降の質問にお答えになる必要はありません。

1. 仰向けにねかせた時，お子さんは左右の手足を同じようによく動かしていますか。手足の動きに左右差があったり，動きがよくない場合は「いいえ」に○をつけて下さい。　はい　いいえ　0 -0　GM

2. お子さんに見えない場所で音を出した時，お子さんは目の動きや呼吸の様子を変えるなど，音に反応することが分かりますか。　はい　いいえ　0 -0　L

3. お子さんが仰向けにねている時，あなたがお子さんを見つめると，お子さんもあなたの顔を見つめますか。　はい　いいえ　0 -0　PS

4. 「クー」「ウー」「エー」などのような，泣き声以外の声を出しますか。　はい　いいえ　0 -0　L

5. 「ウーウーウー」「アーアーアー」などの発声がありますか。　はい　いいえ　2.8-1.1　L

6. あなたがお子さんに笑いかけたり，話しかけたりしてあやすと，お子さんも笑ったりほほ笑みかえしたりしますか。　はい　いいえ　3.3-2.0　PS

7. 平らな床面にうつ伏せにねかせた時，お子さんは下の図のように頭を45度以上持ち上げることができますか。　はい　いいえ　3.7-2.7　GM

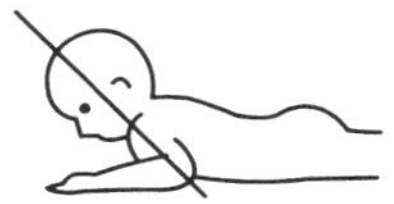

8. 声を出して笑うことがありますか。　はい　いいえ　3.9-2.9　L

9. 平らな床面にうつ伏せにねかせた時，お子さんは下の図のように頭を90度持ち上げて，胸を床から離し，前をまっすぐ見ますか。　はい　いいえ　4.1-3.4　GM

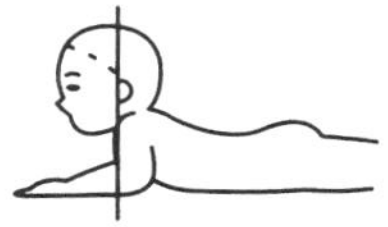

10. お子さんが仰向けにねている状態で，あなたの手に注目させて，左右どちらかのはしからはしまで動かすと，下の図のように，頭をまわして左右180度追視しますか。　はい　いいえ　4.2-3.6　FMA

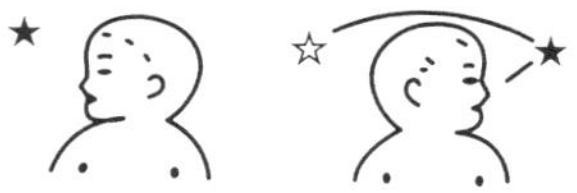

11. 両手を合わせたり，両手で遊んだりしますか。　はい　いいえ　4.3-3.7　FMA

12. 自分の手をじっと（5秒間以上）見つめていることがありますか。　はい　いいえ　4.5-3.4　PS

13. あなたがお子さんの両わきを支えて立たせて少し支えをゆるめると，自分の両足で体重を支えようとしますか。　はい　いいえ　4.7-3.9　GM

14. 平らな床面にうつ伏せにねかせた時，お子さんは下の図のように両腕で支えて胸を持ち上げることができますか。　はい　いいえ　5.2-4.4　GM

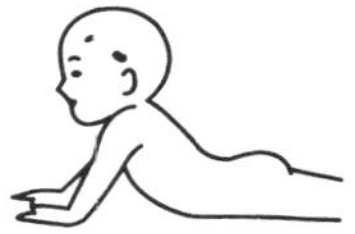

15. お子さんに見えない所（頭の後など）で，柔らかい低い音（積木を打ち合せるような音）を出すと，音の方に振り向きますか。
はい　いいえ　5.3-4.3　L

16. レーズン，10 円硬貨などの小さい物をじっと見つめますか。
はい　いいえ　5.6-4.8　FMA

17. お子さんの手の届く範囲に物（おもちゃなど）を置くと，手をのばして取ろうとしますか。　はい　いいえ　5.7-5.0　FMA

18. お子さんが遊んでいる時に，気づかれないように後からそっと近づいて声をかける（名前を呼ぶなど）と振り向きますか。
はい　いいえ　6.0-4.9　L

19. 今までに，うつ伏せから仰向けに，あるいは仰向けからうつ伏せに，2 回以上寝返りをしましたか。　はい　いいえ　6.1-5.2　GM

20. 手の届かない場所にある物（おもちゃなど）を，手や体を伸ばしたりして取ろうとしますか。　はい　いいえ　6.2-5.2　PS

21. レーズンや小さな食べ物をつかめますか。下の図のように，手全体でくま手のようにつかんでも，親指と他の指でつまんでも，どれでも結構です。
はい　いいえ　7.3-6.3　FMA

22. 落ちた物を探しますか。
検査の方法：まず，毛糸の玉やティッシュペーパーなどの柔らかいものをあなたの手に持ってお子さんの頭の上でヒラヒラさせて注意をひきます。お子さんがそれを見あげたら手を離して床に落とします。その時，お子さんは落ちた方を見下ろして，どこに落ちたか探しますか。お子さんが落ちた方をのぞきこんだら「はい」に○をつけて下さい。　はい　いいえ　7.4-6.3　FMA

23. 椅子や壁にもたれさせたり，枕で支えたりしないでも，一人で少しの間（5 秒間以上）座っていることができますか。
はい　いいえ　8.1-7.0　GM

24. 「だ」「ば」「が」「ま」などの声を出しますか。　はい　いいえ　8.4-7.0　L

25. 食べ物（クラッカーやクッキーなど）を自分で手に持って食べようとしますか。今まで与えたことがない場合は「いいえ」に○をつけて下さい。　はい　いいえ　8.5-7.0　PS

0～9か月用

DENVERⅡ予備判定票

氏　名

記録者　氏　名

続　柄

記録日　年　月　日

生年月日　年　月　日

年月日齢　年　月　日

修正年月日齢　年　月　日

以下の質問に順番にお答え下さい。「はい」「いいえ」のどちらかに○をつけて下さい。「いいえ」が 3 つ以上になったら，それ以降の質問にお答えになる必要はありません。

1. 仰向けにねかせた時，お子さんは左右の手足を同じようによく動かしていますか。手足の動きに左右差があったり，動きがよくない場合は「いいえ」に○をつけて下さい。　はい　いいえ　0 -0　GM

2. お子さんに見えない場所で音を出した時，お子さんは目の動きや呼吸の様子を変えるなど，音に反応することが分かりますか。　はい　いいえ　0 -0　L

3. お子さんが仰向けにねている時，あなたがお子さんを見つめると，お子さんもあなたの顔を見つめますか。　はい　いいえ　0 -0　PS

4. 「クー」「ウー」「エー」などのような，泣き声以外の声を出しますか。　はい　いいえ　0 -0　L

5. 「ウーウーウー」「アーアーアー」などの発声がありますか。　はい　いいえ　2.8-1.1　L

6. あなたがお子さんに笑いかけたり，話しかけたりしてあやすと，お子さんも笑ったりほほ笑みかえしたりしますか。　はい　いいえ　3.3-2.0　PS

7. 平らな床面にうつ伏せにねかせた時，お子さんは下の図のように頭を 45 度以上持ち上げることができますか。　はい　いいえ　3.7-2.7　GM

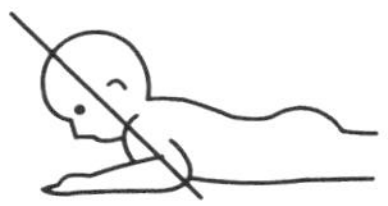

8. 声を出して笑うことがありますか。　はい　いいえ　3.9-2.9　L

9. 平らな床面にうつ伏せにねかせた時，お子さんは下の図のように頭を 90 度持ち上げて，胸を床から離し，前をまっすぐ見ますか。　はい　いいえ　4.1-3.4　GM

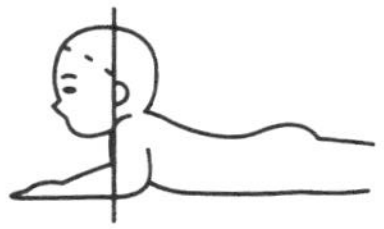

10. お子さんが仰向けにねている状態で，あなたの手に注目させて，左右どちらかのはしからはしまで動かすと，下の図のように，頭をまわして左右 180 度追視しますか。　はい　いいえ　4.2-3.6　FMA

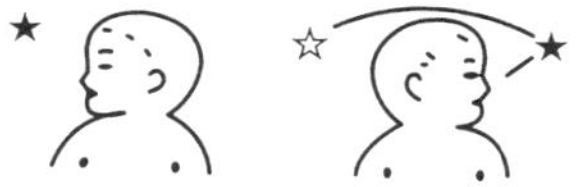

11. 両手を合わせたり，両手で遊んだりしますか。　はい　いいえ　4.3-3.7　FMA

12. 自分の手をじっと（5 秒間以上）見つめていることがありますか。　はい　いいえ　4.5-3.4　PS

13. あなたがお子さんの両わきを支えて立たせて少し支えをゆるめると，自分の両足で体重を支えようとしますか。　はい　いいえ　4.7-3.9　GM

14. 平らな床面にうつ伏せにねかせた時，お子さんは下の図のように両腕で支えて胸を持ち上げることができますか。　はい　いいえ　5.2-4.4　GM

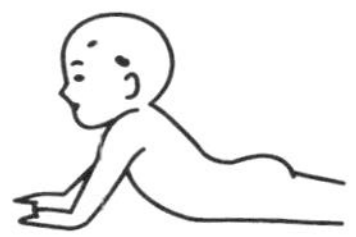

15. お子さんに見えない所（頭の後など）で，柔らかい低い音（積木を打ち合せるような音）を出すと，音の方に振り向きますか。　はい　いいえ　5.3-4.3　L

16. レーズン，10円硬貨などの小さい物をじっと見つめますか。　はい　いいえ　5.6-4.8　FMA

17. お子さんの手の届く範囲に物（おもちゃなど）を置くと，手をのばして取ろうとしますか。　はい　いいえ　5.7-5.0　FMA

18. お子さんが遊んでいる時に，気づかれないように後からそっと近づいて声をかける（名前を呼ぶなど）と振り向きますか。　はい　いいえ　6.0-4.9　L

19. 今までに，うつ伏せから仰向けに，あるいは仰向けからうつ伏せに，2回以上寝返りをしましたか。　はい　いいえ　6.1-5.2　GM

20. 手の届かない場所にある物（おもちゃなど）を，手や体を伸ばしたりして取ろうとしますか。　はい　いいえ　6.2-5.2　PS

21. レーズンや小さな食べ物をつかめますか。下の図のように，手全体でくま手のようにつかんでも，親指と他の指でつまんでも，どれでも結構です。　はい　いいえ　7.3-6.3　FMA

22. 落ちた物を探しますか。
検査の方法：まず，毛糸の玉やティッシュペーパーなどの柔らかいものをあなたの手に持ってお子さんの頭の上でヒラヒラさせて注意をひきます。お子さんがそれを見あげたら手を離して床に落とします。その時，お子さんは落ちた方を見下ろして，どこに落ちたか探しますか。お子さんが落ちた方をのぞきこんだら「はい」に○をつけて下さい。　はい　いいえ　7.4-6.3　FMA

23. 椅子や壁にもたれさせたり，枕で支えたりしないでも，一人で少しの間（5秒間以上）座っていることができますか。　はい　いいえ　8.1-7.0　GM

24. 「だ」「ば」「が」「ま」などの声を出しますか。　はい　いいえ　8.4-7.0　L

25. 食べ物（クラッカーやクッキーなど）を自分で手に持って食べようとしますか。今まで与えたことがない場合は「いいえ」に○をつけて下さい。　はい　いいえ　8.5-7.0　PS

0〜9か月用

DENVER II 予備判定票

氏　　名 ＿＿＿＿

記録者　氏　　名 ＿＿＿＿
　　　　続　　柄 ＿＿＿＿

記　録　日　　　年　　　月　　　日
生　年　月　日　　　年　　　月　　　日
年　月　日　齢　　　年　　　月　　　日
修正年月日齢　　　年　　　月　　　日

以下の質問に順番にお答え下さい。「はい」「いいえ」のどちらかに○をつけて下さい。「いいえ」が 3 つ以上になったら，それ以降の質問にお答えになる必要はありません。

1. 仰向けにねかせた時，お子さんは左右の手足を同じようによく動かしていますか。手足の動きに左右差があったり，動きがよくない場合は「いいえ」に○をつけて下さい。　はい　いいえ　0 -0　GM

2. お子さんに見えない場所で音を出した時，お子さんは目の動きや呼吸の様子を変えるなど，音に反応することが分かりますか。　はい　いいえ　0 -0　L

3. お子さんが仰向けにねている時，あなたがお子さんを見つめると，お子さんもあなたの顔を見つめますか。　はい　いいえ　0 -0　PS

4.「クー」「ウー」「エー」などのような，泣き声以外の声を出しますか。　はい　いいえ　0 -0　L

5.「ウーウーウー」「アーアーアー」などの発声がありますか。　はい　いいえ　2.8-1.1　L

6. あなたがお子さんに笑いかけたり，話しかけたりしてあやすと，お子さんも笑ったりほほ笑みかえしたりしますか。　はい　いいえ　3.3-2.0　PS

7. 平らな床面にうつ伏せにねかせた時，お子さんは下の図のように頭を 45 度以上持ち上げることができますか。　はい　いいえ　3.7-2.7　GM

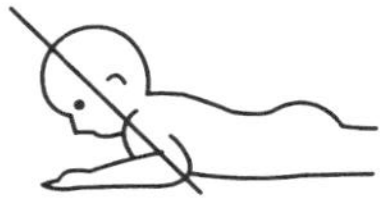

8. 声を出して笑うことがありますか。　はい　いいえ　3.9-2.9　L

9. 平らな床面にうつ伏せにねかせた時，お子さんは下の図のように頭を 90 度持ち上げて，胸を床から離し，前をまっすぐ見ますか。　はい　いいえ　4.1-3.4　GM

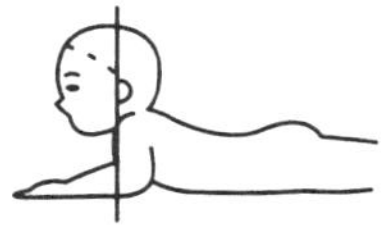

10. お子さんが仰向けにねている状態で，あなたの手に注目させて，左右どちらかのはしからはしまで動かすと，下の図のように，頭をまわして左右 180 度追視しますか。　はい　いいえ　4.2-3.6　FMA

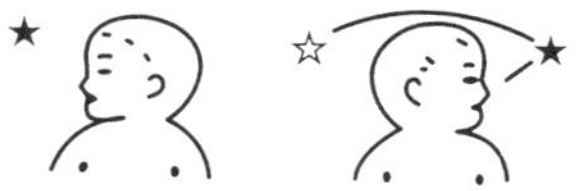

11. 両手を合わせたり，両手で遊んだりしますか。　はい　いいえ　4.3-3.7　FMA

12. 自分の手をじっと（5 秒間以上）見つめていることがありますか。　はい　いいえ　4.5-3.4　PS

13. あなたがお子さんの両わきを支えて立たせて少し支えをゆるめると，自分の両足で体重を支えようとしますか。　はい　いいえ　4.7-3.9　GM

14. 平らな床面にうつ伏せにねかせた時，お子さんは下の図のように両腕で支えて胸を持ち上げることができますか。　はい　いいえ　5.2-4.4　GM

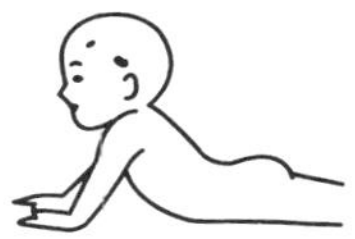

15. お子さんに見えない所（頭の後など）で，柔らかい低い音（積木を打ち合せるような音）を出すと，音の方に振り向きますか。　はい　いいえ　5.3-4.3　L

16. レーズン，10円硬貨などの小さい物をじっと見つめますか。　はい　いいえ　5.6-4.8　FMA

17. お子さんの手の届く範囲に物（おもちゃなど）を置くと，手をのばして取ろうとしますか。　はい　いいえ　5.7-5.0　FMA

18. お子さんが遊んでいる時に，気づかれないように後からそっと近づいて声をかける（名前を呼ぶなど）と振り向きますか。　はい　いいえ　6.0-4.9　L

19. 今までに，うつ伏せから仰向けに，あるいは仰向けからうつ伏せに，2回以上寝返りをしましたか。　はい　いいえ　6.1-5.2　GM

20. 手の届かない場所にある物（おもちゃなど）を，手や体を伸ばしたりして取ろうとしますか。　はい　いいえ　6.2-5.2　PS

21. レーズンや小さな食べ物をつかめますか。下の図のように，手全体でくま手のようにつかんでも，親指と他の指でつまんでも，どれでも結構です。　はい　いいえ　7.3-6.3　FMA

22. 落ちた物を探しますか。
検査の方法：まず，毛糸の玉やティッシュペーパーなどの柔らかいものをあなたの手に持ってお子さんの頭の上でヒラヒラさせて注意をひきます。お子さんがそれを見あげたら手を離して床に落とします。その時，お子さんは落ちた方を見下ろして，どこに落ちたか探しますか。お子さんが落ちた方をのぞきこんだら「はい」に○をつけて下さい。　はい　いいえ　7.4-6.3　FMA

23. 椅子や壁にもたれさせたり，枕で支えたりしないでも，一人で少しの間（5秒間以上）座っていることができますか。　はい　いいえ　8.1-7.0　GM

24. 「だ」「ば」「が」「ま」などの声を出しますか。　はい　いいえ　8.4-7.0　L

25. 食べ物（クラッカーやクッキーなど）を自分で手に持って食べようとしますか。今まで与えたことがない場合は「いいえ」に○をつけて下さい。　はい　いいえ　8.5-7.0　PS

0〜9か月用

DENVERⅡ予備判定票

氏　名 ＿＿＿＿

記録者　氏　名 ＿＿＿＿
続　柄 ＿＿＿＿

記　録　日 ＿＿年＿＿月＿＿日
生 年 月 日 ＿＿年＿＿月＿＿日
年 月 日 齢 ＿＿年＿＿月＿＿日
修正年月日齢 ＿＿年＿＿月＿＿日

以下の質問に順番にお答え下さい。「はい」「いいえ」のどちらかに○をつけて下さい。「いいえ」が3つ以上になったら，それ以降の質問にお答えになる必要はありません。

1. 仰向けにねかせた時，お子さんは左右の手足を同じようによく動かしていますか。手足の動きに左右差があったり，動きがよくない場合は「いいえ」に○をつけて下さい。　はい　いいえ　0 -0　GM

2. お子さんに見えない場所で音を出した時，お子さんは目の動きや呼吸の様子を変えるなど，音に反応することが分かりますか。　はい　いいえ　0 -0　L

3. お子さんが仰向けにねている時，あなたがお子さんを見つめると，お子さんもあなたの顔を見つめますか。　はい　いいえ　0 -0　PS

4. 「クー」「ウー」「エー」などのような，泣き声以外の声を出しますか。　はい　いいえ　0 -0　L

5. 「ウーウーウー」「アーアーアー」などの発声がありますか。　はい　いいえ　2.8-1.1　L

6. あなたがお子さんに笑いかけたり，話しかけたりしてあやすと，お子さんも笑ったりほほ笑みかえしたりしますか。　はい　いいえ　3.3-2.0　PS

7. 平らな床面にうつ伏せにねかせた時，お子さんは下の図のように頭を45度以上持ち上げることができますか。　はい　いいえ　3.7-2.7　GM

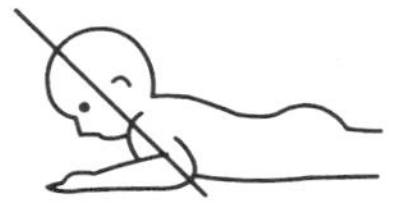

8. 声を出して笑うことがありますか。　はい　いいえ　3.9-2.9　L

9. 平らな床面にうつ伏せにねかせた時，お子さんは下の図のように頭を90度持ち上げて，胸を床から離し，前をまっすぐ見ますか。　はい　いいえ　4.1-3.4　GM

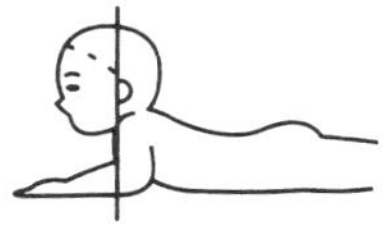

10. お子さんが仰向けにねている状態で，あなたの手に注目させて，左右どちらかのはしからはしまで動かすと，下の図のように，頭をまわして左右180度追視しますか。　はい　いいえ　4.2-3.6　FMA

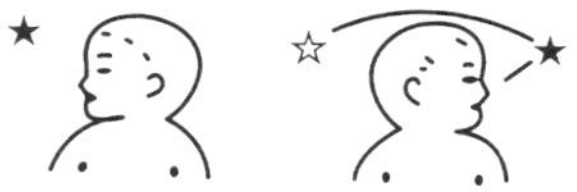

11. 両手を合わせたり，両手で遊んだりしますか。　はい　いいえ　4.3-3.7　FMA

12. 自分の手をじっと（5秒間以上）見つめていることがありますか。　はい　いいえ　4.5-3.4　PS

13. あなたがお子さんの両わきを支えて立たせて少し支えをゆるめると，自分の両足で体重を支えようとしますか。　はい　いいえ　4.7-3.9　GM

14. 平らな床面にうつ伏せにねかせた時，お子さんは下の図のように両腕で支えて胸を持ち上げることができますか。　はい　いいえ　5.2-4.4　GM

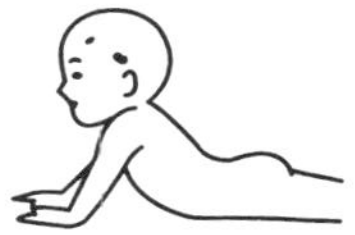

15. お子さんに見えない所（頭の後など）で，柔らかい低い音（積木を打ち合せるような音）を出すと，音の方に振り向きますか。　はい　いいえ　5.3-4.3　L

16. レーズン，10円硬貨などの小さい物をじっと見つめますか。　はい　いいえ　5.6-4.8　FMA

17. お子さんの手の届く範囲に物（おもちゃなど）を置くと，手をのばして取ろうとしますか。　はい　いいえ　5.7-5.0　FMA

18. お子さんが遊んでいる時に，気づかれないように後からそっと近づいて声をかける（名前を呼ぶなど）と振り向きますか。　はい　いいえ　6.0-4.9　L

19. 今までに，うつ伏せから仰向けに，あるいは仰向けからうつ伏せに，2回以上寝返りをしましたか。　はい　いいえ　6.1-5.2　GM

20. 手の届かない場所にある物（おもちゃなど）を，手や体を伸ばしたりして取ろうとしますか。　はい　いいえ　6.2-5.2　PS

21. レーズンや小さな食べ物をつかめますか。下の図のように，手全体でくま手のようにつかんでも，親指と他の指でつまんでも，どれでも結構です。　はい　いいえ　7.3-6.3　FMA

22. 落ちた物を探しますか。
検査の方法：まず，毛糸の玉やティッシュペーパーなどの柔らかいものをあなたの手に持ってお子さんの頭の上でヒラヒラさせて注意をひきます。お子さんがそれを見あげたら手を離して床に落とします。その時，お子さんは落ちた方を見下ろして，どこに落ちたか探しますか。お子さんが落ちた方をのぞきこんだら「はい」に○をつけて下さい。　はい　いいえ　7.4-6.3　FMA

23. 椅子や壁にもたれさせたり，枕で支えたりしないでも，一人で少しの間（5秒間以上）座っていることができますか。　はい　いいえ　8.1-7.0　GM

24. 「だ」「ば」「が」「ま」などの声を出しますか。　はい　いいえ　8.4-7.0　L

25. 食べ物（クラッカーやクッキーなど）を自分で手に持って食べようとしますか。今まで与えたことがない場合は「いいえ」に○をつけて下さい。　はい　いいえ　8.5-7.0　PS

0～9か月用

DENVERⅡ予備判定票

氏　名

記録者　氏　名

続　柄

記録日　　年　　月　　日

生年月日　　年　　月　　日

年月日齢　　年　　月　　日

修正年月日齢　　年　　月　　日

以下の質問に順番にお答え下さい。「はい」「いいえ」のどちらかに○をつけて下さい。「いいえ」が3つ以上になったら，それ以降の質問にお答えになる必要はありません。

1. 仰向けにねかせた時，お子さんは左右の手足を同じようによく動かしていますか。手足の動きに左右差があったり，動きがよくない場合は「いいえ」に○をつけて下さい。　はい　いいえ　0 -0　GM

2. お子さんに見えない場所で音を出した時，お子さんは目の動きや呼吸の様子を変えるなど，音に反応することが分かりますか。　はい　いいえ　0 -0　L

3. お子さんが仰向けにねている時，あなたがお子さんを見つめると，お子さんもあなたの顔を見つめますか。　はい　いいえ　0 -0　PS

4. 「クー」「ウー」「エー」などのような，泣き声以外の声を出しますか。　はい　いいえ　0 -0　L

5. 「ウーウーウー」「アーアーアー」などの発声がありますか。　はい　いいえ　2.8-1.1　L

6. あなたがお子さんに笑いかけたり，話しかけたりしてあやすと，お子さんも笑ったりほほ笑みかえしたりしますか。　はい　いいえ　3.3-2.0　PS

7. 平らな床面にうつ伏せにねかせた時，お子さんは下の図のように頭を45度以上持ち上げることができますか。　はい　いいえ　3.7-2.7　GM

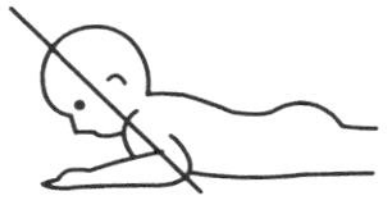

8. 声を出して笑うことがありますか。　はい　いいえ　3.9-2.9　L

9. 平らな床面にうつ伏せにねかせた時，お子さんは下の図のように頭を90度持ち上げて，胸を床から離し，前をまっすぐ見ますか。　はい　いいえ　4.1-3.4　GM

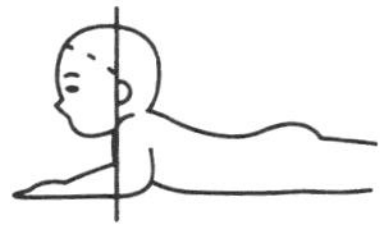

10. お子さんが仰向けにねている状態で，あなたの手に注目させて，左右どちらかのはしからはしまで動かすと，下の図のように，頭をまわして左右180度追視しますか。　はい　いいえ　4.2-3.6　FMA

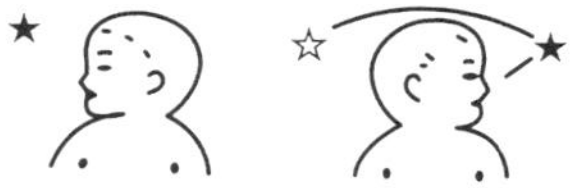

11. 両手を合わせたり，両手で遊んだりしますか。　はい　いいえ　4.3-3.7　FMA

12. 自分の手をじっと（5秒間以上）見つめていることがありますか。　はい　いいえ　4.5-3.4　PS

13. あなたがお子さんの両わきを支えて立たせて少し支えをゆるめると，自分の両足で体重を支えようとしますか。　はい　いいえ　4.7-3.9　GM

14. 平らな床面にうつ伏せにねかせた時，お子さんは下の図のように両腕で支えて胸を持ち上げることができますか。　はい　いいえ　5.2-4.4　GM

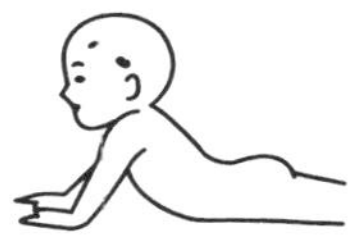

15. お子さんに見えない所（頭の後など）で，柔らかい低い音（積木を打ち合せるような音）を出すと，音の方に振り向きますか。　はい　いいえ　5.3-4.3　L

16. レーズン，10 円硬貨などの小さい物をじっと見つめますか。　はい　いいえ　5.6-4.8　FMA

17. お子さんの手の届く範囲に物（おもちゃなど）を置くと，手をのばして取ろうとしますか。　はい　いいえ　5.7-5.0　FMA

18. お子さんが遊んでいる時に，気づかれないように後からそっと近づいて声をかける（名前を呼ぶなど）と振り向きますか。　はい　いいえ　6.0-4.9　L

19. 今までに，うつ伏せから仰向けに，あるいは仰向けからうつ伏せに，2 回以上寝返りをしましたか。　はい　いいえ　6.1-5.2　GM

20. 手の届かない場所にある物（おもちゃなど）を，手や体を伸ばしたりして取ろうとしますか。　はい　いいえ　6.2-5.2　PS

21. レーズンや小さな食べ物をつかめますか。下の図のように，手全体でくま手のようにつかんでも，親指と他の指でつまんでも，どれでも結構です。　はい　いいえ　7.3-6.3　FMA

22. 落ちた物を探しますか。
検査の方法：まず，毛糸の玉やティッシュペーパーなどの柔らかいものをあなたの手に持ってお子さんの頭の上でヒラヒラさせて注意をひきます。お子さんがそれを見あげたら手を離して床に落とします。その時，お子さんは落ちた方を見下ろして，どこに落ちたか探しますか。お子さんが落ちた方をのぞきこんだら「はい」に○をつけて下さい。　はい　いいえ　7.4-6.3　FMA

23. 椅子や壁にもたれさせたり，枕で支えたりしないでも，一人で少しの間（5 秒間以上）座っていることができますか。　はい　いいえ　8.1-7.0　GM

24. 「だ」「ば」「が」「ま」などの声を出しますか。　はい　いいえ　8.4-7.0　L

25. 食べ物（クラッカーやクッキーなど）を自分で手に持って食べようとしますか。今まで与えたことがない場合は「いいえ」に○をつけて下さい。　はい　いいえ　8.5-7.0　PS

0～9か月用

DENVER Ⅱ 予備判定票

氏　名		記録日	年　月　日
記録者　氏　名		生年月日	年　月　日
記録者　続　柄		年月日齢	年　月　日
		修正年月日齢	年　月　日

以下の質問に順番にお答え下さい。「はい」「いいえ」のどちらかに○をつけて下さい。「いいえ」が3つ以上になったら，それ以降の質問にお答えになる必要はありません。

1. 仰向けにねかせた時，お子さんは左右の手足を同じようによく動かしていますか。手足の動きに左右差があったり，動きがよくない場合は「いいえ」に○をつけて下さい。　はい　いいえ　0 -0　GM

2. お子さんに見えない場所で音を出した時，お子さんは目の動きや呼吸の様子を変えるなど，音に反応することが分かりますか。　はい　いいえ　0 -0　L

3. お子さんが仰向けにねている時，あなたがお子さんを見つめると，お子さんもあなたの顔を見つめますか。　はい　いいえ　0 -0　PS

4. 「クー」「ウー」「エー」などのような，泣き声以外の声を出しますか。　はい　いいえ　0 -0　L

5. 「ウーウーウー」「アーアーアー」などの発声がありますか。　はい　いいえ　2.8-1.1　L

6. あなたがお子さんに笑いかけたり，話しかけたりしてあやすと，お子さんも笑ったりほほ笑みかえしたりしますか。　はい　いいえ　3.3-2.0　PS

7. 平らな床面にうつ伏せにねかせた時，お子さんは下の図のように頭を45度以上持ち上げることができますか。　はい　いいえ　3.7-2.7　GM

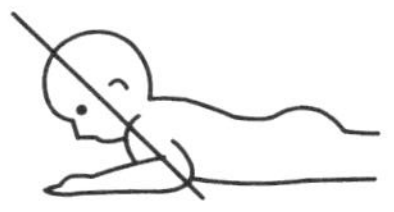

8. 声を出して笑うことがありますか。　はい　いいえ　3.9-2.9　L

9. 平らな床面にうつ伏せにねかせた時，お子さんは下の図のように頭を90度持ち上げて，胸を床から離し，前をまっすぐ見ますか。　はい　いいえ　4.1-3.4　GM

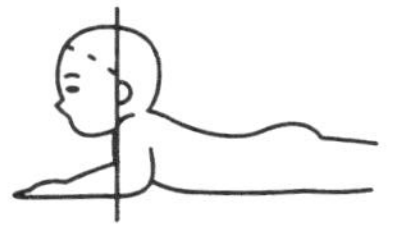

10. お子さんが仰向けにねている状態で，あなたの手に注目させて，左右どちらかのはしからはしまで動かすと，下の図のように，頭をまわして左右180度追視しますか。　はい　いいえ　4.2-3.6　FMA

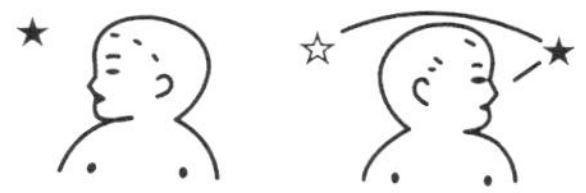

11. 両手を合わせたり，両手で遊んだりしますか。　はい　いいえ　4.3-3.7　FMA

12. 自分の手をじっと（5秒間以上）見つめていることがありますか。　はい　いいえ　4.5-3.4　PS

13. あなたがお子さんの両わきを支えて立たせて少し支えをゆるめると，自分の両足で体重を支えようとしますか。　はい　いいえ　4.7-3.9　GM

14. 平らな床面にうつ伏せにねかせた時，お子さんは下の図のように両腕で支えて胸を持ち上げることができますか。　はい　いいえ　5.2-4.4　GM

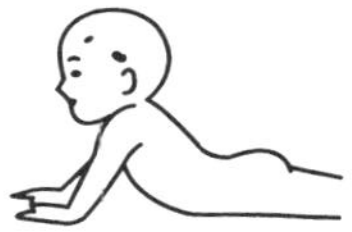

15. お子さんに見えない所（頭の後など）で，柔らかい低い音（積木を打ち合せるような音）を出すと，音の方に振り向きますか。
はい　いいえ　5.3-4.3　L

16. レーズン，10円硬貨などの小さい物をじっと見つめますか。
はい　いいえ　5.6-4.8　FMA

17. お子さんの手の届く範囲に物（おもちゃなど）を置くと，手をのばして取ろうとしますか。　はい　いいえ　5.7-5.0　FMA

18. お子さんが遊んでいる時に，気づかれないように後からそっと近づいて声をかける（名前を呼ぶなど）と振り向きますか。
はい　いいえ　6.0-4.9　L

19. 今までに，うつ伏せから仰向けに，あるいは仰向けからうつ伏せに，2回以上寝返りをしましたか。　はい　いいえ　6.1-5.2　GM

20. 手の届かない場所にある物（おもちゃなど）を，手や体を伸ばしたりして取ろうとしますか。　はい　いいえ　6.2-5.2　PS

21. レーズンや小さな食べ物をつかめますか。下の図のように，手全体でくま手のようにつかんでも，親指と他の指でつまんでも，どれでも結構です。
はい　いいえ　7.3-6.3　FMA

22. 落ちた物を探しますか。
検査の方法：まず，毛糸の玉やティッシュペーパーなどの柔らかいものをあなたの手に持ってお子さんの頭の上でヒラヒラさせて注意をひきます。お子さんがそれを見あげたら手を離して床に落とします。その時，お子さんは落ちた方を見下ろして，どこに落ちたか探しますか。お子さんが落ちた方をのぞきこんだら「はい」に○をつけて下さい。　はい　いいえ　7.4-6.3　FMA

23. 椅子や壁にもたれさせたり，枕で支えたりしないでも，一人で少しの間（5秒間以上）座っていることができますか。
はい　いいえ　8.1-7.0　GM

24. 「だ」「ば」「が」「ま」などの声を出しますか。　はい　いいえ　8.4-7.0　L

25. 食べ物（クラッカーやクッキーなど）を自分で手に持って食べようとしますか。今まで与えたことがない場合は「いいえ」に○をつけて下さい。　はい　いいえ　8.5-7.0　PS

0〜9か月用

DENVERⅡ予備判定票

氏　名	
記録者　氏　名	
記録者　続　柄	

記録日	年	月	日
生年月日	年	月	日
年月日齢	年	月	日
修正年月日齢	年	月	日

以下の質問に順番にお答え下さい。「はい」「いいえ」のどちらかに○をつけて下さい。「いいえ」が3つ以上になったら，それ以降の質問にお答えになる必要はありません。

1. 仰向けにねかせた時，お子さんは左右の手足を同じようによく動かしていますか。手足の動きに左右差があったり，動きがよくない場合は「いいえ」に○をつけて下さい。　はい　いいえ　0 -0　GM

2. お子さんに見えない場所で音を出した時，お子さんは目の動きや呼吸の様子を変えるなど，音に反応することが分かりますか。　はい　いいえ　0 -0　L

3. お子さんが仰向けにねている時，あなたがお子さんを見つめると，お子さんもあなたの顔を見つめますか。　はい　いいえ　0 -0　PS

4. 「クー」「ウー」「エー」などのような，泣き声以外の声を出しますか。　はい　いいえ　0 -0　L

5. 「ウーウーウー」「アーアーアー」などの発声がありますか。　はい　いいえ　2.8-1.1　L

6. あなたがお子さんに笑いかけたり，話しかけたりしてあやすと，お子さんも笑ったりほほ笑みかえしたりしますか。　はい　いいえ　3.3-2.0　PS

7. 平らな床面にうつ伏せにねかせた時，お子さんは下の図のように頭を45度以上持ち上げることができますか。　はい　いいえ　3.7-2.7　GM

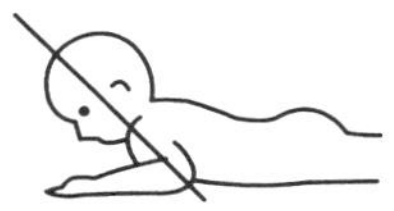

8. 声を出して笑うことがありますか。　はい　いいえ　3.9-2.9　L

9. 平らな床面にうつ伏せにねかせた時，お子さんは下の図のように頭を90度持ち上げて，胸を床から離し，前をまっすぐ見ますか。　はい　いいえ　4.1-3.4　GM

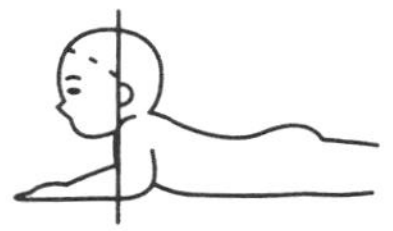

10. お子さんが仰向けにねている状態で，あなたの手に注目させて，左右どちらかのはしからはしまで動かすと，下の図のように，頭をまわして左右180度追視しますか。　はい　いいえ　4.2-3.6　FMA

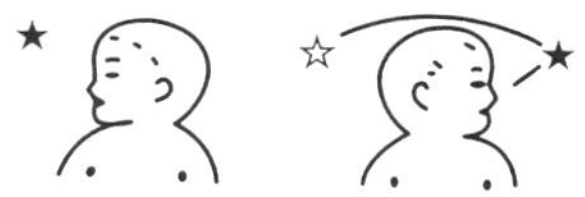

11. 両手を合わせたり，両手で遊んだりしますか。　はい　いいえ　4.3-3.7　FMA

12. 自分の手をじっと（5秒間以上）見つめていることがありますか。　はい　いいえ　4.5-3.4　PS

13. あなたがお子さんの両わきを支えて立たせて少し支えをゆるめると，自分の両足で体重を支えようとしますか。　はい　いいえ　4.7-3.9　GM

14. 平らな床面にうつ伏せにねかせた時，お子さんは下の図のように両腕で支えて胸を持ち上げることができますか。　はい　いいえ　5.2-4.4　GM

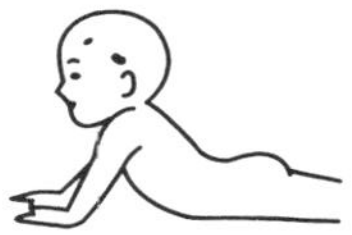

15. お子さんに見えない所（頭の後など）で，柔らかい低い音（積木を打ち合せるような音）を出すと，音の方に振り向きますか。　はい　いいえ　5.3-4.3　L

16. レーズン，10 円硬貨などの小さい物をじっと見つめますか。　はい　いいえ　5.6-4.8　FMA

17. お子さんの手の届く範囲に物（おもちゃなど）を置くと，手をのばして取ろうとしますか。　はい　いいえ　5.7-5.0　FMA

18. お子さんが遊んでいる時に，気づかれないように後からそっと近づいて声をかける（名前を呼ぶなど）と振り向きますか。　はい　いいえ　6.0-4.9　L

19. 今までに，うつ伏せから仰向けに，あるいは仰向けからうつ伏せに，2 回以上寝返りをしましたか。　はい　いいえ　6.1-5.2　GM

20. 手の届かない場所にある物（おもちゃなど）を，手や体を伸ばしたりして取ろうとしますか。　はい　いいえ　6.2-5.2　PS

21. レーズンや小さな食べ物をつかめますか。下の図のように，手全体でくま手のようにつかんでも，親指と他の指でつまんでも，どれでも結構です。　はい　いいえ　7.3-6.3　FMA

22. 落ちた物を探しますか。
検査の方法：まず，毛糸の玉やティッシュペーパーなどの柔らかいものをあなたの手に持ってお子さんの頭の上でヒラヒラさせて注意をひきます。お子さんがそれを見あげたら手を離して床に落とします。その時，お子さんは落ちた方を見下ろして，どこに落ちたか探しますか。お子さんが落ちた方をのぞきこんだら「はい」に○をつけて下さい。　はい　いいえ　7.4-6.3　FMA

23. 椅子や壁にもたれさせたり，枕で支えたりしないでも，一人で少しの間（5 秒間以上）座っていることができますか。　はい　いいえ　8.1-7.0　GM

24. 「だ」「ば」「が」「ま」などの声を出しますか。　はい　いいえ　8.4-7.0　L

25. 食べ物（クラッカーやクッキーなど）を自分で手に持って食べようとしますか。今まで与えたことがない場合は「いいえ」に○をつけて下さい。　はい　いいえ　8.5-7.0　PS

0〜9か月用

DENVER II 予備判定票

氏　名

記録者　氏　名
続　柄

記録日　年　月　日
生年月日　年　月　日
年月日齢　年　月　日
修正年月日齢　年　月　日

以下の質問に順番にお答え下さい。「はい」「いいえ」のどちらかに○をつけて下さい。「いいえ」が3つ以上になったら，それ以降の質問にお答えになる必要はありません。

1. 仰向けにねかせた時，お子さんは左右の手足を同じようによく動かしていますか。手足の動きに左右差があったり，動きがよくない場合は「いいえ」に○をつけて下さい。　はい　いいえ　0 -0　GM

2. お子さんに見えない場所で音を出した時，お子さんは目の動きや呼吸の様子を変えるなど，音に反応することが分かりますか。　はい　いいえ　0 -0　L

3. お子さんが仰向けにねている時，あなたがお子さんを見つめると，お子さんもあなたの顔を見つめますか。　はい　いいえ　0 -0　PS

4. 「クー」「ウー」「エー」などのような，泣き声以外の声を出しますか。　はい　いいえ　0 -0　L

5. 「ウーウーウー」「アーアーアー」などの発声がありますか。　はい　いいえ　2.8-1.1　L

6. あなたがお子さんに笑いかけたり，話しかけたりしてあやすと，お子さんも笑ったりほほ笑みかえしたりしますか。　はい　いいえ　3.3-2.0　PS

7. 平らな床面にうつ伏せにねかせた時，お子さんは下の図のように頭を45度以上持ち上げることができますか。　はい　いいえ　3.7-2.7　GM

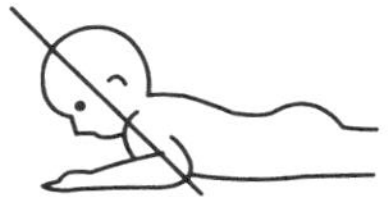

8. 声を出して笑うことがありますか。　はい　いいえ　3.9-2.9　L

9. 平らな床面にうつ伏せにねかせた時，お子さんは下の図のように頭を90度持ち上げて，胸を床から離し，前をまっすぐ見ますか。　はい　いいえ　4.1-3.4　GM

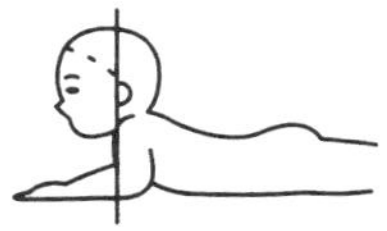

10. お子さんが仰向けにねている状態で，あなたの手に注目させて，左右どちらかのはしからはしまで動かすと，下の図のように，頭をまわして左右180度追視しますか。　はい　いいえ　4.2-3.6　FMA

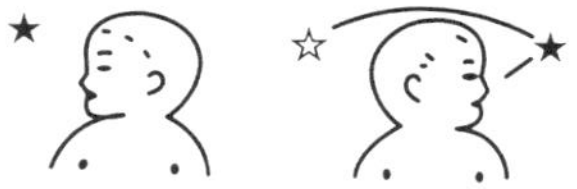

11. 両手を合わせたり，両手で遊んだりしますか。　はい　いいえ　4.3-3.7　FMA

12. 自分の手をじっと（5秒間以上）見つめていることがありますか。　はい　いいえ　4.5-3.4　PS

13. あなたがお子さんの両わきを支えて立たせて少し支えをゆるめると，自分の両足で体重を支えようとしますか。　はい　いいえ　4.7-3.9　GM

14. 平らな床面にうつ伏せにねかせた時，お子さんは下の図のように両腕で支えて胸を持ち上げることができますか。　はい　いいえ　5.2-4.4　GM

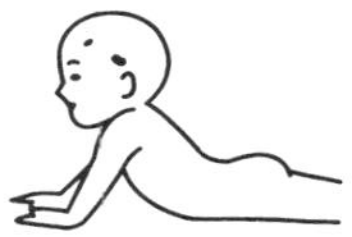

15. お子さんに見えない所（頭の後など）で，柔らかい低い音（積木を打ち合せるような音）を出すと，音の方に振り向きますか。
はい　いいえ　5.3-4.3　L

16. レーズン，10 円硬貨などの小さい物をじっと見つめますか。
はい　いいえ　5.6-4.8　FMA

17. お子さんの手の届く範囲に物（おもちゃなど）を置くと，手をのばして取ろうとしますか。　はい　いいえ　5.7-5.0　FMA

18. お子さんが遊んでいる時に，気づかれないように後からそっと近づいて声をかける（名前を呼ぶなど）と振り向きますか。
はい　いいえ　6.0-4.9　L

19. 今までに，うつ伏せから仰向けに，あるいは仰向けからうつ伏せに，2 回以上寝返りをしましたか。　はい　いいえ　6.1-5.2　GM

20. 手の届かない場所にある物（おもちゃなど）を，手や体を伸ばしたりして取ろうとしますか。　はい　いいえ　6.2-5.2　PS

21. レーズンや小さな食べ物をつかめますか。下の図のように，手全体でくま手のようにつかんでも，親指と他の指でつまんでも，どれでも結構です。
はい　いいえ　7.3-6.3　FMA

22. 落ちた物を探しますか。
検査の方法：まず，毛糸の玉やティッシュペーパーなどの柔らかいものをあなたの手に持ってお子さんの頭の上でヒラヒラさせて注意をひきます。お子さんがそれを見あげたら手を離して床に落とします。その時，お子さんは落ちた方を見下ろして，どこに落ちたか探しますか。お子さんが落ちた方をのぞきこんだら「はい」に○をつけて下さい。　はい　いいえ　7.4-6.3　FMA

23. 椅子や壁にもたれさせたり，枕で支えたりしないでも，一人で少しの間（5 秒間以上）座っていることができますか。
はい　いいえ　8.1-7.0　GM

24. 「だ」「ば」「が」「ま」などの声を出しますか。　はい　いいえ　8.4-7.0　L

25. 食べ物（クラッカーやクッキーなど）を自分で手に持って食べようとしますか。今まで与えたことがない場合は「いいえ」に○をつけて下さい。　はい　いいえ　8.5-7.0　PS

0～9か月用

DENVER II 予備判定票

氏　　名

記録者　氏　　名
　　　　続　　柄

記　録　日　　年　　月　　日
生　年　月　日　　年　　月　　日
年　月　日　齢　　年　　月　　日
修正年月日齢　　年　　月　　日

以下の質問に順番にお答え下さい。「はい」「いいえ」のどちらかに○をつけて下さい。「いいえ」が3つ以上になったら，それ以降の質問にお答えになる必要はありません。

1. 仰向けにねかせた時，お子さんは左右の手足を同じようによく動かしていますか。手足の動きに左右差があったり，動きがよくない場合は「いいえ」に○をつけて下さい。　はい　いいえ　0 -0　GM

2. お子さんに見えない場所で音を出した時，お子さんは目の動きや呼吸の様子を変えるなど，音に反応することが分かりますか。　はい　いいえ　0 -0　L

3. お子さんが仰向けにねている時，あなたがお子さんを見つめると，お子さんもあなたの顔を見つめますか。　はい　いいえ　0 -0　PS

4. 「クー」「ウー」「エー」などのような，泣き声以外の声を出しますか。　はい　いいえ　0 -0　L

5. 「ウーウーウー」「アーアーアー」などの発声がありますか。　はい　いいえ　2.8-1.1　L

6. あなたがお子さんに笑いかけたり，話しかけたりしてあやすと，お子さんも笑ったりほほ笑みかえしたりしますか。　はい　いいえ　3.3-2.0　PS

7. 平らな床面にうつ伏せにねかせた時，お子さんは下の図のように頭を45度以上持ち上げることができますか。　はい　いいえ　3.7-2.7　GM

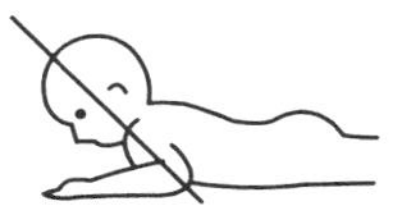

8. 声を出して笑うことがありますか。　はい　いいえ　3.9-2.9　L

9. 平らな床面にうつ伏せにねかせた時，お子さんは下の図のように頭を90度持ち上げて，胸を床から離し，前をまっすぐ見ますか。　はい　いいえ　4.1-3.4　GM

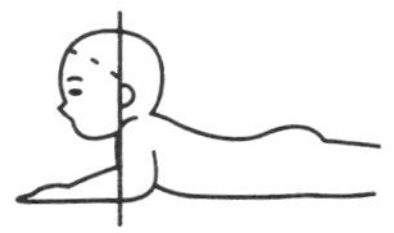

10. お子さんが仰向けにねている状態で，あなたの手に注目させて，左右どちらかのはしからはしまで動かすと，下の図のように，頭をまわして左右180度追視しますか。　はい　いいえ　4.2-3.6　FMA

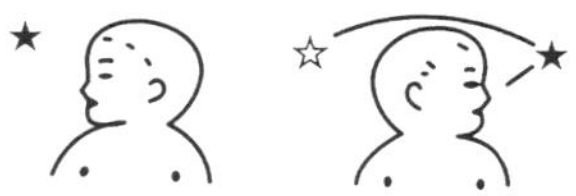

11. 両手を合わせたり，両手で遊んだりしますか。　はい　いいえ　4.3-3.7　FMA

12. 自分の手をじっと（5秒間以上）見つめていることがありますか。　はい　いいえ　4.5-3.4　PS

13. あなたがお子さんの両わきを支えて立たせて少し支えをゆるめると，自分の両足で体重を支えようとしますか。　はい　いいえ　4.7-3.9　GM

14. 平らな床面にうつ伏せにねかせた時，お子さんは下の図のように両腕で支えて胸を持ち上げることができますか。　はい　いいえ　5.2-4.4　GM

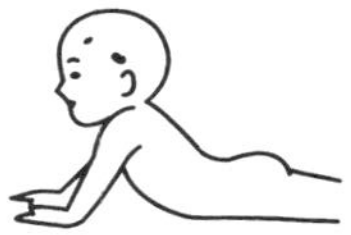

15. お子さんに見えない所（頭の後など）で，柔らかい低い音（積木を打ち合せるような音）を出すと，音の方に振り向きますか。　はい　いいえ　5.3-4.3　L

16. レーズン，10円硬貨などの小さい物をじっと見つめますか。　はい　いいえ　5.6-4.8　FMA

17. お子さんの手の届く範囲に物（おもちゃなど）を置くと，手をのばして取ろうとしますか。　はい　いいえ　5.7-5.0　FMA

18. お子さんが遊んでいる時に，気づかれないように後からそっと近づいて声をかける（名前を呼ぶなど）と振り向きますか。　はい　いいえ　6.0-4.9　L

19. 今までに，うつ伏せから仰向けに，あるいは仰向けからうつ伏せに，2回以上寝返りをしましたか。　はい　いいえ　6.1-5.2　GM

20. 手の届かない場所にある物（おもちゃなど）を，手や体を伸ばしたりして取ろうとしますか。　はい　いいえ　6.2-5.2　PS

21. レーズンや小さな食べ物をつかめますか。下の図のように，手全体でくま手のようにつかんでも，親指と他の指でつまんでも，どれでも結構です。　はい　いいえ　7.3-6.3　FMA

22. 落ちた物を探しますか。
検査の方法：まず，毛糸の玉やティッシュペーパーなどの柔らかいものをあなたの手に持ってお子さんの頭の上でヒラヒラさせて注意をひきます。お子さんがそれを見あげたら手を離して床に落とします。その時，お子さんは落ちた方を見下ろして，どこに落ちたか探しますか。お子さんが落ちた方をのぞきこんだら「はい」に○をつけて下さい。　はい　いいえ　7.4-6.3　FMA

23. 椅子や壁にもたれさせたり，枕で支えたりしないでも，一人で少しの間（5秒間以上）座っていることができますか。　はい　いいえ　8.1-7.0　GM

24. 「だ」「ば」「が」「ま」などの声を出しますか。　はい　いいえ　8.4-7.0　L

25. 食べ物（クラッカーやクッキーなど）を自分で手に持って食べようとしますか。今まで与えたことがない場合は「いいえ」に○をつけて下さい。　はい　いいえ　8.5-7.0　PS

0～9か月用

DENVER Ⅱ 予備判定票

氏　名		記録日	年　月　日
記録者　氏　名		生年月日	年　月　日
記録者　続　柄		年月日齢	年　月　日
		修正年月日齢	年　月　日

以下の質問に順番にお答え下さい。「はい」「いいえ」のどちらかに◯をつけて下さい。「いいえ」が３つ以上になったら，それ以降の質問にお答えになる必要はありません。

1. 仰向けにねかせた時，お子さんは左右の手足を同じようによく動かしていますか。手足の動きに左右差があったり，動きがよくない場合は「いいえ」に◯をつけて下さい。　はい　いいえ　0 -0　GM

2. お子さんに見えない場所で音を出した時，お子さんは目の動きや呼吸の様子を変えるなど，音に反応することが分かりますか。　はい　いいえ　0 -0　L

3. お子さんが仰向けにねている時，あなたがお子さんを見つめると，お子さんもあなたの顔を見つめますか。　はい　いいえ　0 -0　PS

4. 「クー」「ウー」「エー」などのような，泣き声以外の声を出しますか。　はい　いいえ　0 -0　L

5. 「ウーウーウー」「アーアーアー」などの発声がありますか。　はい　いいえ　2.8-1.1　L

6. あなたがお子さんに笑いかけたり，話しかけたりしてあやすと，お子さんも笑ったりほほ笑みかえしたりしますか。　はい　いいえ　3.3-2.0　PS

7. 平らな床面にうつ伏せにねかせた時，お子さんは下の図のように頭を45度以上持ち上げることができますか。　はい　いいえ　3.7-2.7　GM

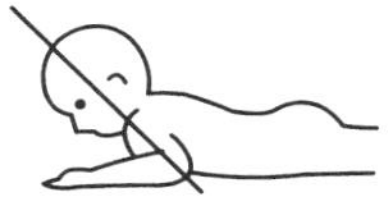

8. 声を出して笑うことがありますか。　はい　いいえ　3.9-2.9　L

9. 平らな床面にうつ伏せにねかせた時，お子さんは下の図のように頭を90度持ち上げて，胸を床から離し，前をまっすぐ見ますか。　はい　いいえ　4.1-3.4　GM

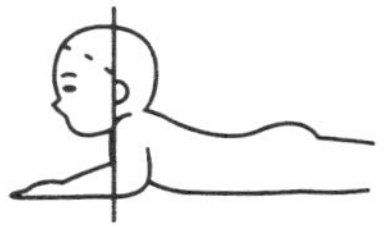

10. お子さんが仰向けにねている状態で，あなたの手に注目させて，左右どちらかのはしからはしまで動かすと，下の図のように，頭をまわして左右180度追視しますか。　はい　いいえ　4.2-3.6　FMA

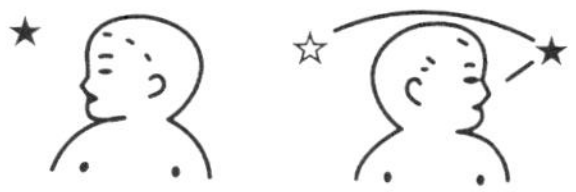

11. 両手を合わせたり，両手で遊んだりしますか。　はい　いいえ　4.3-3.7　FMA

12. 自分の手をじっと（5秒間以上）見つめていることがありますか。　はい　いいえ　4.5-3.4　PS

13. あなたがお子さんの両わきを支えて立たせて少し支えをゆるめると，自分の両足で体重を支えようとしますか。　はい　いいえ　4.7-3.9　GM

14. 平らな床面にうつ伏せにねかせた時，お子さんは下の図のように両腕で支えて胸を持ち上げることができますか。　はい　いいえ　5.2-4.4　GM

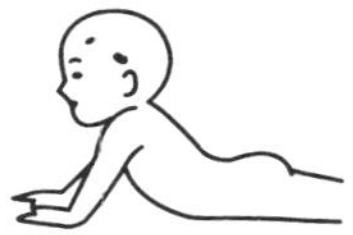

15. お子さんに見えない所（頭の後など）で，柔らかい低い音（積木を打ち合せるような音）を出すと，音の方に振り向きますか。　はい　いいえ　5.3-4.3　L

16. レーズン，10 円硬貨などの小さい物をじっと見つめますか。　はい　いいえ　5.6-4.8　FMA

17. お子さんの手の届く範囲に物（おもちゃなど）を置くと，手をのばして取ろうとしますか。　はい　いいえ　5.7-5.0　FMA

18. お子さんが遊んでいる時に，気づかれないように後からそっと近づいて声をかける（名前を呼ぶなど）と振り向きますか。　はい　いいえ　6.0-4.9　L

19. 今までに，うつ伏せから仰向けに，あるいは仰向けからうつ伏せに，2 回以上寝返りをしましたか。　はい　いいえ　6.1-5.2　GM

20. 手の届かない場所にある物（おもちゃなど）を，手や体を伸ばしたりして取ろうとしますか。　はい　いいえ　6.2-5.2　PS

21. レーズンや小さな食べ物をつかめますか。下の図のように，手全体でくま手のようにつかんでも，親指と他の指でつまんでも，どれでも結構です。　はい　いいえ　7.3-6.3　FMA

22. 落ちた物を探しますか。
検査の方法：まず，毛糸の玉やティッシュペーパーなどの柔らかいものをあなたの手に持ってお子さんの頭の上でヒラヒラさせて注意をひきます。お子さんがそれを見あげたら手を離して床に落とします。その時，お子さんは落ちた方を見下ろして，どこに落ちたか探しますか。お子さんが落ちた方をのぞきこんだら「はい」に○をつけて下さい。　はい　いいえ　7.4-6.3　FMA

23. 椅子や壁にもたれさせたり，枕で支えたりしないでも，一人で少しの間（5 秒間以上）座っていることができますか。　はい　いいえ　8.1-7.0　GM

24. 「だ」「ば」「が」「ま」などの声を出しますか。　はい　いいえ　8.4-7.0　L

25. 食べ物（クラッカーやクッキーなど）を自分で手に持って食べようとしますか。今まで与えたことがない場合は「いいえ」に○をつけて下さい。　はい　いいえ　8.5-7.0　PS

0～9か月用

DENVER Ⅱ 予備判定票

氏　名 ＿＿＿＿

記録者　氏　名 ＿＿＿＿
　　　　続　柄 ＿＿＿＿

記録日　　年　　月　　日
生年月日　　年　　月　　日
年月日齢　　年　　月　　日
修正年月日齢　　年　　月　　日

以下の質問に順番にお答え下さい。「はい」「いいえ」のどちらかに○をつけて下さい。「いいえ」が 3 つ以上になったら，それ以降の質問にお答えになる必要はありません。

1. 仰向けにねかせた時，お子さんは左右の手足を同じようによく動かしていますか。手足の動きに左右差があったり，動きがよくない場合は「いいえ」に○をつけて下さい。　はい　いいえ　0 -0　GM

2. お子さんに見えない場所で音を出した時，お子さんは目の動きや呼吸の様子を変えるなど，音に反応することが分かりますか。　はい　いいえ　0 -0　L

3. お子さんが仰向けにねている時，あなたがお子さんを見つめると，お子さんもあなたの顔を見つめますか。　はい　いいえ　0 -0　PS

4. 「クー」「ウー」「エー」などのような，泣き声以外の声を出しますか。　はい　いいえ　0 -0　L

5. 「ウーウーウー」「アーアーアー」などの発声がありますか。　はい　いいえ　2.8-1.1　L

6. あなたがお子さんに笑いかけたり，話しかけたりしてあやすと，お子さんも笑ったりほほ笑みかえしたりしますか。　はい　いいえ　3.3-2.0　PS

7. 平らな床面にうつ伏せにねかせた時，お子さんは下の図のように頭を 45 度以上持ち上げることができますか。　はい　いいえ　3.7-2.7　GM

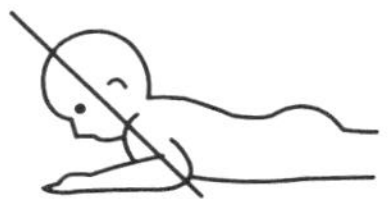

8. 声を出して笑うことがありますか。　はい　いいえ　3.9-2.9　L

9. 平らな床面にうつ伏せにねかせた時，お子さんは下の図のように頭を 90 度持ち上げて，胸を床から離し，前をまっすぐ見ますか。　はい　いいえ　4.1-3.4　GM

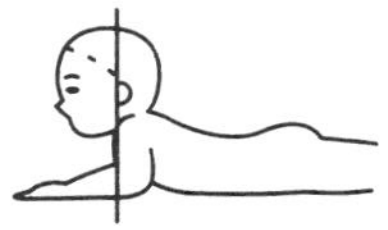

10. お子さんが仰向けにねている状態で，あなたの手に注目させて，左右どちらかのはしからはしまで動かすと，下の図のように，頭をまわして左右 180 度追視しますか。　はい　いいえ　4.2-3.6　FMA

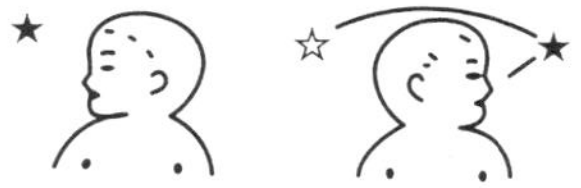

11. 両手を合わせたり，両手で遊んだりしますか。　はい　いいえ　4.3-3.7　FMA

12. 自分の手をじっと（5 秒間以上）見つめていることがありますか。　はい　いいえ　4.5-3.4　PS

13. あなたがお子さんの両わきを支えて立たせて少し支えをゆるめると，自分の両足で体重を支えようとしますか。　はい　いいえ　4.7-3.9　GM

14. 平らな床面にうつ伏せにねかせた時，お子さんは下の図のように両腕で支えて胸を持ち上げることができますか。　はい　いいえ　5.2-4.4　GM

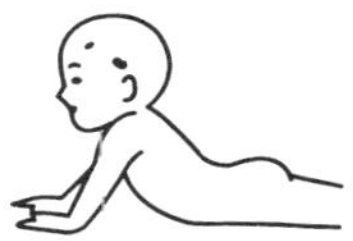

15. お子さんに見えない所（頭の後など）で，柔らかい低い音（積木を打ち合せるような音）を出すと，音の方に振り向きますか。　はい　いいえ　5.3-4.3　L

16. レーズン，10円硬貨などの小さい物をじっと見つめますか。　はい　いいえ　5.6-4.8　FMA

17. お子さんの手の届く範囲に物（おもちゃなど）を置くと，手をのばして取ろうとしますか。　はい　いいえ　5.7-5.0　FMA

18. お子さんが遊んでいる時に，気づかれないように後からそっと近づいて声をかける（名前を呼ぶなど）と振り向きますか。　はい　いいえ　6.0-4.9　L

19. 今までに，うつ伏せから仰向けに，あるいは仰向けからうつ伏せに，2回以上寝返りをしましたか。　はい　いいえ　6.1-5.2　GM

20. 手の届かない場所にある物（おもちゃなど）を，手や体を伸ばしたりして取ろうとしますか。　はい　いいえ　6.2-5.2　PS

21. レーズンや小さな食べ物をつかめますか。下の図のように，手全体でくま手のようにつかんでも，親指と他の指でつまんでも，どれでも結構です。　はい　いいえ　7.3-6.3　FMA

22. 落ちた物を探しますか。
検査の方法：まず，毛糸の玉やティッシュペーパーなどの柔らかいものをあなたの手に持ってお子さんの頭の上でヒラヒラさせて注意をひきます。お子さんがそれを見あげたら手を離して床に落とします。その時，お子さんは落ちた方を見下ろして，どこに落ちたか探しますか。お子さんが落ちた方をのぞきこんだら「はい」に○をつけて下さい。　はい　いいえ　7.4-6.3　FMA

23. 椅子や壁にもたれさせたり，枕で支えたりしないでも，一人で少しの間（5秒間以上）座っていることができますか。　はい　いいえ　8.1-7.0　GM

24. 「だ」「ば」「が」「ま」などの声を出しますか。　はい　いいえ　8.4-7.0　L

25. 食べ物（クラッカーやクッキーなど）を自分で手に持って食べようとしますか。今まで与えたことがない場合は「いいえ」に○をつけて下さい。　はい　いいえ　8.5-7.0　PS

0～9か月用

DENVER II 予備判定票

氏　名		記録日	年　月　日
記録者 氏名		生年月日	年　月　日
記録者 続柄		年月日齢	年　月　日
		修正年月日齢	年　月　日

以下の質問に順番にお答え下さい。「はい」「いいえ」のどちらかに○をつけて下さい。「いいえ」が３つ以上になったら，それ以降の質問にお答えになる必要はありません。

1. 仰向けにねかせた時，お子さんは左右の手足を同じようによく動かしていますか。手足の動きに左右差があったり，動きがよくない場合は「いいえ」に○をつけて下さい。　はい　いいえ　0 -0　GM
2. お子さんに見えない場所で音を出した時，お子さんは目の動きや呼吸の様子を変えるなど，音に反応することが分かりますか。　はい　いいえ　0 -0　L
3. お子さんが仰向けにねている時，あなたがお子さんを見つめると，お子さんもあなたの顔を見つめますか。　はい　いいえ　0 -0　PS
4. 「クー」「ウー」「エー」などのような，泣き声以外の声を出しますか。　はい　いいえ　0 -0　L
5. 「ウーウーウー」「アーアーアー」などの発声がありますか。　はい　いいえ　2.8-1.1　L
6. あなたがお子さんに笑いかけたり，話しかけたりしてあやすと，お子さんも笑ったりほほ笑みかえしたりしますか。　はい　いいえ　3.3-2.0　PS
7. 平らな床面にうつ伏せにねかせた時，お子さんは下の図のように頭を45度以上持ち上げることができますか。　はい　いいえ　3.7-2.7　GM

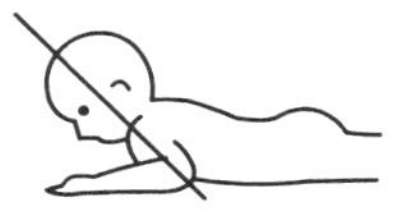

8. 声を出して笑うことがありますか。　はい　いいえ　3.9-2.9　L
9. 平らな床面にうつ伏せにねかせた時，お子さんは下の図のように頭を90度持ち上げて，胸を床から離し，前をまっすぐ見ますか。　はい　いいえ　4.1-3.4　GM

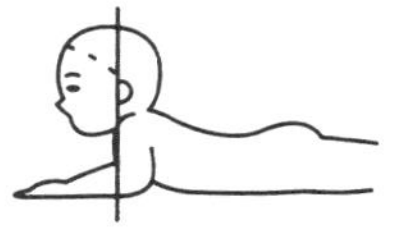

10. お子さんが仰向けにねている状態で，あなたの手に注目させて，左右どちらかのはしからはしまで動かすと，下の図のように，頭をまわして左右180度追視しますか。　はい　いいえ　4.2-3.6　FMA

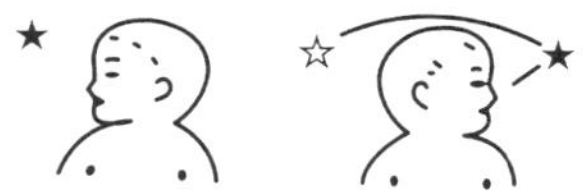

11. 両手を合わせたり，両手で遊んだりしますか。　はい　いいえ　4.3-3.7　FMA
12. 自分の手をじっと（5秒間以上）見つめていることがありますか。　はい　いいえ　4.5-3.4　PS
13. あなたがお子さんの両わきを支えて立たせて少し支えをゆるめると，自分の両足で体重を支えようとしますか。　はい　いいえ　4.7-3.9　GM

14. 平らな床面にうつ伏せにねかせた時，お子さんは下の図のように両腕で支えて胸を持ち上げることができますか。　はい　いいえ　5.2-4.4　GM

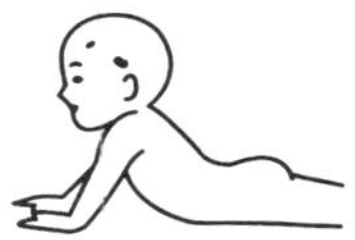

15. お子さんに見えない所（頭の後など）で，柔らかい低い音（積木を打ち合せるような音）を出すと，音の方に振り向きますか。　はい　いいえ　5.3-4.3　L

16. レーズン，10円硬貨などの小さい物をじっと見つめますか。　はい　いいえ　5.6-4.8　FMA

17. お子さんの手の届く範囲に物（おもちゃなど）を置くと，手をのばして取ろうとしますか。　はい　いいえ　5.7-5.0　FMA

18. お子さんが遊んでいる時に，気づかれないように後からそっと近づいて声をかける（名前を呼ぶなど）と振り向きますか。　はい　いいえ　6.0-4.9　L

19. 今までに，うつ伏せから仰向けに，あるいは仰向けからうつ伏せに，2回以上寝返りをしましたか。　はい　いいえ　6.1-5.2　GM

20. 手の届かない場所にある物（おもちゃなど）を，手や体を伸ばしたりして取ろうとしますか。　はい　いいえ　6.2-5.2　PS

21. レーズンや小さな食べ物をつかめますか。下の図のように，手全体でくま手のようにつかんでも，親指と他の指でつまんでも，どれでも結構です。　はい　いいえ　7.3-6.3　FMA

22. 落ちた物を探しますか。
検査の方法：まず，毛糸の玉やティッシュペーパーなどの柔らかいものをあなたの手に持ってお子さんの頭の上でヒラヒラさせて注意をひきます。お子さんがそれを見あげたら手を離して床に落とします。その時，お子さんは落ちた方を見下ろして，どこに落ちたか探しますか。お子さんが落ちた方をのぞきこんだら「はい」に○をつけて下さい。　はい　いいえ　7.4-6.3　FMA

23. 椅子や壁にもたれさせたり，枕で支えたりしないでも，一人で少しの間（5秒間以上）座っていることができますか。　はい　いいえ　8.1-7.0　GM

24. 「だ」「ば」「が」「ま」などの声を出しますか。　はい　いいえ　8.4-7.0　L

25. 食べ物（クラッカーやクッキーなど）を自分で手に持って食べようとしますか。今まで与えたことがない場合は「いいえ」に○をつけて下さい。　はい　いいえ　8.5-7.0　PS

DENVERⅡ予備判定票

0～9か月用

氏　名 ＿＿＿＿

記録者　氏　名 ＿＿＿＿　続　柄 ＿＿＿＿

記録日　　年　　月　　日
生年月日　　年　　月　　日
年月日齢　　年　　月　　日
修正年月日齢　　年　　月　　日

以下の質問に順番にお答え下さい。「はい」「いいえ」のどちらかに○をつけて下さい。「いいえ」が3つ以上になったら，それ以降の質問にお答えになる必要はありません。

1. 仰向けにねかせた時，お子さんは左右の手足を同じようによく動かしていますか。手足の動きに左右差があったり，動きがよくない場合は「いいえ」に○をつけて下さい。　はい　いいえ　0 -0　GM

2. お子さんに見えない場所で音を出した時，お子さんは目の動きや呼吸の様子を変えるなど，音に反応することが分かりますか。　はい　いいえ　0 -0　L

3. お子さんが仰向けにねている時，あなたがお子さんを見つめると，お子さんもあなたの顔を見つめますか。　はい　いいえ　0 -0　PS

4. 「クー」「ウー」「エー」などのような，泣き声以外の声を出しますか。　はい　いいえ　0 -0　L

5. 「ウーウーウー」「アーアーアー」などの発声がありますか。　はい　いいえ　2.8-1.1　L

6. あなたがお子さんに笑いかけたり，話しかけたりしてあやすと，お子さんも笑ったりほほ笑みかえしたりしますか。　はい　いいえ　3.3-2.0　PS

7. 平らな床面にうつ伏せにねかせた時，お子さんは下の図のように頭を45度以上持ち上げることができますか。　はい　いいえ　3.7-2.7　GM

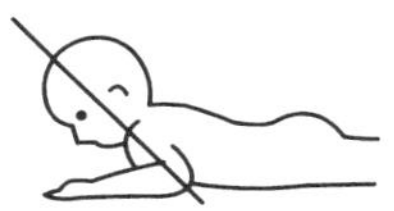

8. 声を出して笑うことがありますか。　はい　いいえ　3.9-2.9　L

9. 平らな床面にうつ伏せにねかせた時，お子さんは下の図のように頭を90度持ち上げて，胸を床から離し，前をまっすぐ見ますか。　はい　いいえ　4.1-3.4　GM

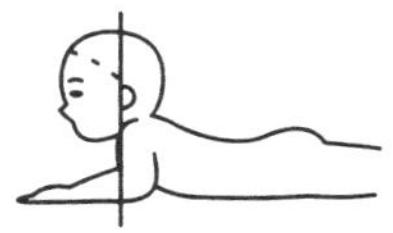

10. お子さんが仰向けにねている状態で，あなたの手に注目させて，左右どちらかのはしからはしまで動かすと，下の図のように，頭をまわして左右180度追視しますか。　はい　いいえ　4.2-3.6　FMA

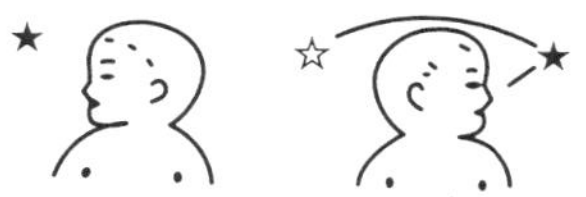

11. 両手を合わせたり，両手で遊んだりしますか。　はい　いいえ　4.3-3.7　FMA

12. 自分の手をじっと（5秒間以上）見つめていることがありますか。　はい　いいえ　4.5-3.4　PS

13. あなたがお子さんの両わきを支えて立たせて少し支えをゆるめると，自分の両足で体重を支えようとしますか。　はい　いいえ　4.7-3.9　GM

14. 平らな床面にうつ伏せにねかせた時，お子さんは下の図のように両腕で支えて胸を持ち上げることができますか。　はい　いいえ　5.2-4.4　GM

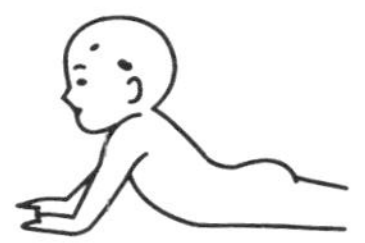

15. お子さんに見えない所（頭の後など）で，柔らかい低い音（積木を打ち合せるような音）を出すと，音の方に振り向きますか。　はい　いいえ　5.3-4.3　L

16. レーズン，10 円硬貨などの小さい物をじっと見つめますか。　はい　いいえ　5.6-4.8　FMA

17. お子さんの手の届く範囲に物（おもちゃなど）を置くと，手をのばして取ろうとしますか。　はい　いいえ　5.7-5.0　FMA

18. お子さんが遊んでいる時に，気づかれないように後からそっと近づいて声をかける（名前を呼ぶなど）と振り向きますか。　はい　いいえ　6.0-4.9　L

19. 今までに，うつ伏せから仰向けに，あるいは仰向けからうつ伏せに，2 回以上寝返りをしましたか。　はい　いいえ　6.1-5.2　GM

20. 手の届かない場所にある物（おもちゃなど）を，手や体を伸ばしたりして取ろうとしますか。　はい　いいえ　6.2-5.2　PS

21. レーズンや小さな食べ物をつかめますか。下の図のように，手全体でくま手のようにつかんでも，親指と他の指でつまんでも，どれでも結構です。　はい　いいえ　7.3-6.3　FMA

22. 落ちた物を探しますか。
検査の方法：まず，毛糸の玉やティッシュペーパーなどの柔らかいものをあなたの手に持ってお子さんの頭の上でヒラヒラさせて注意をひきます。お子さんがそれを見あげたら手を離して床に落とします。その時，お子さんは落ちた方を見下ろして，どこに落ちたか探しますか。お子さんが落ちた方をのぞきこんだら「はい」に○をつけて下さい。　はい　いいえ　7.4-6.3　FMA

23. 椅子や壁にもたれさせたり，枕で支えたりしないでも，一人で少しの間（5 秒間以上）座っていることができますか。　はい　いいえ　8.1-7.0　GM

24. 「だ」「ば」「が」「ま」などの声を出しますか。　はい　いいえ　8.4-7.0　L

25. 食べ物（クラッカーやクッキーなど）を自分で手に持って食べようとしますか。今まで与えたことがない場合は「いいえ」に○をつけて下さい。　はい　いいえ　8.5-7.0　PS

0〜9か月用

DENVER II 予備判定票

氏名		記録日	年　月　日
記録者 氏名		生年月日	年　月　日
記録者 続柄		年月日齢	年　月　日
		修正年月日齢	年　月　日

以下の質問に順番にお答え下さい。「はい」「いいえ」のどちらかに○をつけて下さい。「いいえ」が3つ以上になったら，それ以降の質問にお答えになる必要はありません。

1. 仰向けにねかせた時，お子さんは左右の手足を同じようによく動かしていますか。手足の動きに左右差があったり，動きがよくない場合は「いいえ」に○をつけて下さい。　はい　いいえ　0 -0　GM

2. お子さんに見えない場所で音を出した時，お子さんは目の動きや呼吸の様子を変えるなど，音に反応することが分かりますか。　はい　いいえ　0 -0　L

3. お子さんが仰向けにねている時，あなたがお子さんを見つめると，お子さんもあなたの顔を見つめますか。　はい　いいえ　0 -0　PS

4. 「クー」「ウー」「エー」などのような，泣き声以外の声を出しますか。　はい　いいえ　0 -0　L

5. 「ウーウーウー」「アーアーアー」などの発声がありますか。　はい　いいえ　2.8-1.1　L

6. あなたがお子さんに笑いかけたり，話しかけたりしてあやすと，お子さんも笑ったりほほ笑みかえしたりしますか。　はい　いいえ　3.3-2.0　PS

7. 平らな床面にうつ伏せにねかせた時，お子さんは下の図のように頭を45度以上持ち上げることができますか。　はい　いいえ　3.7-2.7　GM

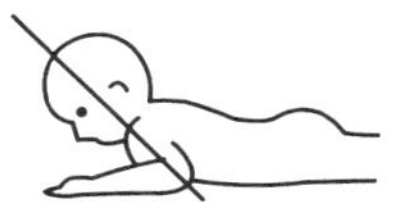

8. 声を出して笑うことがありますか。　はい　いいえ　3.9-2.9　L

9. 平らな床面にうつ伏せにねかせた時，お子さんは下の図のように頭を90度持ち上げて，胸を床から離し，前をまっすぐ見ますか。　はい　いいえ　4.1-3.4　GM

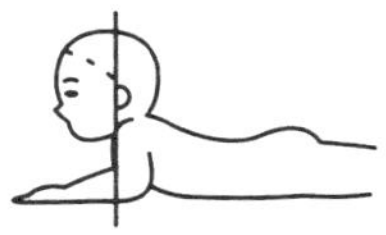

10. お子さんが仰向けにねている状態で，あなたの手に注目させて，左右どちらかのはしからはしまで動かすと，下の図のように，頭をまわして左右180度追視しますか。　はい　いいえ　4.2-3.6　FMA

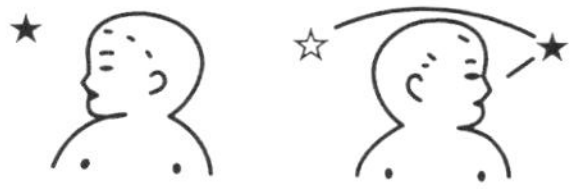

11. 両手を合わせたり，両手で遊んだりしますか。　はい　いいえ　4.3-3.7　FMA

12. 自分の手をじっと（5秒間以上）見つめていることがありますか。　はい　いいえ　4.5-3.4　PS

13. あなたがお子さんの両わきを支えて立たせて少し支えをゆるめると，自分の両足で体重を支えようとしますか。　はい　いいえ　4.7-3.9　GM

14. 平らな床面にうつ伏せにねかせた時，お子さんは下の図のように両腕で支えて胸を持ち上げることができますか。　はい　いいえ　5.2-4.4　GM

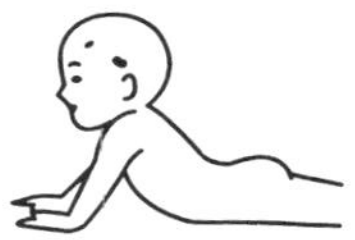

15. お子さんに見えない所（頭の後など）で，柔らかい低い音（積木を打ち合せるような音）を出すと，音の方に振り向きますか。　はい　いいえ　5.3-4.3　L

16. レーズン，10 円硬貨などの小さい物をじっと見つめますか。　はい　いいえ　5.6-4.8　FMA

17. お子さんの手の届く範囲に物（おもちゃなど）を置くと，手をのばして取ろうとしますか。　はい　いいえ　5.7-5.0　FMA

18. お子さんが遊んでいる時に，気づかれないように後からそっと近づいて声をかける（名前を呼ぶなど）と振り向きますか。　はい　いいえ　6.0-4.9　L

19. 今までに，うつ伏せから仰向けに，あるいは仰向けからうつ伏せに，2 回以上寝返りをしましたか。　はい　いいえ　6.1-5.2　GM

20. 手の届かない場所にある物（おもちゃなど）を，手や体を伸ばしたりして取ろうとしますか。　はい　いいえ　6.2-5.2　PS

21. レーズンや小さな食べ物をつかめますか。下の図のように，手全体でくま手のようにつかんでも，親指と他の指でつまんでも，どれでも結構です。　はい　いいえ　7.3-6.3　FMA

22. 落ちた物を探しますか。
検査の方法：まず，毛糸の玉やティッシュペーパーなどの柔らかいものをあなたの手に持ってお子さんの頭の上でヒラヒラさせて注意をひきます。お子さんがそれを見あげたら手を離して床に落とします。その時，お子さんは落ちた方を見下ろして，どこに落ちたか探しますか。お子さんが落ちた方をのぞきこんだら「はい」に○をつけて下さい。　はい　いいえ　7.4-6.3　FMA

23. 椅子や壁にもたれさせたり，枕で支えたりしないでも，一人で少しの間（5 秒間以上）座っていることができますか。　はい　いいえ　8.1-7.0　GM

24. 「だ」「ば」「が」「ま」などの声を出しますか。　はい　いいえ　8.4-7.0　L

25. 食べ物（クラッカーやクッキーなど）を自分で手に持って食べようとしますか。今まで与えたことがない場合は「いいえ」に○をつけて下さい。　はい　いいえ　8.5-7.0　PS

0〜9か月用

DENVERⅡ予備判定票

氏　　名 ＿＿＿＿

記録者　氏　　名 ＿＿＿＿
　　　　続　　柄 ＿＿＿＿

記　録　日　　　年　　　月　　　日
生 年 月 日　　　年　　　月　　　日
年 月 日 齢　　　年　　　月　　　日
修正年月日齢　　　年　　　月　　　日

以下の質問に順番にお答え下さい。「はい」「いいえ」のどちらかに○をつけて下さい。「いいえ」が３つ以上になったら，それ以降の質問にお答えになる必要はありません。

1. 仰向けにねかせた時，お子さんは左右の手足を同じようによく動かしていますか。手足の動きに左右差があったり，動きがよくない場合は「いいえ」に○をつけて下さい。	はい　いいえ	0 -0　GM
2. お子さんに見えない場所で音を出した時，お子さんは目の動きや呼吸の様子を変えるなど，音に反応することが分かりますか。	はい　いいえ	0 -0　L
3. お子さんが仰向けにねている時，あなたがお子さんを見つめると，お子さんもあなたの顔を見つめますか。	はい　いいえ	0 -0　PS
4.「クー」「ウー」「エー」などのような，泣き声以外の声を出しますか。	はい　いいえ	0 -0　L
5.「ウーウーウー」「アーアーアー」などの発声がありますか。	はい　いいえ	2.8-1.1　L
6. あなたがお子さんに笑いかけたり，話しかけたりしてあやすと，お子さんも笑ったりほほ笑みかえしたりしますか。	はい　いいえ	3.3-2.0　PS
7. 平らな床面にうつ伏せにねかせた時，お子さんは下の図のように頭を45度以上持ち上げることができますか。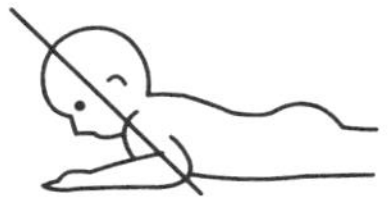	はい　いいえ	3.7-2.7　GM
8. 声を出して笑うことがありますか。	はい　いいえ	3.9-2.9　L
9. 平らな床面にうつ伏せにねかせた時，お子さんは下の図のように頭を90度持ち上げて，胸を床から離し，前をまっすぐ見ますか。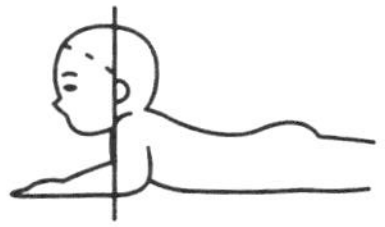	はい　いいえ	4.1-3.4　GM
10. お子さんが仰向けにねている状態で，あなたの手に注目させて，左右どちらかのはしからはしまで動かすと，下の図のように，頭をまわして左右180度追視しますか。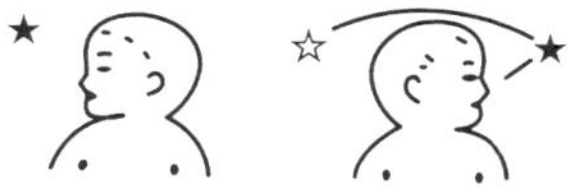	はい　いいえ	4.2-3.6　FMA
11. 両手を合わせたり，両手で遊んだりしますか。	はい　いいえ	4.3-3.7　FMA
12. 自分の手をじっと（5秒間以上）見つめていることがありますか。	はい　いいえ	4.5-3.4　PS
13. あなたがお子さんの両わきを支えて立たせて少し支えをゆるめると，自分の両足で体重を支えようとしますか。	はい　いいえ	4.7-3.9　GM

14. 平らな床面にうつ伏せにねかせた時，お子さんは下の図のように両腕で支えて胸を持ち上げることができますか。　はい　いいえ　5.2-4.4　GM

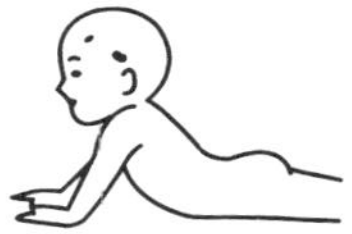

15. お子さんに見えない所（頭の後など）で，柔らかい低い音（積木を打ち合せるような音）を出すと，音の方に振り向きますか。　はい　いいえ　5.3-4.3　L

16. レーズン，10円硬貨などの小さい物をじっと見つめますか。　はい　いいえ　5.6-4.8　FMA

17. お子さんの手の届く範囲に物（おもちゃなど）を置くと，手をのばして取ろうとしますか。　はい　いいえ　5.7-5.0　FMA

18. お子さんが遊んでいる時に，気づかれないように後からそっと近づいて声をかける（名前を呼ぶなど）と振り向きますか。　はい　いいえ　6.0-4.9　L

19. 今までに，うつ伏せから仰向けに，あるいは仰向けからうつ伏せに，2回以上寝返りをしましたか。　はい　いいえ　6.1-5.2　GM

20. 手の届かない場所にある物（おもちゃなど）を，手や体を伸ばしたりして取ろうとしますか。　はい　いいえ　6.2-5.2　PS

21. レーズンや小さな食べ物をつかめますか。下の図のように，手全体でくま手のようにつかんでも，親指と他の指でつまんでも，どれでも結構です。　はい　いいえ　7.3-6.3　FMA

22. 落ちた物を探しますか。
検査の方法：まず，毛糸の玉やティッシュペーパーなどの柔らかいものをあなたの手に持ってお子さんの頭の上でヒラヒラさせて注意をひきます。お子さんがそれを見あげたら手を離して床に落とします。その時，お子さんは落ちた方を見下ろして，どこに落ちたか探しますか。お子さんが落ちた方をのぞきこんだら「はい」に○をつけて下さい。　はい　いいえ　7.4-6.3　FMA

23. 椅子や壁にもたれさせたり，枕で支えたりしないでも，一人で少しの間（5秒間以上）座っていることができますか。　はい　いいえ　8.1-7.0　GM

24. 「だ」「ば」「が」「ま」などの声を出しますか。　はい　いいえ　8.4-7.0　L

25. 食べ物（クラッカーやクッキーなど）を自分で手に持って食べようとしますか。今まで与えたことがない場合は「いいえ」に○をつけて下さい。　はい　いいえ　8.5-7.0　PS

DENVER II 予備判定票

0～9か月用

氏名		記録日	年　月　日
		生年月日	年　月　日
記録者 氏名		年月日齢	年　月　日
続柄		修正年月日齢	年　月　日

以下の質問に順番にお答え下さい。「はい」「いいえ」のどちらかに○をつけて下さい。「いいえ」が 3 つ以上になったら，それ以降の質問にお答えになる必要はありません。

1. 仰向けにねかせた時，お子さんは左右の手足を同じようによく動かしていますか。手足の動きに左右差があったり，動きがよくない場合は「いいえ」に○をつけて下さい。　はい　いいえ　0 -0　GM

2. お子さんに見えない場所で音を出した時，お子さんは目の動きや呼吸の様子を変えるなど，音に反応することが分かりますか。　はい　いいえ　0 -0　L

3. お子さんが仰向けにねている時，あなたがお子さんを見つめると，お子さんもあなたの顔を見つめますか。　はい　いいえ　0 -0　PS

4. 「クー」「ウー」「エー」などのような，泣き声以外の声を出しますか。　はい　いいえ　0 -0　L

5. 「ウーウーウー」「アーアーアー」などの発声がありますか。　はい　いいえ　2.8-1.1　L

6. あなたがお子さんに笑いかけたり，話しかけたりしてあやすと，お子さんも笑ったりほほ笑みかえしたりしますか。　はい　いいえ　3.3-2.0　PS

7. 平らな床面にうつ伏せにねかせた時，お子さんは下の図のように頭を 45 度以上持ち上げることができますか。　はい　いいえ　3.7-2.7　GM

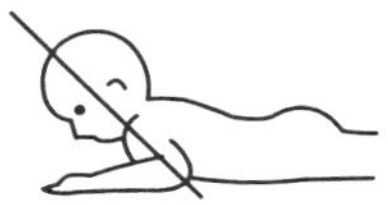

8. 声を出して笑うことがありますか。　はい　いいえ　3.9-2.9　L

9. 平らな床面にうつ伏せにねかせた時，お子さんは下の図のように頭を 90 度持ち上げて，胸を床から離し，前をまっすぐ見ますか。　はい　いいえ　4.1-3.4　GM

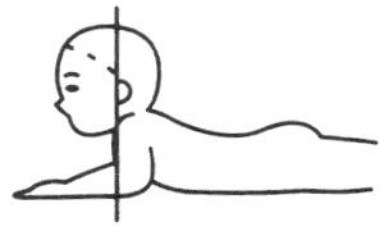

10. お子さんが仰向けにねている状態で，あなたの手に注目させて，左右どちらかのはしからはしまで動かすと，下の図のように，頭をまわして左右 180 度追視しますか。　はい　いいえ　4.2-3.6　FMA

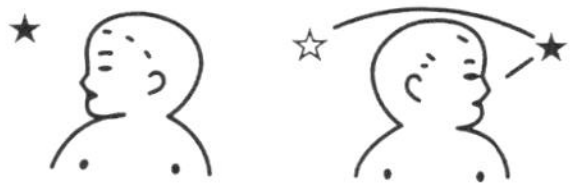

11. 両手を合わせたり，両手で遊んだりしますか。　はい　いいえ　4.3-3.7　FMA

12. 自分の手をじっと（5 秒間以上）見つめていることがありますか。　はい　いいえ　4.5-3.4　PS

13. あなたがお子さんの両わきを支えて立たせて少し支えをゆるめると，自分の両足で体重を支えようとしますか。　はい　いいえ　4.7-3.9　GM

14. 平らな床面にうつ伏せにねかせた時，お子さんは下の図のように両腕で支えて胸を持ち上げることができますか。　はい　いいえ　5.2-4.4　GM

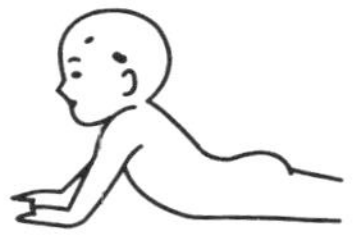

15. お子さんに見えない所（頭の後など）で，柔らかい低い音（積木を打ち合せるような音）を出すと，音の方に振り向きますか。　はい　いいえ　5.3-4.3　L

16. レーズン，10円硬貨などの小さい物をじっと見つめますか。　はい　いいえ　5.6-4.8　FMA

17. お子さんの手の届く範囲に物（おもちゃなど）を置くと，手をのばして取ろうとしますか。　はい　いいえ　5.7-5.0　FMA

18. お子さんが遊んでいる時に，気づかれないように後からそっと近づいて声をかける（名前を呼ぶなど）と振り向きますか。　はい　いいえ　6.0-4.9　L

19. 今までに，うつ伏せから仰向けに，あるいは仰向けからうつ伏せに，2回以上寝返りをしましたか。　はい　いいえ　6.1-5.2　GM

20. 手の届かない場所にある物（おもちゃなど）を，手や体を伸ばしたりして取ろうとしますか。　はい　いいえ　6.2-5.2　PS

21. レーズンや小さな食べ物をつかめますか。下の図のように，手全体でくま手のようにつかんでも，親指と他の指でつまんでも，どれでも結構です。　はい　いいえ　7.3-6.3　FMA

22. 落ちた物を探しますか。
検査の方法：まず，毛糸の玉やティッシュペーパーなどの柔らかいものをあなたの手に持ってお子さんの頭の上でヒラヒラさせて注意をひきます。お子さんがそれを見あげたら手を離して床に落とします。その時，お子さんは落ちた方を見下ろして，どこに落ちたか探しますか。お子さんが落ちた方をのぞきこんだら「はい」に○をつけて下さい。　はい　いいえ　7.4-6.3　FMA

23. 椅子や壁にもたれさせたり，枕で支えたりしないでも，一人で少しの間（5秒間以上）座っていることができますか。　はい　いいえ　8.1-7.0　GM

24. 「だ」「ば」「が」「ま」などの声を出しますか。　はい　いいえ　8.4-7.0　L

25. 食べ物（クラッカーやクッキーなど）を自分で手に持って食べようとしますか。今まで与えたことがない場合は「いいえ」に○をつけて下さい。　はい　いいえ　8.5-7.0　PS

DENVER II 予備判定票

0〜9か月用

氏　名		
記録者	氏　名	
	続　柄	

記録日	年	月	日
生年月日	年	月	日
年月日齢	年	月	日
修正年月日齢	年	月	日

以下の質問に順番にお答え下さい。「はい」「いいえ」のどちらかに○をつけて下さい。「いいえ」が３つ以上になったら，それ以降の質問にお答えになる必要はありません。

1. 仰向けにねかせた時，お子さんは左右の手足を同じようによく動かしていますか。手足の動きに左右差があったり，動きがよくない場合は「いいえ」に○をつけて下さい。　はい　いいえ　0 -0　GM

2. お子さんに見えない場所で音を出した時，お子さんは目の動きや呼吸の様子を変えるなど，音に反応することが分かりますか。　はい　いいえ　0 -0　L

3. お子さんが仰向けにねている時，あなたがお子さんを見つめると，お子さんもあなたの顔を見つめますか。　はい　いいえ　0 -0　PS

4. 「クー」「ウー」「エー」などのような，泣き声以外の声を出しますか。　はい　いいえ　0 -0　L

5. 「ウーウーウー」「アーアーアー」などの発声がありますか。　はい　いいえ　2.8-1.1　L

6. あなたがお子さんに笑いかけたり，話しかけたりしてあやすと，お子さんも笑ったりほほ笑みかえしたりしますか。　はい　いいえ　3.3-2.0　PS

7. 平らな床面にうつ伏せにねかせた時，お子さんは下の図のように頭を45度以上持ち上げることができますか。　はい　いいえ　3.7-2.7　GM

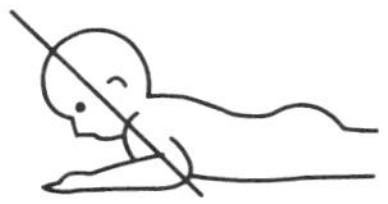

8. 声を出して笑うことがありますか。　はい　いいえ　3.9-2.9　L

9. 平らな床面にうつ伏せにねかせた時，お子さんは下の図のように頭を90度持ち上げて，胸を床から離し，前をまっすぐ見ますか。　はい　いいえ　4.1-3.4　GM

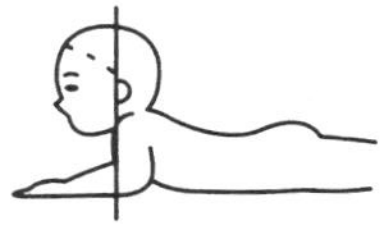

10. お子さんが仰向けにねている状態で，あなたの手に注目させて，左右どちらかのはしからはしまで動かすと，下の図のように，頭をまわして左右180度追視しますか。　はい　いいえ　4.2-3.6　FMA

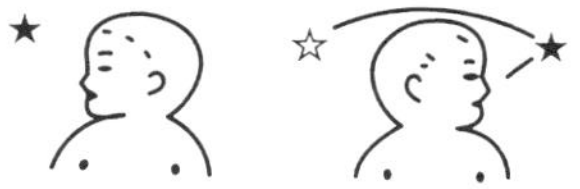

11. 両手を合わせたり，両手で遊んだりしますか。　はい　いいえ　4.3-3.7　FMA

12. 自分の手をじっと（5秒間以上）見つめていることがありますか。　はい　いいえ　4.5-3.4　PS

13. あなたがお子さんの両わきを支えて立たせて少し支えをゆるめると，自分の両足で体重を支えようとしますか。　はい　いいえ　4.7-3.9　GM

14. 平らな床面にうつ伏せにねかせた時，お子さんは下の図のように両腕で支えて胸を持ち上げることができますか。　はい　いいえ　5.2-4.4　GM

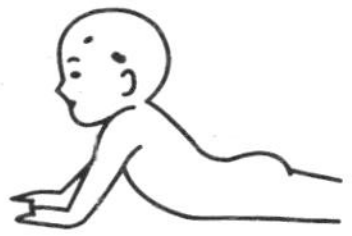

15. お子さんに見えない所（頭の後など）で，柔らかい低い音（積木を打ち合せるような音）を出すと，音の方に振り向きますか。　はい　いいえ　5.3-4.3　L

16. レーズン，10円硬貨などの小さい物をじっと見つめますか。　はい　いいえ　5.6-4.8　FMA

17. お子さんの手の届く範囲に物（おもちゃなど）を置くと，手をのばして取ろうとしますか。　はい　いいえ　5.7-5.0　FMA

18. お子さんが遊んでいる時に，気づかれないように後からそっと近づいて声をかける（名前を呼ぶなど）と振り向きますか。　はい　いいえ　6.0-4.9　L

19. 今までに，うつ伏せから仰向けに，あるいは仰向けからうつ伏せに，2回以上寝返りをしましたか。　はい　いいえ　6.1-5.2　GM

20. 手の届かない場所にある物（おもちゃなど）を，手や体を伸ばしたりして取ろうとしますか。　はい　いいえ　6.2-5.2　PS

21. レーズンや小さな食べ物をつかめますか。下の図のように，手全体でくま手のようにつかんでも，親指と他の指でつまんでも，どれでも結構です。　はい　いいえ　7.3-6.3　FMA

22. 落ちた物を探しますか。
検査の方法：まず，毛糸の玉やティッシュペーパーなどの柔らかいものをあなたの手に持ってお子さんの頭の上でヒラヒラさせて注意をひきます。お子さんがそれを見あげたら手を離して床に落とします。その時，お子さんは落ちた方を見下ろして，どこに落ちたか探しますか。お子さんが落ちた方をのぞきこんだら「はい」に○をつけて下さい。　はい　いいえ　7.4-6.3　FMA

23. 椅子や壁にもたれさせたり，枕で支えたりしないでも，一人で少しの間（5秒間以上）座っていることができますか。　はい　いいえ　8.1-7.0　GM

24. 「だ」「ば」「が」「ま」などの声を出しますか。　はい　いいえ　8.4-7.0　L

25. 食べ物（クラッカーやクッキーなど）を自分で手に持って食べようとしますか。今まで与えたことがない場合は「いいえ」に○をつけて下さい。　はい　いいえ　8.5-7.0　PS

0〜9か月用

DENVER II 予備判定票

氏　名		記　録　日	年　月　日
記録者　氏　名		生年月日	年　月　日
続　柄		年月日齢	年　月　日
		修正年月日齢	年　月　日

以下の質問に順番にお答え下さい。「はい」「いいえ」のどちらかに◯をつけて下さい。「いいえ」が3つ以上になったら，それ以降の質問にお答えになる必要はありません。

1. 仰向けにねかせた時，お子さんは左右の手足を同じようによく動かしていますか。手足の動きに左右差があったり，動きがよくない場合は「いいえ」に◯をつけて下さい。　はい　いいえ　0 -0　GM
2. お子さんに見えない場所で音を出した時，お子さんは目の動きや呼吸の様子を変えるなど，音に反応することが分かりますか。　はい　いいえ　0 -0　L
3. お子さんが仰向けにねている時，あなたがお子さんを見つめると，お子さんもあなたの顔を見つめますか。　はい　いいえ　0 -0　PS
4. 「クー」「ウー」「エー」などのような，泣き声以外の声を出しますか。　はい　いいえ　0 -0　L
5. 「ウーウーウー」「アーアーアー」などの発声がありますか。　はい　いいえ　2.8-1.1　L
6. あなたがお子さんに笑いかけたり，話しかけたりしてあやすと，お子さんも笑ったりほほ笑みかえしたりしますか。　はい　いいえ　3.3-2.0　PS
7. 平らな床面にうつ伏せにねかせた時，お子さんは下の図のように頭を45度以上持ち上げることができますか。　はい　いいえ　3.7-2.7　GM

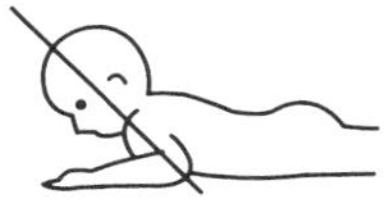

8. 声を出して笑うことがありますか。　はい　いいえ　3.9-2.9　L
9. 平らな床面にうつ伏せにねかせた時，お子さんは下の図のように頭を90度持ち上げて，胸を床から離し，前をまっすぐ見ますか。　はい　いいえ　4.1-3.4　GM

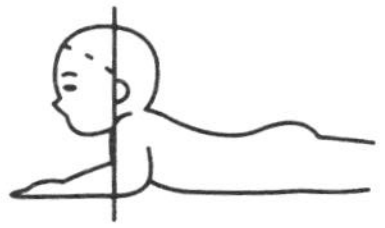

10. お子さんが仰向けにねている状態で，あなたの手に注目させて，左右どちらかのはしからはしまで動かすと，下の図のように，頭をまわして左右180度追視しますか。　はい　いいえ　4.2-3.6　FMA

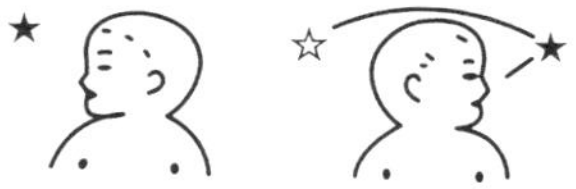

11. 両手を合わせたり，両手で遊んだりしますか。　はい　いいえ　4.3-3.7　FMA
12. 自分の手をじっと（5秒間以上）見つめていることがありますか。　はい　いいえ　4.5-3.4　PS
13. あなたがお子さんの両わきを支えて立たせて少し支えをゆるめると，自分の両足で体重を支えようとしますか。　はい　いいえ　4.7-3.9　GM

14. 平らな床面にうつ伏せにねかせた時，お子さんは下の図のように両腕で支えて胸を持ち上げることができますか。　はい　いいえ　5.2-4.4　GM

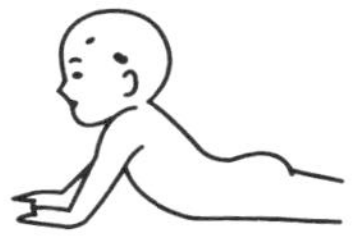

15. お子さんに見えない所（頭の後など）で，柔らかい低い音（積木を打ち合せるような音）を出すと，音の方に振り向きますか。　はい　いいえ　5.3-4.3　L

16. レーズン，10円硬貨などの小さい物をじっと見つめますか。　はい　いいえ　5.6-4.8　FMA

17. お子さんの手の届く範囲に物（おもちゃなど）を置くと，手をのばして取ろうとしますか。　はい　いいえ　5.7-5.0　FMA

18. お子さんが遊んでいる時に，気づかれないように後からそっと近づいて声をかける（名前を呼ぶなど）と振り向きますか。　はい　いいえ　6.0-4.9　L

19. 今までに，うつ伏せから仰向けに，あるいは仰向けからうつ伏せに，2回以上寝返りをしましたか。　はい　いいえ　6.1-5.2　GM

20. 手の届かない場所にある物（おもちゃなど）を，手や体を伸ばしたりして取ろうとしますか。　はい　いいえ　6.2-5.2　PS

21. レーズンや小さな食べ物をつかめますか。下の図のように，手全体でくま手のようにつかんでも，親指と他の指でつまんでも，どれでも結構です。　はい　いいえ　7.3-6.3　FMA

22. 落ちた物を探しますか。
検査の方法：まず，毛糸の玉やティッシュペーパーなどの柔らかいものをあなたの手に持ってお子さんの頭の上でヒラヒラさせて注意をひきます。お子さんがそれを見あげたら手を離して床に落とします。その時，お子さんは落ちた方を見下ろして，どこに落ちたか探しますか。お子さんが落ちた方をのぞきこんだら「はい」に○をつけて下さい。　はい　いいえ　7.4-6.3　FMA

23. 椅子や壁にもたれさせたり，枕で支えたりしないでも，一人で少しの間（5秒間以上）座っていることができますか。　はい　いいえ　8.1-7.0　GM

24. 「だ」「ば」「が」「ま」などの声を出しますか。　はい　いいえ　8.4-7.0　L

25. 食べ物（クラッカーやクッキーなど）を自分で手に持って食べようとしますか。今まで与えたことがない場合は「いいえ」に○をつけて下さい。　はい　いいえ　8.5-7.0　PS

DENVER Ⅱ 予備判定票

0～9か月用

氏　名 ＿＿＿＿

記録者　氏　名 ＿＿＿＿　続　柄 ＿＿＿＿

記　録　日　　年　　月　　日
生　年　月　日　　年　　月　　日
年　月　日　齢　　年　　月　　日
修正年月日齢　　年　　月　　日

以下の質問に順番にお答え下さい。「はい」「いいえ」のどちらかに○をつけて下さい。「いいえ」が3つ以上になったら，それ以降の質問にお答えになる必要はありません。

1. 仰向けにねかせた時，お子さんは左右の手足を同じようによく動かしていますか。手足の動きに左右差があったり，動きがよくない場合は「いいえ」に○をつけて下さい。　はい　いいえ　0 -0　GM

2. お子さんに見えない場所で音を出した時，お子さんは目の動きや呼吸の様子を変えるなど，音に反応することが分かりますか。　はい　いいえ　0 -0　L

3. お子さんが仰向けにねている時，あなたがお子さんを見つめると，お子さんもあなたの顔を見つめますか。　はい　いいえ　0 -0　PS

4. 「クー」「ウー」「エー」などのような，泣き声以外の声を出しますか。　はい　いいえ　0 -0　L

5. 「ウーウーウー」「アーアーアー」などの発声がありますか。　はい　いいえ　2.8-1.1　L

6. あなたがお子さんに笑いかけたり，話しかけたりしてあやすと，お子さんも笑ったりほほ笑みかえしたりしますか。　はい　いいえ　3.3-2.0　PS

7. 平らな床面にうつ伏せにねかせた時，お子さんは下の図のように頭を45度以上持ち上げることができますか。　はい　いいえ　3.7-2.7　GM

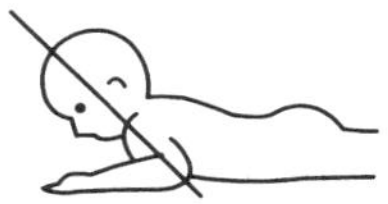

8. 声を出して笑うことがありますか。　はい　いいえ　3.9-2.9　L

9. 平らな床面にうつ伏せにねかせた時，お子さんは下の図のように頭を90度持ち上げて，胸を床から離し，前をまっすぐ見ますか。　はい　いいえ　4.1-3.4　GM

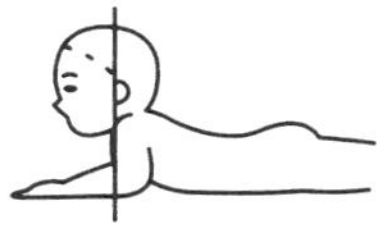

10. お子さんが仰向けにねている状態で，あなたの手に注目させて，左右どちらかのはしからはしまで動かすと，下の図のように，頭をまわして左右180度追視しますか。　はい　いいえ　4.2-3.6　FMA

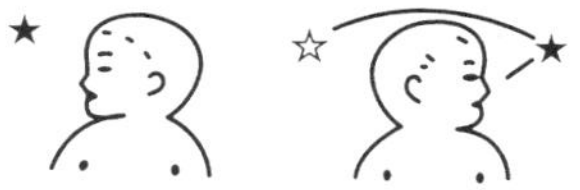

11. 両手を合わせたり，両手で遊んだりしますか。　はい　いいえ　4.3-3.7　FMA

12. 自分の手をじっと（5秒間以上）見つめていることがありますか。　はい　いいえ　4.5-3.4　PS

13. あなたがお子さんの両わきを支えて立たせて少し支えをゆるめると，自分の両足で体重を支えようとしますか。　はい　いいえ　4.7-3.9　GM

14. 平らな床面にうつ伏せにねかせた時，お子さんは下の図のように両腕で支えて胸を持ち上げることができますか。　はい　いいえ　5.2-4.4　GM

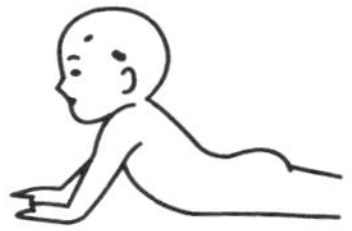

15. お子さんに見えない所（頭の後など）で，柔らかい低い音（積木を打ち合せるような音）を出すと，音の方に振り向きますか。　はい　いいえ　5.3-4.3　L

16. レーズン，10 円硬貨などの小さい物をじっと見つめますか。　はい　いいえ　5.6-4.8　FMA

17. お子さんの手の届く範囲に物（おもちゃなど）を置くと，手をのばして取ろうとしますか。　はい　いいえ　5.7-5.0　FMA

18. お子さんが遊んでいる時に，気づかれないように後からそっと近づいて声をかける（名前を呼ぶなど）と振り向きますか。　はい　いいえ　6.0-4.9　L

19. 今までに，うつ伏せから仰向けに，あるいは仰向けからうつ伏せに，2 回以上寝返りをしましたか。　はい　いいえ　6.1-5.2　GM

20. 手の届かない場所にある物（おもちゃなど）を，手や体を伸ばしたりして取ろうとしますか。　はい　いいえ　6.2-5.2　PS

21. レーズンや小さな食べ物をつかめますか。下の図のように，手全体でくま手のようにつかんでも，親指と他の指でつまんでも，どれでも結構です。　はい　いいえ　7.3-6.3　FMA

22. 落ちた物を探しますか。
検査の方法：まず，毛糸の玉やティッシュペーパーなどの柔らかいものをあなたの手に持ってお子さんの頭の上でヒラヒラさせて注意をひきます。お子さんがそれを見あげたら手を離して床に落とします。その時，お子さんは落ちた方を見下ろして，どこに落ちたか探しますか。お子さんが落ちた方をのぞきこんだら「はい」に○をつけて下さい。　はい　いいえ　7.4-6.3　FMA

23. 椅子や壁にもたれさせたり，枕で支えたりしないでも，一人で少しの間（5 秒間以上）座っていることができますか。　はい　いいえ　8.1-7.0　GM

24. 「だ」「ば」「が」「ま」などの声を出しますか。　はい　いいえ　8.4-7.0　L

25. 食べ物（クラッカーやクッキーなど）を自分で手に持って食べようとしますか。今まで与えたことがない場合は「いいえ」に○をつけて下さい。　はい　いいえ　8.5-7.0　PS

0～9か月用

DENVER II 予備判定票

氏　名

記録者　氏　名

続　柄

記　録　日　　年　　月　　日

生　年　月　日　　年　　月　　日

年　月　日　齢　　年　　月　　日

修正年月日齢　　年　　月　　日

以下の質問に順番にお答え下さい。「はい」「いいえ」のどちらかに○をつけて下さい。「いいえ」が3つ以上になったら，それ以降の質問にお答えになる必要はありません。

1. 仰向けにねかせた時，お子さんは左右の手足を同じようによく動かしていますか。手足の動きに左右差があったり，動きがよくない場合は「いいえ」に○をつけて下さい。　はい　いいえ　0 -0　GM

2. お子さんに見えない場所で音を出した時，お子さんは目の動きや呼吸の様子を変えるなど，音に反応することが分かりますか。　はい　いいえ　0 -0　L

3. お子さんが仰向けにねている時，あなたがお子さんを見つめると，お子さんもあなたの顔を見つめますか。　はい　いいえ　0 -0　PS

4. 「クー」「ウー」「エー」などのような，泣き声以外の声を出しますか。　はい　いいえ　0 -0　L

5. 「ウーウーウー」「アーアーアー」などの発声がありますか。　はい　いいえ　2.8-1.1　L

6. あなたがお子さんに笑いかけたり，話しかけたりしてあやすと，お子さんも笑ったりほほ笑みかえしたりしますか。　はい　いいえ　3.3-2.0　PS

7. 平らな床面にうつ伏せにねかせた時，お子さんは下の図のように頭を45度以上持ち上げることができますか。　はい　いいえ　3.7-2.7　GM

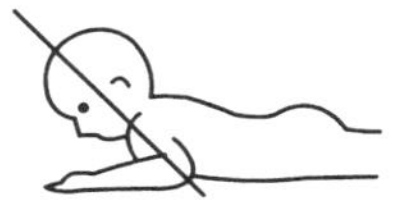

8. 声を出して笑うことがありますか。　はい　いいえ　3.9-2.9　L

9. 平らな床面にうつ伏せにねかせた時，お子さんは下の図のように頭を90度持ち上げて，胸を床から離し，前をまっすぐ見ますか。　はい　いいえ　4.1-3.4　GM

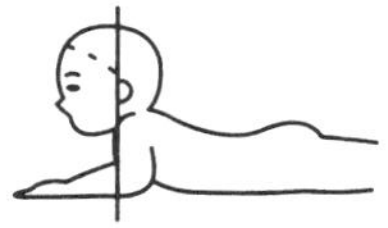

10. お子さんが仰向けにねている状態で，あなたの手に注目させて，左右どちらかのはしからはしまで動かすと，下の図のように，頭をまわして左右180度追視しますか。　はい　いいえ　4.2-3.6　FMA

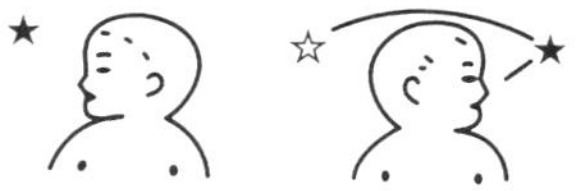

11. 両手を合わせたり，両手で遊んだりしますか。　はい　いいえ　4.3-3.7　FMA

12. 自分の手をじっと（5秒間以上）見つめていることがありますか。　はい　いいえ　4.5-3.4　PS

13. あなたがお子さんの両わきを支えて立たせて少し支えをゆるめると，自分の両足で体重を支えようとしますか。　はい　いいえ　4.7-3.9　GM

14. 平らな床面にうつ伏せにねかせた時，お子さんは下の図のように両腕で支えて胸を持ち上げることができますか。　はい　いいえ　5.2-4.4　GM

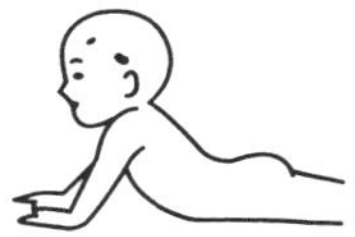

15. お子さんに見えない所（頭の後など）で，柔らかい低い音（積木を打ち合せるような音）を出すと，音の方に振り向きますか。
はい　いいえ　5.3-4.3　L

16. レーズン，10 円硬貨などの小さい物をじっと見つめますか。
はい　いいえ　5.6-4.8　FMA

17. お子さんの手の届く範囲に物（おもちゃなど）を置くと，手をのばして取ろうとしますか。　はい　いいえ　5.7-5.0　FMA

18. お子さんが遊んでいる時に，気づかれないように後からそっと近づいて声をかける（名前を呼ぶなど）と振り向きますか。
はい　いいえ　6.0-4.9　L

19. 今までに，うつ伏せから仰向けに，あるいは仰向けからうつ伏せに，2 回以上寝返りをしましたか。　はい　いいえ　6.1-5.2　GM

20. 手の届かない場所にある物（おもちゃなど）を，手や体を伸ばしたりして取ろうとしますか。　はい　いいえ　6.2-5.2　PS

21. レーズンや小さな食べ物をつかめますか。下の図のように，手全体でくま手のようにつかんでも，親指と他の指でつまんでも，どれでも結構です。
はい　いいえ　7.3-6.3　FMA

22. 落ちた物を探しますか。
検査の方法：まず，毛糸の玉やティッシュペーパーなどの柔らかいものをあなたの手に持ってお子さんの頭の上でヒラヒラさせて注意をひきます。お子さんがそれを見あげたら手を離して床に落とします。その時，お子さんは落ちた方を見下ろして，どこに落ちたか探しますか。お子さんが落ちた方をのぞきこんだら「はい」に○をつけて下さい。　はい　いいえ　7.4-6.3　FMA

23. 椅子や壁にもたれさせたり，枕で支えたりしないでも，一人で少しの間（5 秒間以上）座っていることができますか。
はい　いいえ　8.1-7.0　GM

24. 「だ」「ば」「が」「ま」などの声を出しますか。　はい　いいえ　8.4-7.0　L

25. 食べ物（クラッカーやクッキーなど）を自分で手に持って食べようとしますか。今まで与えたことがない場合は「いいえ」に○をつけて下さい。　はい　いいえ　8.5-7.0　PS

DENVER II 予備判定票

0〜9か月用

氏名		記録日	年	月	日
記録者 氏名		生年月日	年	月	日
記録者 続柄		年月日齢	年	月	日
		修正年月日齢	年	月	日

以下の質問に順番にお答え下さい。「はい」「いいえ」のどちらかに○をつけて下さい。「いいえ」が3つ以上になったら，それ以降の質問にお答えになる必要はありません。

1. 仰向けにねかせた時，お子さんは左右の手足を同じようによく動かしていますか。手足の動きに左右差があったり，動きがよくない場合は「いいえ」に○をつけて下さい。 はい　いいえ　0 -0　GM

2. お子さんに見えない場所で音を出した時，お子さんは目の動きや呼吸の様子を変えるなど，音に反応することが分かりますか。 はい　いいえ　0 -0　L

3. お子さんが仰向けにねている時，あなたがお子さんを見つめると，お子さんもあなたの顔を見つめますか。 はい　いいえ　0 -0　PS

4. 「クー」「ウー」「エー」などのような，泣き声以外の声を出しますか。 はい　いいえ　0 -0　L

5. 「ウーウーウー」「アーアーアー」などの発声がありますか。 はい　いいえ　2.8-1.1　L

6. あなたがお子さんに笑いかけたり，話しかけたりしてあやすと，お子さんも笑ったりほほ笑みかえしたりしますか。 はい　いいえ　3.3-2.0　PS

7. 平らな床面にうつ伏せにねかせた時，お子さんは下の図のように頭を45度以上持ち上げることができますか。 はい　いいえ　3.7-2.7　GM

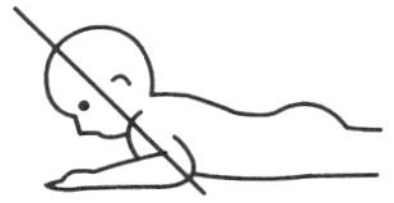

8. 声を出して笑うことがありますか。 はい　いいえ　3.9-2.9　L

9. 平らな床面にうつ伏せにねかせた時，お子さんは下の図のように頭を90度持ち上げて，胸を床から離し，前をまっすぐ見ますか。 はい　いいえ　4.1-3.4　GM

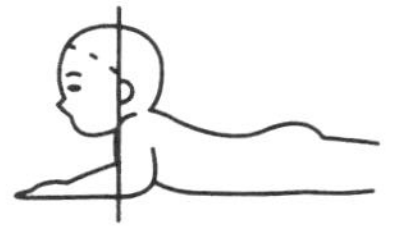

10. お子さんが仰向けにねている状態で，あなたの手に注目させて，左右どちらかのはしからはしまで動かすと，下の図のように，頭をまわして左右180度追視しますか。 はい　いいえ　4.2-3.6　FMA

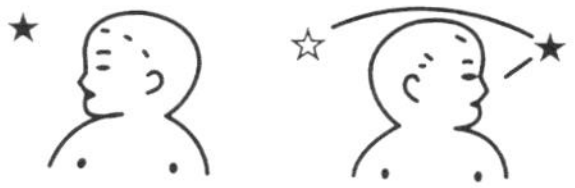

11. 両手を合わせたり，両手で遊んだりしますか。 はい　いいえ　4.3-3.7　FMA

12. 自分の手をじっと（5秒間以上）見つめていることがありますか。 はい　いいえ　4.5-3.4　PS

13. あなたがお子さんの両わきを支えて立たせて少し支えをゆるめると，自分の両足で体重を支えようとしますか。 はい　いいえ　4.7-3.9　GM

14. 平らな床面にうつ伏せにねかせた時，お子さんは下の図のように両腕で支えて胸を持ち上げることができますか。　はい　いいえ　5.2-4.4　GM

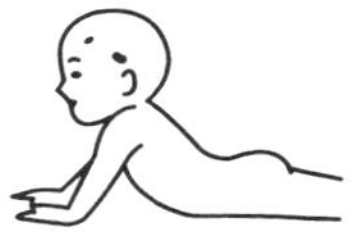

15. お子さんに見えない所（頭の後など）で，柔らかい低い音（積木を打ち合せるような音）を出すと，音の方に振り向きますか。
はい　いいえ　5.3-4.3　L

16. レーズン，10円硬貨などの小さい物をじっと見つめますか。
はい　いいえ　5.6-4.8　FMA

17. お子さんの手の届く範囲に物（おもちゃなど）を置くと，手をのばして取ろうとしますか。　はい　いいえ　5.7-5.0　FMA

18. お子さんが遊んでいる時に，気づかれないように後からそっと近づいて声をかける（名前を呼ぶなど）と振り向きますか。
はい　いいえ　6.0-4.9　L

19. 今までに，うつ伏せから仰向けに，あるいは仰向けからうつ伏せに，2回以上寝返りをしましたか。　はい　いいえ　6.1-5.2　GM

20. 手の届かない場所にある物（おもちゃなど）を，手や体を伸ばしたりして取ろうとしますか。　はい　いいえ　6.2-5.2　PS

21. レーズンや小さな食べ物をつかめますか。下の図のように，手全体でくま手のようにつかんでも，親指と他の指でつまんでも，どれでも結構です。
はい　いいえ　7.3-6.3　FMA

22. 落ちた物を探しますか。
検査の方法：まず，毛糸の玉やティッシュペーパーなどの柔らかいものをあなたの手に持ってお子さんの頭の上でヒラヒラさせて注意をひきます。お子さんがそれを見あげたら手を離して床に落とします。その時，お子さんは落ちた方を見下ろして，どこに落ちたか探しますか。お子さんが落ちた方をのぞきこんだら「はい」に○をつけて下さい。　はい　いいえ　7.4-6.3　FMA

23. 椅子や壁にもたれさせたり，枕で支えたりしないでも，一人で少しの間（5秒間以上）座っていることができますか。
はい　いいえ　8.1-7.0　GM

24. 「だ」「ば」「が」「ま」などの声を出しますか。　はい　いいえ　8.4-7.0　L

25. 食べ物（クラッカーやクッキーなど）を自分で手に持って食べようとしますか。今まで与えたことがない場合は「いいえ」に○をつけて下さい。　はい　いいえ　8.5-7.0　PS

DENVER II 予備判定票

0〜9か月用

氏名	
記録者 氏名	
記録者 続柄	
記録日	年 月 日
生年月日	年 月 日
年月日齢	年 月 日
修正年月日齢	年 月 日

以下の質問に順番にお答え下さい。「はい」「いいえ」のどちらかに○をつけて下さい。「いいえ」が3つ以上になったら，それ以降の質問にお答えになる必要はありません。

1. 仰向けにねかせた時，お子さんは左右の手足を同じようによく動かしていますか。手足の動きに左右差があったり，動きがよくない場合は「いいえ」に○をつけて下さい。 はい いいえ 0 -0 GM

2. お子さんに見えない場所で音を出した時，お子さんは目の動きや呼吸の様子を変えるなど，音に反応することが分かりますか。 はい いいえ 0 -0 L

3. お子さんが仰向けにねている時，あなたがお子さんを見つめると，お子さんもあなたの顔を見つめますか。 はい いいえ 0 -0 PS

4. 「クー」「ウー」「エー」などのような，泣き声以外の声を出しますか。 はい いいえ 0 -0 L

5. 「ウーウーウー」「アーアーアー」などの発声がありますか。 はい いいえ 2.8-1.1 L

6. あなたがお子さんに笑いかけたり，話しかけたりしてあやすと，お子さんも笑ったりほほ笑みかえしたりしますか。 はい いいえ 3.3-2.0 PS

7. 平らな床面にうつ伏せにねかせた時，お子さんは下の図のように頭を45度以上持ち上げることができますか。 はい いいえ 3.7-2.7 GM

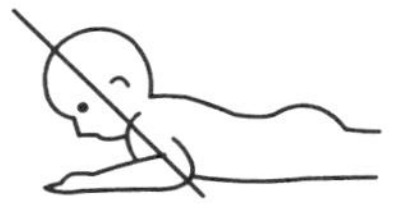

8. 声を出して笑うことがありますか。 はい いいえ 3.9-2.9 L

9. 平らな床面にうつ伏せにねかせた時，お子さんは下の図のように頭を90度持ち上げて，胸を床から離し，前をまっすぐ見ますか。 はい いいえ 4.1-3.4 GM

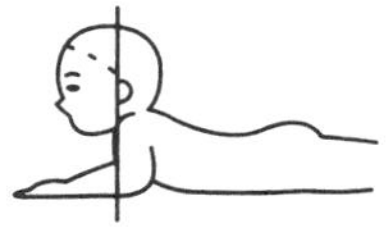

10. お子さんが仰向けにねている状態で，あなたの手に注目させて，左右どちらかのはしからはしまで動かすと，下の図のように，頭をまわして左右180度追視しますか。 はい いいえ 4.2-3.6 FMA

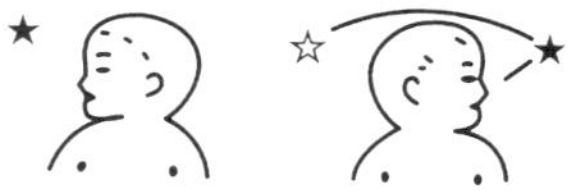

11. 両手を合わせたり，両手で遊んだりしますか。 はい いいえ 4.3-3.7 FMA

12. 自分の手をじっと（5秒間以上）見つめていることがありますか。 はい いいえ 4.5-3.4 PS

13. あなたがお子さんの両わきを支えて立たせて少し支えをゆるめると，自分の両足で体重を支えようとしますか。 はい いいえ 4.7-3.9 GM

14. 平らな床面にうつ伏せにねかせた時，お子さんは下の図のように両腕で支えて胸を持ち上げることができますか。　はい　いいえ　5.2-4.4　GM

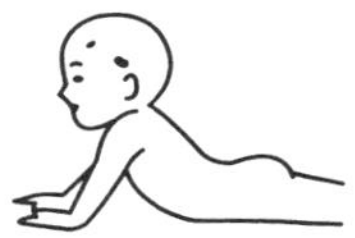

15. お子さんに見えない所（頭の後など）で，柔らかい低い音（積木を打ち合せるような音）を出すと，音の方に振り向きますか。　はい　いいえ　5.3-4.3　L

16. レーズン，10 円硬貨などの小さい物をじっと見つめますか。　はい　いいえ　5.6-4.8　FMA

17. お子さんの手の届く範囲に物（おもちゃなど）を置くと，手をのばして取ろうとしますか。　はい　いいえ　5.7-5.0　FMA

18. お子さんが遊んでいる時に，気づかれないように後からそっと近づいて声をかける（名前を呼ぶなど）と振り向きますか。　はい　いいえ　6.0-4.9　L

19. 今までに，うつ伏せから仰向けに，あるいは仰向けからうつ伏せに，2 回以上寝返りをしましたか。　はい　いいえ　6.1-5.2　GM

20. 手の届かない場所にある物（おもちゃなど）を，手や体を伸ばしたりして取ろうとしますか。　はい　いいえ　6.2-5.2　PS

21. レーズンや小さな食べ物をつかめますか。下の図のように，手全体でくま手のようにつかんでも，親指と他の指でつまんでも，どれでも結構です。　はい　いいえ　7.3-6.3　FMA

22. 落ちた物を探しますか。
検査の方法：まず，毛糸の玉やティッシュペーパーなどの柔らかいものをあなたの手に持ってお子さんの頭の上でヒラヒラさせて注意をひきます。お子さんがそれを見あげたら手を離して床に落とします。その時，お子さんは落ちた方を見下ろして，どこに落ちたか探しますか。お子さんが落ちた方をのぞきこんだら「はい」に○をつけて下さい。　はい　いいえ　7.4-6.3　FMA

23. 椅子や壁にもたれさせたり，枕で支えたりしないでも，一人で少しの間（5 秒間以上）座っていることができますか。　はい　いいえ　8.1-7.0　GM

24. 「だ」「ば」「が」「ま」などの声を出しますか。　はい　いいえ　8.4-7.0　L

25. 食べ物（クラッカーやクッキーなど）を自分で手に持って食べようとしますか。今まで与えたことがない場合は「いいえ」に○をつけて下さい。　はい　いいえ　8.5-7.0　PS

DENVER II 予備判定票

0〜9か月用

氏名		記録日	年　月　日
記録者 氏名		生年月日	年　月　日
続柄		年月日齢	年　月　日
		修正年月日齢	年　月　日

以下の質問に順番にお答え下さい。「はい」「いいえ」のどちらかに○をつけて下さい。「いいえ」が3つ以上になったら，それ以降の質問にお答えになる必要はありません。

1. 仰向けにねかせた時，お子さんは左右の手足を同じようによく動かしていますか。手足の動きに左右差があったり，動きがよくない場合は「いいえ」に○をつけて下さい。　はい　いいえ　0 -0　GM
2. お子さんに見えない場所で音を出した時，お子さんは目の動きや呼吸の様子を変えるなど，音に反応することが分かりますか。　はい　いいえ　0 -0　L
3. お子さんが仰向けにねている時，あなたがお子さんを見つめると，お子さんもあなたの顔を見つめますか。　はい　いいえ　0 -0　PS
4. 「クー」「ウー」「エー」などのような，泣き声以外の声を出しますか。　はい　いいえ　0 -0　L
5. 「ウーウーウー」「アーアーアー」などの発声がありますか。　はい　いいえ　2.8-1.1　L
6. あなたがお子さんに笑いかけたり，話しかけたりしてあやすと，お子さんも笑ったりほほ笑みかえしたりしますか。　はい　いいえ　3.3-2.0　PS
7. 平らな床面にうつ伏せにねかせた時，お子さんは下の図のように頭を45度以上持ち上げることができますか。　はい　いいえ　3.7-2.7　GM

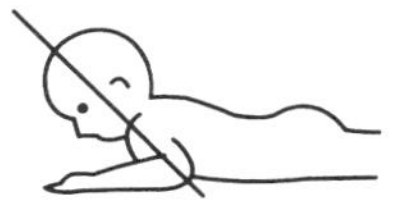

8. 声を出して笑うことがありますか。　はい　いいえ　3.9-2.9　L
9. 平らな床面にうつ伏せにねかせた時，お子さんは下の図のように頭を90度持ち上げて，胸を床から離し，前をまっすぐ見ますか。　はい　いいえ　4.1-3.4　GM

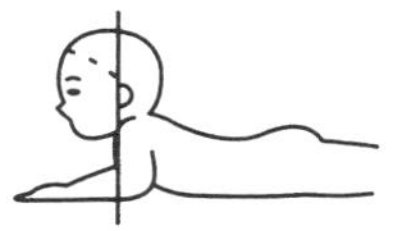

10. お子さんが仰向けにねている状態で，あなたの手に注目させて，左右どちらかのはしからはしまで動かすと，下の図のように，頭をまわして左右180度追視しますか。　はい　いいえ　4.2-3.6　FMA

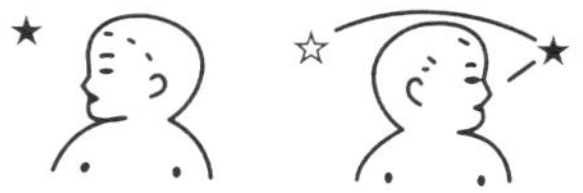

11. 両手を合わせたり，両手で遊んだりしますか。　はい　いいえ　4.3-3.7　FMA
12. 自分の手をじっと（5秒間以上）見つめていることがありますか。　はい　いいえ　4.5-3.4　PS
13. あなたがお子さんの両わきを支えて立たせて少し支えをゆるめると，自分の両足で体重を支えようとしますか。　はい　いいえ　4.7-3.9　GM

14. 平らな床面にうつ伏せにねかせた時，お子さんは下の図のように両腕で支えて胸を持ち上げることができますか。　はい　いいえ　5.2-4.4　GM

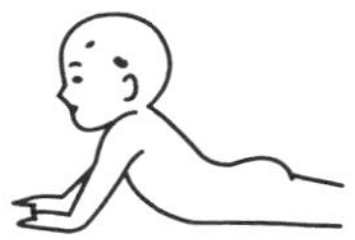

15. お子さんに見えない所（頭の後など）で，柔らかい低い音（積木を打ち合せるような音）を出すと，音の方に振り向きますか。　はい　いいえ　5.3-4.3　L

16. レーズン，10 円硬貨などの小さい物をじっと見つめますか。　はい　いいえ　5.6-4.8　FMA

17. お子さんの手の届く範囲に物（おもちゃなど）を置くと，手をのばして取ろうとしますか。　はい　いいえ　5.7-5.0　FMA

18. お子さんが遊んでいる時に，気づかれないように後からそっと近づいて声をかける（名前を呼ぶなど）と振り向きますか。　はい　いいえ　6.0-4.9　L

19. 今までに，うつ伏せから仰向けに，あるいは仰向けからうつ伏せに，2 回以上寝返りをしましたか。　はい　いいえ　6.1-5.2　GM

20. 手の届かない場所にある物（おもちゃなど）を，手や体を伸ばしたりして取ろうとしますか。　はい　いいえ　6.2-5.2　PS

21. レーズンや小さな食べ物をつかめますか。下の図のように，手全体でくま手のようにつかんでも，親指と他の指でつまんでも，どれでも結構です。　はい　いいえ　7.3-6.3　FMA

22. 落ちた物を探しますか。
検査の方法：まず，毛糸の玉やティッシュペーパーなどの柔らかいものをあなたの手に持ってお子さんの頭の上でヒラヒラさせて注意をひきます。お子さんがそれを見あげたら手を離して床に落とします。その時，お子さんは落ちた方を見下ろして，どこに落ちたか探しますか。お子さんが落ちた方をのぞきこんだら「はい」に○をつけて下さい。　はい　いいえ　7.4-6.3　FMA

23. 椅子や壁にもたれさせたり，枕で支えたりしないでも，一人で少しの間（5 秒間以上）座っていることができますか。　はい　いいえ　8.1-7.0　GM

24. 「だ」「ば」「が」「ま」などの声を出しますか。　はい　いいえ　8.4-7.0　L

25. 食べ物（クラッカーやクッキーなど）を自分で手に持って食べようとしますか。今まで与えたことがない場合は「いいえ」に○をつけて下さい。　はい　いいえ　8.5-7.0　PS

0〜9か月用

DENVER II 予備判定票

氏　名

記録者　氏　名

続　柄

記　録　日　　年　　月　　日
生　年　月　日　　年　　月　　日
年　月　日　齢　　年　　月　　日
修正年月日齢　　年　　月　　日

以下の質問に順番にお答え下さい。「はい」「いいえ」のどちらかに○をつけて下さい。「いいえ」が３つ以上になったら，それ以降の質問にお答えになる必要はありません。

1. 仰向けにねかせた時，お子さんは左右の手足を同じようによく動かしていますか。手足の動きに左右差があったり，動きがよくない場合は「いいえ」に○をつけて下さい。　はい　いいえ　0 -0　GM

2. お子さんに見えない場所で音を出した時，お子さんは目の動きや呼吸の様子を変えるなど，音に反応することが分かりますか。　はい　いいえ　0 -0　L

3. お子さんが仰向けにねている時，あなたがお子さんを見つめると，お子さんもあなたの顔を見つめますか。　はい　いいえ　0 -0　PS

4. 「クー」「ウー」「エー」などのような，泣き声以外の声を出しますか。　はい　いいえ　0 -0　L

5. 「ウーウーウー」「アーアーアー」などの発声がありますか。　はい　いいえ　2.8-1.1　L

6. あなたがお子さんに笑いかけたり，話しかけたりしてあやすと，お子さんも笑ったりほほ笑みかえしたりしますか。　はい　いいえ　3.3-2.0　PS

7. 平らな床面にうつ伏せにねかせた時，お子さんは下の図のように頭を45度以上持ち上げることができますか。　はい　いいえ　3.7-2.7　GM

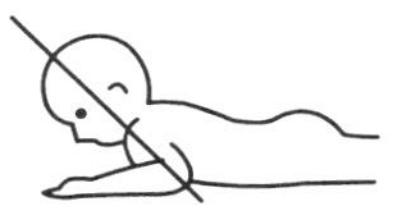

8. 声を出して笑うことがありますか。　はい　いいえ　3.9-2.9　L

9. 平らな床面にうつ伏せにねかせた時，お子さんは下の図のように頭を90度持ち上げて，胸を床から離し，前をまっすぐ見ますか。　はい　いいえ　4.1-3.4　GM

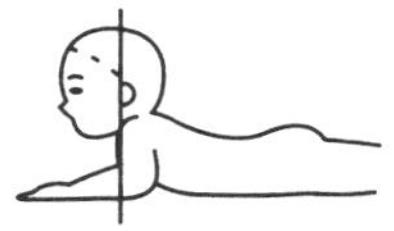

10. お子さんが仰向けにねている状態で，あなたの手に注目させて，左右どちらかのはしからはしまで動かすと，下の図のように，頭をまわして左右180度追視しますか。　はい　いいえ　4.2-3.6　FMA

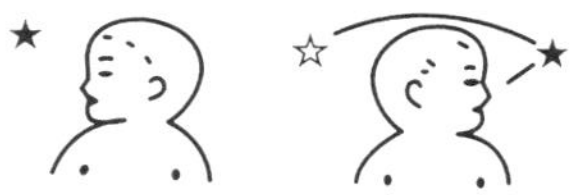

11. 両手を合わせたり，両手で遊んだりしますか。　はい　いいえ　4.3-3.7　FMA

12. 自分の手をじっと（5秒間以上）見つめていることがありますか。　はい　いいえ　4.5-3.4　PS

13. あなたがお子さんの両わきを支えて立たせて少し支えをゆるめると，自分の両足で体重を支えようとしますか。　はい　いいえ　4.7-3.9　GM

14. 平らな床面にうつ伏せにねかせた時，お子さんは下の図のように両腕で支えて胸を持ち上げることができますか。　はい　いいえ　5.2-4.4　GM

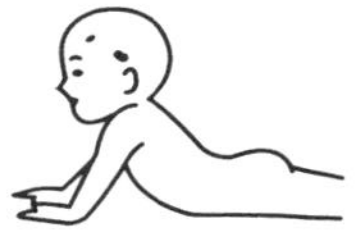

15. お子さんに見えない所（頭の後など）で，柔らかい低い音（積木を打ち合せるような音）を出すと，音の方に振り向きますか。
はい　いいえ　5.3-4.3　L

16. レーズン，10円硬貨などの小さい物をじっと見つめますか。
はい　いいえ　5.6-4.8　FMA

17. お子さんの手の届く範囲に物（おもちゃなど）を置くと，手をのばして取ろうとしますか。　はい　いいえ　5.7-5.0　FMA

18. お子さんが遊んでいる時に，気づかれないように後からそっと近づいて声をかける（名前を呼ぶなど）と振り向きますか。
はい　いいえ　6.0-4.9　L

19. 今までに，うつ伏せから仰向けに，あるいは仰向けからうつ伏せに，2回以上寝返りをしましたか。　はい　いいえ　6.1-5.2　GM

20. 手の届かない場所にある物（おもちゃなど）を，手や体を伸ばしたりして取ろうとしますか。　はい　いいえ　6.2-5.2　PS

21. レーズンや小さな食べ物をつかめますか。下の図のように，手全体でくま手のようにつかんでも，親指と他の指でつまんでも，どれでも結構です。
はい　いいえ　7.3-6.3　FMA

22. 落ちた物を探しますか。
検査の方法：まず，毛糸の玉やティッシュペーパーなどの柔らかいものをあなたの手に持ってお子さんの頭の上でヒラヒラさせて注意をひきます。お子さんがそれを見あげたら手を離して床に落とします。その時，お子さんは落ちた方を見下ろして，どこに落ちたか探しますか。お子さんが落ちた方をのぞきこんだら「はい」に◯をつけて下さい。　はい　いいえ　7.4-6.3　FMA

23. 椅子や壁にもたれさせたり，枕で支えたりしないでも，一人で少しの間（5秒間以上）座っていることができますか。
はい　いいえ　8.1-7.0　GM

24. 「だ」「ば」「が」「ま」などの声を出しますか。　はい　いいえ　8.4-7.0　L

25. 食べ物（クラッカーやクッキーなど）を自分で手に持って食べようとしますか。今まで与えたことがない場合は「いいえ」に◯をつけて下さい。　はい　いいえ　8.5-7.0　PS

0〜9か月用

DENVER Ⅱ 予備判定票

氏　名 ＿＿＿＿

記録者　氏　名 ＿＿＿＿
　　　　続　柄 ＿＿＿＿

記録日　　年　　月　　日
生年月日　　年　　月　　日
年月日齢　　年　　月　　日
修正年月日齢　　年　　月　　日

以下の質問に順番にお答え下さい。「はい」「いいえ」のどちらかに○をつけて下さい。「いいえ」が３つ以上になったら，それ以降の質問にお答えになる必要はありません。

1. 仰向けにねかせた時，お子さんは左右の手足を同じようによく動かしていますか。手足の動きに左右差があったり，動きがよくない場合は「いいえ」に○をつけて下さい。　はい　いいえ　0 -0　GM

2. お子さんに見えない場所で音を出した時，お子さんは目の動きや呼吸の様子を変えるなど，音に反応することが分かりますか。　はい　いいえ　0 -0　L

3. お子さんが仰向けにねている時，あなたがお子さんを見つめると，お子さんもあなたの顔を見つめますか。　はい　いいえ　0 -0　PS

4. 「クー」「ウー」「エー」などのような，泣き声以外の声を出しますか。　はい　いいえ　0 -0　L

5. 「ウーウーウー」「アーアーアー」などの発声がありますか。　はい　いいえ　2.8-1.1　L

6. あなたがお子さんに笑いかけたり，話しかけたりしてあやすと，お子さんも笑ったりほほ笑みかえしたりしますか。　はい　いいえ　3.3-2.0　PS

7. 平らな床面にうつ伏せにねかせた時，お子さんは下の図のように頭を45度以上持ち上げることができますか。　はい　いいえ　3.7-2.7　GM

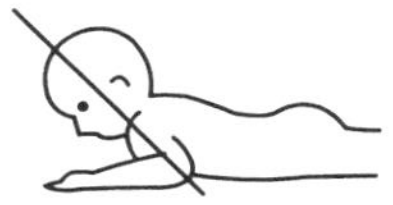

8. 声を出して笑うことがありますか。　はい　いいえ　3.9-2.9　L

9. 平らな床面にうつ伏せにねかせた時，お子さんは下の図のように頭を90度持ち上げて，胸を床から離し，前をまっすぐ見ますか。　はい　いいえ　4.1-3.4　GM

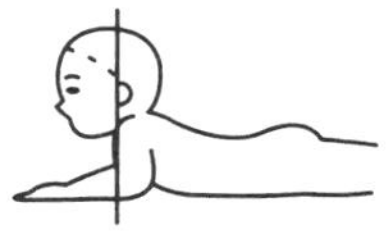

10. お子さんが仰向けにねている状態で，あなたの手に注目させて，左右どちらかのはしからはしまで動かすと，下の図のように，頭をまわして左右180度追視しますか。　はい　いいえ　4.2-3.6　FMA

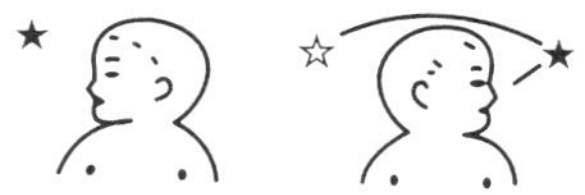

11. 両手を合わせたり，両手で遊んだりしますか。　はい　いいえ　4.3-3.7　FMA

12. 自分の手をじっと（5秒間以上）見つめていることがありますか。　はい　いいえ　4.5-3.4　PS

13. あなたがお子さんの両わきを支えて立たせて少し支えをゆるめると，自分の両足で体重を支えようとしますか。　はい　いいえ　4.7-3.9　GM

14. 平らな床面にうつ伏せにねかせた時，お子さんは下の図のように両腕で支えて胸を持ち上げることができますか。　はい　いいえ　5.2-4.4　GM

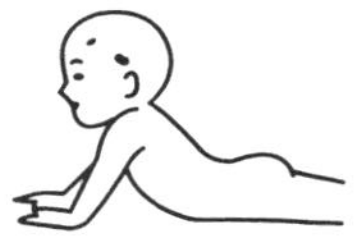

15. お子さんに見えない所（頭の後など）で，柔らかい低い音（積木を打ち合せるような音）を出すと，音の方に振り向きますか。　はい　いいえ　5.3-4.3　L

16. レーズン，10 円硬貨などの小さい物をじっと見つめますか。　はい　いいえ　5.6-4.8　FMA

17. お子さんの手の届く範囲に物（おもちゃなど）を置くと，手をのばして取ろうとしますか。　はい　いいえ　5.7-5.0　FMA

18. お子さんが遊んでいる時に，気づかれないように後からそっと近づいて声をかける（名前を呼ぶなど）と振り向きますか。　はい　いいえ　6.0-4.9　L

19. 今までに，うつ伏せから仰向けに，あるいは仰向けからうつ伏せに，2 回以上寝返りをしましたか。　はい　いいえ　6.1-5.2　GM

20. 手の届かない場所にある物（おもちゃなど）を，手や体を伸ばしたりして取ろうとしますか。　はい　いいえ　6.2-5.2　PS

21. レーズンや小さな食べ物をつかめますか。下の図のように，手全体でくま手のようにつかんでも，親指と他の指でつまんでも，どれでも結構です。　はい　いいえ　7.3-6.3　FMA

22. 落ちた物を探しますか。
検査の方法：まず，毛糸の玉やティッシュペーパーなどの柔らかいものをあなたの手に持ってお子さんの頭の上でヒラヒラさせて注意をひきます。お子さんがそれを見あげたら手を離して床に落とします。その時，お子さんは落ちた方を見下ろして，どこに落ちたか探しますか。お子さんが落ちた方をのぞきこんだら「はい」に○をつけて下さい。　はい　いいえ　7.4-6.3　FMA

23. 椅子や壁にもたれさせたり，枕で支えたりしないでも，一人で少しの間（5 秒間以上）座っていることができますか。　はい　いいえ　8.1-7.0　GM

24. 「だ」「ば」「が」「ま」などの声を出しますか。　はい　いいえ　8.4-7.0　L

25. 食べ物（クラッカーやクッキーなど）を自分で手に持って食べようとしますか。今まで与えたことがない場合は「いいえ」に○をつけて下さい。　はい　いいえ　8.5-7.0　PS

0〜9か月用

DENVERⅡ予備判定票

氏　名

記録者　氏　名

記録者　続　柄

記　録　日　　年　月　日
生　年　月　日　　年　月　日
年　月　日　齢　　年　月　日
修正年月日齢　　年　月　日

以下の質問に順番にお答え下さい。「はい」「いいえ」のどちらかに○をつけて下さい。「いいえ」が３つ以上になったら，それ以降の質問にお答えになる必要はありません。

1. 仰向けにねかせた時，お子さんは左右の手足を同じようによく動かしていますか。手足の動きに左右差があったり，動きがよくない場合は「いいえ」に○をつけて下さい。　はい　いいえ　0 -0　GM

2. お子さんに見えない場所で音を出した時，お子さんは目の動きや呼吸の様子を変えるなど，音に反応することが分かりますか。　はい　いいえ　0 -0　L

3. お子さんが仰向けにねている時，あなたがお子さんを見つめると，お子さんもあなたの顔を見つめますか。　はい　いいえ　0 -0　PS

4. 「クー」「ウー」「エー」などのような，泣き声以外の声を出しますか。　はい　いいえ　0 -0　L

5. 「ウーウーウー」「アーアーアー」などの発声がありますか。　はい　いいえ　2.8-1.1　L

6. あなたがお子さんに笑いかけたり，話しかけたりしてあやすと，お子さんも笑ったりほほ笑みかえしたりしますか。　はい　いいえ　3.3-2.0　PS

7. 平らな床面にうつ伏せにねかせた時，お子さんは下の図のように頭を45度以上持ち上げることができますか。　はい　いいえ　3.7-2.7　GM

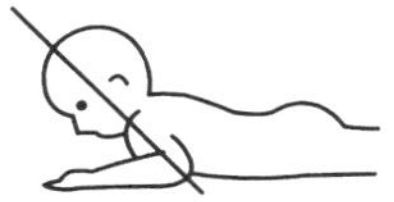

8. 声を出して笑うことがありますか。　はい　いいえ　3.9-2.9　L

9. 平らな床面にうつ伏せにねかせた時，お子さんは下の図のように頭を90度持ち上げて，胸を床から離し，前をまっすぐ見ますか。　はい　いいえ　4.1-3.4　GM

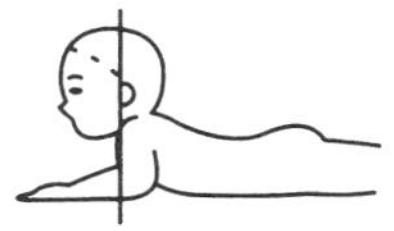

10. お子さんが仰向けにねている状態で，あなたの手に注目させて，左右どちらかのはしからはしまで動かすと，下の図のように，頭をまわして左右180度追視しますか。　はい　いいえ　4.2-3.6　FMA

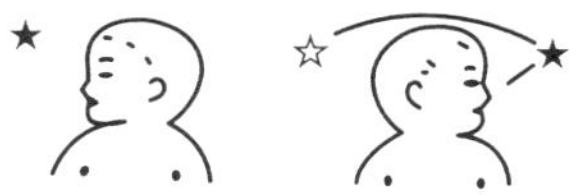

11. 両手を合わせたり，両手で遊んだりしますか。　はい　いいえ　4.3-3.7　FMA

12. 自分の手をじっと（5秒間以上）見つめていることがありますか。　はい　いいえ　4.5-3.4　PS

13. あなたがお子さんの両わきを支えて立たせて少し支えをゆるめると，自分の両足で体重を支えようとしますか。　はい　いいえ　4.7-3.9　GM

14. 平らな床面にうつ伏せにねかせた時，お子さんは下の図のように両腕で支えて胸を持ち上げることができますか。　はい　いいえ　5.2-4.4　GM

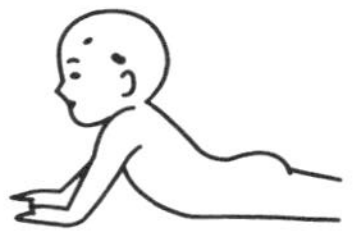

15. お子さんに見えない所（頭の後など）で，柔らかい低い音（積木を打ち合せるような音）を出すと，音の方に振り向きますか。　はい　いいえ　5.3-4.3　L

16. レーズン，10円硬貨などの小さい物をじっと見つめますか。　はい　いいえ　5.6-4.8　FMA

17. お子さんの手の届く範囲に物（おもちゃなど）を置くと，手をのばして取ろうとしますか。　はい　いいえ　5.7-5.0　FMA

18. お子さんが遊んでいる時に，気づかれないように後からそっと近づいて声をかける（名前を呼ぶなど）と振り向きますか。　はい　いいえ　6.0-4.9　L

19. 今までに，うつ伏せから仰向けに，あるいは仰向けからうつ伏せに，2回以上寝返りをしましたか。　はい　いいえ　6.1-5.2　GM

20. 手の届かない場所にある物（おもちゃなど）を，手や体を伸ばしたりして取ろうとしますか。　はい　いいえ　6.2-5.2　PS

21. レーズンや小さな食べ物をつかめますか。下の図のように，手全体でくま手のようにつかんでも，親指と他の指でつまんでも，どれでも結構です。　はい　いいえ　7.3-6.3　FMA

22. 落ちた物を探しますか。
検査の方法：まず，毛糸の玉やティッシュペーパーなどの柔らかいものをあなたの手に持ってお子さんの頭の上でヒラヒラさせて注意をひきます。お子さんがそれを見あげたら手を離して床に落とします。その時，お子さんは落ちた方を見下ろして，どこに落ちたか探しますか。お子さんが落ちた方をのぞきこんだら「はい」に○をつけて下さい。　はい　いいえ　7.4-6.3　FMA

23. 椅子や壁にもたれさせたり，枕で支えたりしないでも，一人で少しの間（5秒間以上）座っていることができますか。　はい　いいえ　8.1-7.0　GM

24. 「だ」「ば」「が」「ま」などの声を出しますか。　はい　いいえ　8.4-7.0　L

25. 食べ物（クラッカーやクッキーなど）を自分で手に持って食べようとしますか。今まで与えたことがない場合は「いいえ」に○をつけて下さい。　はい　いいえ　8.5-7.0　PS

0〜9か月用

DENVERⅡ予備判定票

氏名	
記録者 氏名	
記録者 続柄	

記録日	年 月 日
生年月日	年 月 日
年月日齢	年 月 日
修正年月日齢	年 月 日

以下の質問に順番にお答え下さい。「はい」「いいえ」のどちらかに○をつけて下さい。「いいえ」が3つ以上になったら，それ以降の質問にお答えになる必要はありません。

1. 仰向けにねかせた時，お子さんは左右の手足を同じようによく動かしていますか。手足の動きに左右差があったり，動きがよくない場合は「いいえ」に○をつけて下さい。 はい いいえ 0 -0 GM
2. お子さんに見えない場所で音を出した時，お子さんは目の動きや呼吸の様子を変えるなど，音に反応することが分かりますか。 はい いいえ 0 -0 L
3. お子さんが仰向けにねている時，あなたがお子さんを見つめると，お子さんもあなたの顔を見つめますか。 はい いいえ 0 -0 PS
4. 「クー」「ウー」「エー」などのような，泣き声以外の声を出しますか。 はい いいえ 0 -0 L
5. 「ウーウーウー」「アーアーアー」などの発声がありますか。 はい いいえ 2.8-1.1 L
6. あなたがお子さんに笑いかけたり，話しかけたりしてあやすと，お子さんも笑ったりほほ笑みかえしたりしますか。 はい いいえ 3.3-2.0 PS
7. 平らな床面にうつ伏せにねかせた時，お子さんは下の図のように頭を45度以上持ち上げることができますか。 はい いいえ 3.7-2.7 GM

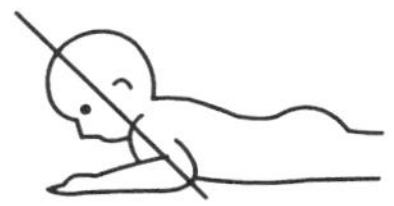

8. 声を出して笑うことがありますか。 はい いいえ 3.9-2.9 L
9. 平らな床面にうつ伏せにねかせた時，お子さんは下の図のように頭を90度持ち上げて，胸を床から離し，前をまっすぐ見ますか。 はい いいえ 4.1-3.4 GM

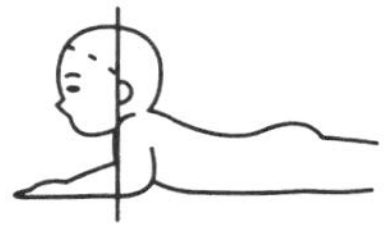

10. お子さんが仰向けにねている状態で，あなたの手に注目させて，左右どちらかのはしからはしまで動かすと，下の図のように，頭をまわして左右180度追視しますか。 はい いいえ 4.2-3.6 FMA

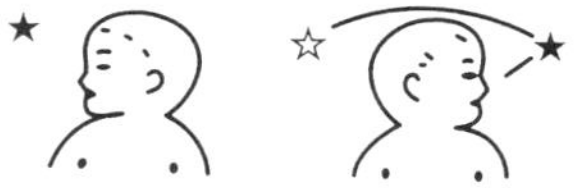

11. 両手を合わせたり，両手で遊んだりしますか。 はい いいえ 4.3-3.7 FMA
12. 自分の手をじっと（5秒間以上）見つめていることがありますか。 はい いいえ 4.5-3.4 PS
13. あなたがお子さんの両わきを支えて立たせて少し支えをゆるめると，自分の両足で体重を支えようとしますか。 はい いいえ 4.7-3.9 GM

14. 平らな床面にうつ伏せにねかせた時，お子さんは下の図のように両腕で支えて胸を持ち上げることができますか。　はい　いいえ　5.2-4.4　GM

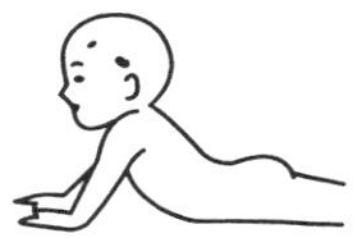

15. お子さんに見えない所（頭の後など）で，柔らかい低い音（積木を打ち合せるような音）を出すと，音の方に振り向きますか。
はい　いいえ　5.3-4.3　L

16. レーズン，10円硬貨などの小さい物をじっと見つめますか。
はい　いいえ　5.6-4.8　FMA

17. お子さんの手の届く範囲に物（おもちゃなど）を置くと，手をのばして取ろうとしますか。　はい　いいえ　5.7-5.0　FMA

18. お子さんが遊んでいる時に，気づかれないように後からそっと近づいて声をかける（名前を呼ぶなど）と振り向きますか。
はい　いいえ　6.0-4.9　L

19. 今までに，うつ伏せから仰向けに，あるいは仰向けからうつ伏せに，2回以上寝返りをしましたか。　はい　いいえ　6.1-5.2　GM

20. 手の届かない場所にある物（おもちゃなど）を，手や体を伸ばしたりして取ろうとしますか。　はい　いいえ　6.2-5.2　PS

21. レーズンや小さな食べ物をつかめますか。下の図のように，手全体でくま手のようにつかんでも，親指と他の指でつまんでも，どれでも結構です。
はい　いいえ　7.3-6.3　FMA

22. 落ちた物を探しますか。
検査の方法：まず，毛糸の玉やティッシュペーパーなどの柔らかいものをあなたの手に持ってお子さんの頭の上でヒラヒラさせて注意をひきます。お子さんがそれを見あげたら手を離して床に落とします。その時，お子さんは落ちた方を見下ろして，どこに落ちたか探しますか。お子さんが落ちた方をのぞきこんだら「はい」に○をつけて下さい。　はい　いいえ　7.4-6.3　FMA

23. 椅子や壁にもたれさせたり，枕で支えたりしないでも，一人で少しの間（5秒間以上）座っていることができますか。
はい　いいえ　8.1-7.0　GM

24. 「だ」「ば」「が」「ま」などの声を出しますか。　はい　いいえ　8.4-7.0　L

25. 食べ物（クラッカーやクッキーなど）を自分で手に持って食べようとしますか。今まで与えたことがない場合は「いいえ」に○をつけて下さい。　はい　いいえ　8.5-7.0　PS

DENVER II 予備判定票

0〜9か月用

氏　　名 ＿＿＿＿

記録者　氏　　名 ＿＿＿＿
　　　　続　　柄 ＿＿＿＿

記録日　　年　月　日
生年月日　　年　月　日
年月日齢　　年　月　日
修正年月日齢　　年　月　日

以下の質問に順番にお答え下さい。「はい」「いいえ」のどちらかに○をつけて下さい。「いいえ」が３つ以上になったら，それ以降の質問にお答えになる必要はありません。

1. 仰向けにねかせた時，お子さんは左右の手足を同じようによく動かしていますか。手足の動きに左右差があったり，動きがよくない場合は「いいえ」に○をつけて下さい。　はい　いいえ　0 -0　GM

2. お子さんに見えない場所で音を出した時，お子さんは目の動きや呼吸の様子を変えるなど，音に反応することが分かりますか。　はい　いいえ　0 -0　L

3. お子さんが仰向けにねている時，あなたがお子さんを見つめると，お子さんもあなたの顔を見つめますか。　はい　いいえ　0 -0　PS

4.「クー」「ウー」「エー」などのような，泣き声以外の声を出しますか。　はい　いいえ　0 -0　L

5.「ウーウーウー」「アーアーアー」などの発声がありますか。　はい　いいえ　2.8-1.1　L

6. あなたがお子さんに笑いかけたり，話しかけたりしてあやすと，お子さんも笑ったりほほ笑みかえしたりしますか。　はい　いいえ　3.3-2.0　PS

7. 平らな床面にうつ伏せにねかせた時，お子さんは下の図のように頭を45度以上持ち上げることができますか。　はい　いいえ　3.7-2.7　GM

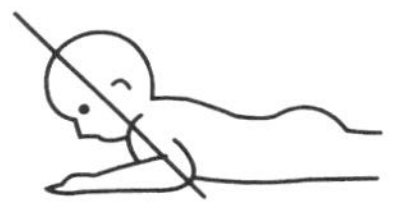

8. 声を出して笑うことがありますか。　はい　いいえ　3.9-2.9　L

9. 平らな床面にうつ伏せにねかせた時，お子さんは下の図のように頭を90度持ち上げて，胸を床から離し，前をまっすぐ見ますか。　はい　いいえ　4.1-3.4　GM

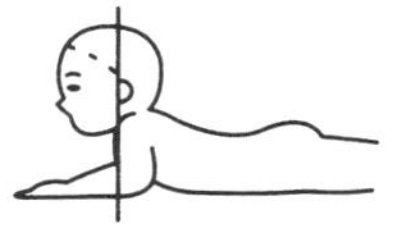

10. お子さんが仰向けにねている状態で，あなたの手に注目させて，左右どちらかのはしからはしまで動かすと，下の図のように，頭をまわして左右180度追視しますか。　はい　いいえ　4.2-3.6　FMA

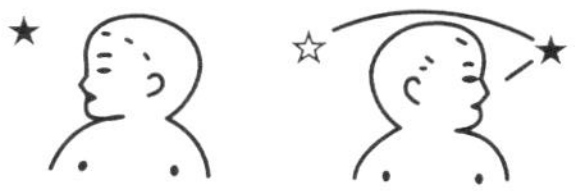

11. 両手を合わせたり，両手で遊んだりしますか。　はい　いいえ　4.3-3.7　FMA

12. 自分の手をじっと（5秒間以上）見つめていることがありますか。　はい　いいえ　4.5-3.4　PS

13. あなたがお子さんの両わきを支えて立たせて少し支えをゆるめると，自分の両足で体重を支えようとしますか。　はい　いいえ　4.7-3.9　GM

14. 平らな床面にうつ伏せにねかせた時，お子さんは下の図のように両腕で支えて胸を持ち上げることができますか。　はい　いいえ　5.2-4.4　GM

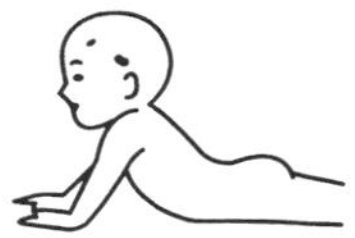

15. お子さんに見えない所（頭の後など）で，柔らかい低い音（積木を打ち合せるような音）を出すと，音の方に振り向きますか。　はい　いいえ　5.3-4.3　L

16. レーズン，10 円硬貨などの小さい物をじっと見つめますか。　はい　いいえ　5.6-4.8　FMA

17. お子さんの手の届く範囲に物（おもちゃなど）を置くと，手をのばして取ろうとしますか。　はい　いいえ　5.7-5.0　FMA

18. お子さんが遊んでいる時に，気づかれないように後からそっと近づいて声をかける（名前を呼ぶなど）と振り向きますか。　はい　いいえ　6.0-4.9　L

19. 今までに，うつ伏せから仰向けに，あるいは仰向けからうつ伏せに，2 回以上寝返りをしましたか。　はい　いいえ　6.1-5.2　GM

20. 手の届かない場所にある物（おもちゃなど）を，手や体を伸ばしたりして取ろうとしますか。　はい　いいえ　6.2-5.2　PS

21. レーズンや小さな食べ物をつかめますか。下の図のように，手全体でくま手のようにつかんでも，親指と他の指でつまんでも，どれでも結構です。　はい　いいえ　7.3-6.3　FMA

22. 落ちた物を探しますか。
検査の方法：まず，毛糸の玉やティッシュペーパーなどの柔らかいものをあなたの手に持ってお子さんの頭の上でヒラヒラさせて注意をひきます。お子さんがそれを見あげたら手を離して床に落とします。その時，お子さんは落ちた方を見下ろして，どこに落ちたか探しますか。お子さんが落ちた方をのぞきこんだら「はい」に○をつけて下さい。　はい　いいえ　7.4-6.3　FMA

23. 椅子や壁にもたれさせたり，枕で支えたりしないでも，一人で少しの間（5 秒間以上）座っていることができますか。　はい　いいえ　8.1-7.0　GM

24. 「だ」「ば」「が」「ま」などの声を出しますか。　はい　いいえ　8.4-7.0　L

25. 食べ物（クラッカーやクッキーなど）を自分で手に持って食べようとしますか。今まで与えたことがない場合は「いいえ」に○をつけて下さい。　はい　いいえ　8.5-7.0　PS

0～9か月用

DENVERⅡ予備判定票

氏名

記録者　氏名

続柄

記録日　年　月　日
生年月日　年　月　日
年月日齢　年　月　日
修正年月日齢　年　月　日

以下の質問に順番にお答え下さい。「はい」「いいえ」のどちらかに○をつけて下さい。「いいえ」が3つ以上になったら，それ以降の質問にお答えになる必要はありません。

1. 仰向けにねかせた時，お子さんは左右の手足を同じようによく動かしていますか。手足の動きに左右差があったり，動きがよくない場合は「いいえ」に○をつけて下さい。　はい　いいえ　0 -0　GM

2. お子さんに見えない場所で音を出した時，お子さんは目の動きや呼吸の様子を変えるなど，音に反応することが分かりますか。　はい　いいえ　0 -0　L

3. お子さんが仰向けにねている時，あなたがお子さんを見つめると，お子さんもあなたの顔を見つめますか。　はい　いいえ　0 -0　PS

4.「クー」「ウー」「エー」などのような，泣き声以外の声を出しますか。　はい　いいえ　0 -0　L

5.「ウーウーウー」「アーアーアー」などの発声がありますか。　はい　いいえ　2.8-1.1　L

6. あなたがお子さんに笑いかけたり，話しかけたりしてあやすと，お子さんも笑ったりほほ笑みかえしたりしますか。　はい　いいえ　3.3-2.0　PS

7. 平らな床面にうつ伏せにねかせた時，お子さんは下の図のように頭を45度以上持ち上げることができますか。　はい　いいえ　3.7-2.7　GM

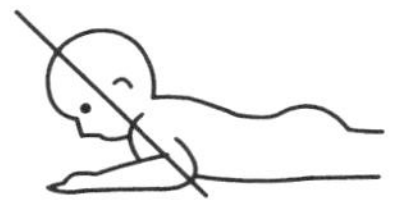

8. 声を出して笑うことがありますか。　はい　いいえ　3.9-2.9　L

9. 平らな床面にうつ伏せにねかせた時，お子さんは下の図のように頭を90度持ち上げて，胸を床から離し，前をまっすぐ見ますか。　はい　いいえ　4.1-3.4　GM

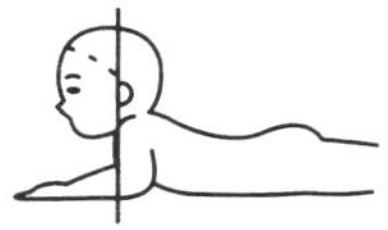

10. お子さんが仰向けにねている状態で，あなたの手に注目させて，左右どちらかのはしからはしまで動かすと，下の図のように，頭をまわして左右180度追視しますか。　はい　いいえ　4.2-3.6　FMA

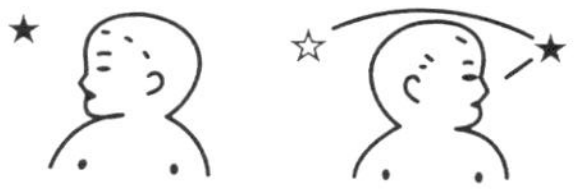

11. 両手を合わせたり，両手で遊んだりしますか。　はい　いいえ　4.3-3.7　FMA

12. 自分の手をじっと（5秒間以上）見つめていることがありますか。　はい　いいえ　4.5-3.4　PS

13. あなたがお子さんの両わきを支えて立たせて少し支えをゆるめると，自分の両足で体重を支えようとしますか。　はい　いいえ　4.7-3.9　GM

14. 平らな床面にうつ伏せにねかせた時，お子さんは下の図のように両腕で支えて胸を持ち上げることができますか。　はい　いいえ　5.2-4.4　GM

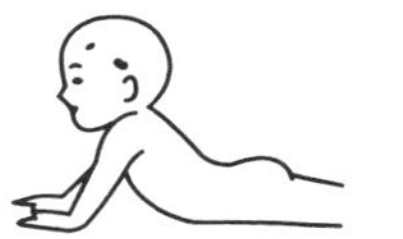

15. お子さんに見えない所（頭の後など）で，柔らかい低い音（積木を打ち合せるような音）を出すと，音の方に振り向きますか。　はい　いいえ　5.3-4.3　L

16. レーズン，10 円硬貨などの小さい物をじっと見つめますか。　はい　いいえ　5.6-4.8　FMA

17. お子さんの手の届く範囲に物（おもちゃなど）を置くと，手をのばして取ろうとしますか。　はい　いいえ　5.7-5.0　FMA

18. お子さんが遊んでいる時に，気づかれないように後からそっと近づいて声をかける（名前を呼ぶなど）と振り向きますか。　はい　いいえ　6.0-4.9　L

19. 今までに，うつ伏せから仰向けに，あるいは仰向けからうつ伏せに，2 回以上寝返りをしましたか。　はい　いいえ　6.1-5.2　GM

20. 手の届かない場所にある物（おもちゃなど）を，手や体を伸ばしたりして取ろうとしますか。　はい　いいえ　6.2-5.2　PS

21. レーズンや小さな食べ物をつかめますか。下の図のように，手全体でくま手のようにつかんでも，親指と他の指でつまんでも，どれでも結構です。　はい　いいえ　7.3-6.3　FMA

22. 落ちた物を探しますか。
検査の方法：まず，毛糸の玉やティッシュペーパーなどの柔らかいものをあなたの手に持ってお子さんの頭の上でヒラヒラさせて注意をひきます。お子さんがそれを見あげたら手を離して床に落とします。その時，お子さんは落ちた方を見下ろして，どこに落ちたか探しますか。お子さんが落ちた方をのぞきこんだら「はい」に○をつけて下さい。　はい　いいえ　7.4-6.3　FMA

23. 椅子や壁にもたれさせたり，枕で支えたりしないでも，一人で少しの間（5 秒間以上）座っていることができますか。　はい　いいえ　8.1-7.0　GM

24. 「だ」「ば」「が」「ま」などの声を出しますか。　はい　いいえ　8.4-7.0　L

25. 食べ物（クラッカーやクッキーなど）を自分で手に持って食べようとしますか。今まで与えたことがない場合は「いいえ」に○をつけて下さい。　はい　いいえ　8.5-7.0　PS

DENVER Ⅱ予備判定票

0〜9か月用

氏名		記録日	年　月　日
記録者 氏名		生年月日	年　月　日
記録者 続柄		年月日齢	年　月　日
		修正年月日齢	年　月　日

以下の質問に順番にお答え下さい。「はい」「いいえ」のどちらかに○をつけて下さい。「いいえ」が3つ以上になったら，それ以降の質問にお答えになる必要はありません。

1. 仰向けにねかせた時，お子さんは左右の手足を同じようによく動かしていますか。手足の動きに左右差があったり，動きがよくない場合は「いいえ」に○をつけて下さい。　はい　いいえ　0 -0　GM
2. お子さんに見えない場所で音を出した時，お子さんは目の動きや呼吸の様子を変えるなど，音に反応することが分かりますか。　はい　いいえ　0 -0　L
3. お子さんが仰向けにねている時，あなたがお子さんを見つめると，お子さんもあなたの顔を見つめますか。　はい　いいえ　0 -0　PS
4. 「クー」「ウー」「エー」などのような，泣き声以外の声を出しますか。　はい　いいえ　0 -0　L
5. 「ウーウーウー」「アーアーアー」などの発声がありますか。　はい　いいえ　2.8-1.1　L
6. あなたがお子さんに笑いかけたり，話しかけたりしてあやすと，お子さんも笑ったりほほ笑みかえしたりしますか。　はい　いいえ　3.3-2.0　PS
7. 平らな床面にうつ伏せにねかせた時，お子さんは下の図のように頭を45度以上持ち上げることができますか。　はい　いいえ　3.7-2.7　GM

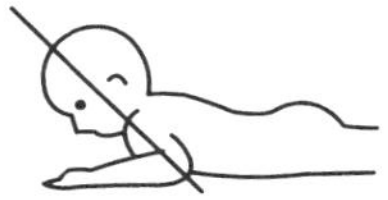

8. 声を出して笑うことがありますか。　はい　いいえ　3.9-2.9　L
9. 平らな床面にうつ伏せにねかせた時，お子さんは下の図のように頭を90度持ち上げて，胸を床から離し，前をまっすぐ見ますか。　はい　いいえ　4.1-3.4　GM

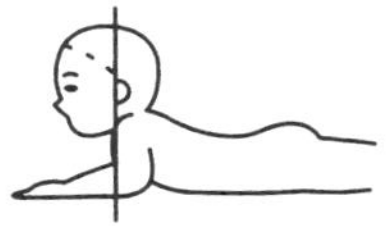

10. お子さんが仰向けにねている状態で，あなたの手に注目させて，左右どちらかのはしからはしまで動かすと，下の図のように，頭をまわして左右180度追視しますか。　はい　いいえ　4.2-3.6　FMA

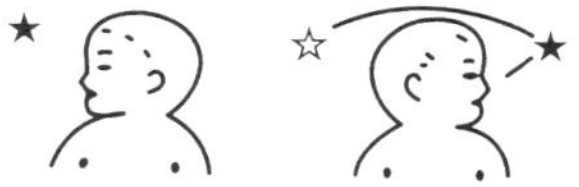

11. 両手を合わせたり，両手で遊んだりしますか。　はい　いいえ　4.3-3.7　FMA
12. 自分の手をじっと（5秒間以上）見つめていることがありますか。　はい　いいえ　4.5-3.4　PS
13. あなたがお子さんの両わきを支えて立たせて少し支えをゆるめると，自分の両足で体重を支えようとしますか。　はい　いいえ　4.7-3.9　GM

14. 平らな床面にうつ伏せにねかせた時，お子さんは下の図のように両腕で支えて胸を持ち上げることができますか。　はい　いいえ　5.2-4.4　GM

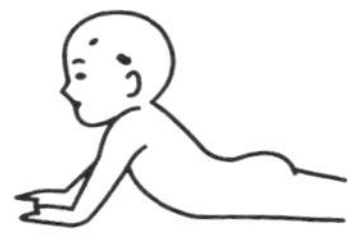

15. お子さんに見えない所（頭の後など）で，柔らかい低い音（積木を打ち合せるような音）を出すと，音の方に振り向きますか。　はい　いいえ　5.3-4.3　L

16. レーズン，10円硬貨などの小さい物をじっと見つめますか。　はい　いいえ　5.6-4.8　FMA

17. お子さんの手の届く範囲に物（おもちゃなど）を置くと，手をのばして取ろうとしますか。　はい　いいえ　5.7-5.0　FMA

18. お子さんが遊んでいる時に，気づかれないように後からそっと近づいて声をかける（名前を呼ぶなど）と振り向きますか。　はい　いいえ　6.0-4.9　L

19. 今までに，うつ伏せから仰向けに，あるいは仰向けからうつ伏せに，2回以上寝返りをしましたか。　はい　いいえ　6.1-5.2　GM

20. 手の届かない場所にある物（おもちゃなど）を，手や体を伸ばしたりして取ろうとしますか。　はい　いいえ　6.2-5.2　PS

21. レーズンや小さな食べ物をつかめますか。下の図のように，手全体でくま手のようにつかんでも，親指と他の指でつまんでも，どれでも結構です。　はい　いいえ　7.3-6.3　FMA

22. 落ちた物を探しますか。
検査の方法：まず，毛糸の玉やティッシュペーパーなどの柔らかいものをあなたの手に持ってお子さんの頭の上でヒラヒラさせて注意をひきます。お子さんがそれを見あげたら手を離して床に落とします。その時，お子さんは落ちた方を見下ろして，どこに落ちたか探しますか。お子さんが落ちた方をのぞきこんだら「はい」に○をつけて下さい。　はい　いいえ　7.4-6.3　FMA

23. 椅子や壁にもたれさせたり，枕で支えたりしないでも，一人で少しの間（5秒間以上）座っていることができますか。　はい　いいえ　8.1-7.0　GM

24. 「だ」「ば」「が」「ま」などの声を出しますか。　はい　いいえ　8.4-7.0　L

25. 食べ物（クラッカーやクッキーなど）を自分で手に持って食べようとしますか。今まで与えたことがない場合は「いいえ」に○をつけて下さい。　はい　いいえ　8.5-7.0　PS

0〜9か月用

DENVER II 予備判定票

氏　　名

記録者　氏　　名
　　　　続　　柄

記　　録　　日　　　年　　月　　日
生　年　月　日　　　年　　月　　日
年　月　日　齢　　　年　　月　　日
修正年月日齢　　　年　　月　　日

以下の質問に順番にお答え下さい。「はい」「いいえ」のどちらかに○をつけて下さい。「いいえ」が 3 つ以上になったら，それ以降の質問にお答えになる必要はありません。

1. 仰向けにねかせた時，お子さんは左右の手足を同じようによく動かしていますか。手足の動きに左右差があったり，動きがよくない場合は「いいえ」に○をつけて下さい。　はい　いいえ　0 -0　GM

2. お子さんに見えない場所で音を出した時，お子さんは目の動きや呼吸の様子を変えるなど，音に反応することが分かりますか。　はい　いいえ　0 -0　L

3. お子さんが仰向けにねている時，あなたがお子さんを見つめると，お子さんもあなたの顔を見つめますか。　はい　いいえ　0 -0　PS

4. 「クー」「ウー」「エー」などのような，泣き声以外の声を出しますか。　はい　いいえ　0 -0　L

5. 「ウーウーウー」「アーアーアー」などの発声がありますか。　はい　いいえ　2.8-1.1　L

6. あなたがお子さんに笑いかけたり，話しかけたりしてあやすと，お子さんも笑ったりほほ笑みかえしたりしますか。　はい　いいえ　3.3-2.0　PS

7. 平らな床面にうつ伏せにねかせた時，お子さんは下の図のように頭を 45 度以上持ち上げることができますか。　はい　いいえ　3.7-2.7　GM

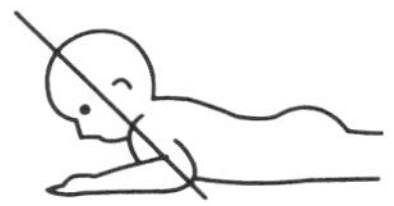

8. 声を出して笑うことがありますか。　はい　いいえ　3.9-2.9　L

9. 平らな床面にうつ伏せにねかせた時，お子さんは下の図のように頭を 90 度持ち上げて，胸を床から離し，前をまっすぐ見ますか。　はい　いいえ　4.1-3.4　GM

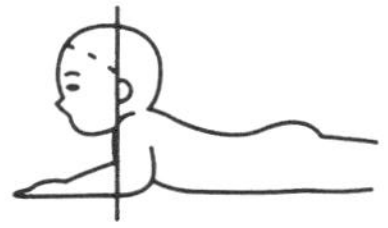

10. お子さんが仰向けにねている状態で，あなたの手に注目させて，左右どちらかのはしからはしまで動かすと，下の図のように，頭をまわして左右 180 度追視しますか。　はい　いいえ　4.2-3.6　FMA

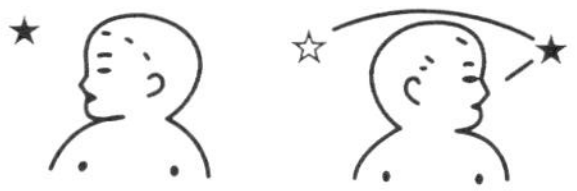

11. 両手を合わせたり，両手で遊んだりしますか。　はい　いいえ　4.3-3.7　FMA

12. 自分の手をじっと（5 秒間以上）見つめていることがありますか。　はい　いいえ　4.5-3.4　PS

13. あなたがお子さんの両わきを支えて立たせて少し支えをゆるめると，自分の両足で体重を支えようとしますか。　はい　いいえ　4.7-3.9　GM

14. 平らな床面にうつ伏せにねかせた時，お子さんは下の図のように両腕で支えて胸を持ち上げることができますか。　はい　いいえ　5.2-4.4　GM

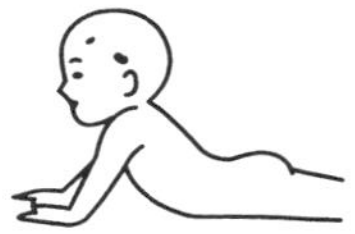

15. お子さんに見えない所（頭の後など）で，柔らかい低い音（積木を打ち合せるような音）を出すと，音の方に振り向きますか。　はい　いいえ　5.3-4.3　L

16. レーズン，10 円硬貨などの小さい物をじっと見つめますか。　はい　いいえ　5.6-4.8　FMA

17. お子さんの手の届く範囲に物（おもちゃなど）を置くと，手をのばして取ろうとしますか。　はい　いいえ　5.7-5.0　FMA

18. お子さんが遊んでいる時に，気づかれないように後からそっと近づいて声をかける（名前を呼ぶなど）と振り向きますか。　はい　いいえ　6.0-4.9　L

19. 今までに，うつ伏せから仰向けに，あるいは仰向けからうつ伏せに，2 回以上寝返りをしましたか。　はい　いいえ　6.1-5.2　GM

20. 手の届かない場所にある物（おもちゃなど）を，手や体を伸ばしたりして取ろうとしますか。　はい　いいえ　6.2-5.2　PS

21. レーズンや小さな食べ物をつかめますか。下の図のように，手全体でくま手のようにつかんでも，親指と他の指でつまんでも，どれでも結構です。　はい　いいえ　7.3-6.3　FMA

22. 落ちた物を探しますか。
検査の方法：まず，毛糸の玉やティッシュペーパーなどの柔らかいものをあなたの手に持ってお子さんの頭の上でヒラヒラさせて注意をひきます。お子さんがそれを見あげたら手を離して床に落とします。その時，お子さんは落ちた方を見下ろして，どこに落ちたか探しますか。お子さんが落ちた方をのぞきこんだら「はい」に○をつけて下さい。　はい　いいえ　7.4-6.3　FMA

23. 椅子や壁にもたれさせたり，枕で支えたりしないでも，一人で少しの間（5 秒間以上）座っていることができますか。　はい　いいえ　8.1-7.0　GM

24. 「だ」「ば」「が」「ま」などの声を出しますか。　はい　いいえ　8.4-7.0　L

25. 食べ物（クラッカーやクッキーなど）を自分で手に持って食べようとしますか。今まで与えたことがない場合は「いいえ」に○をつけて下さい。　はい　いいえ　8.5-7.0　PS

0～9か月用

DENVERⅡ予備判定票

氏　　名 ＿＿＿＿＿

記録者　氏　　名 ＿＿＿＿＿
　　　　続　　柄 ＿＿＿＿＿

記　録　日　　年　　月　　日
生 年 月 日　　年　　月　　日
年 月 日 齢　　年　　月　　日
修正年月日齢　　年　　月　　日

以下の質問に順番にお答え下さい。「はい」「いいえ」のどちらかに○をつけて下さい。「いいえ」が３つ以上になったら，それ以降の質問にお答えになる必要はありません。

1. 仰向けにねかせた時，お子さんは左右の手足を同じようによく動かしていますか。手足の動きに左右差があったり，動きがよくない場合は「いいえ」に○をつけて下さい。　はい　いいえ　0 -0　GM

2. お子さんに見えない場所で音を出した時，お子さんは目の動きや呼吸の様子を変えるなど，音に反応することが分かりますか。　はい　いいえ　0 -0　L

3. お子さんが仰向けにねている時，あなたがお子さんを見つめると，お子さんもあなたの顔を見つめますか。　はい　いいえ　0 -0　PS

4.「クー」「ウー」「エー」などのような，泣き声以外の声を出しますか。　はい　いいえ　0 -0　L

5.「ウーウーウー」「アーアーアー」などの発声がありますか。　はい　いいえ　2.8-1.1　L

6. あなたがお子さんに笑いかけたり，話しかけたりしてあやすと，お子さんも笑ったりほほ笑みかえしたりしますか。　はい　いいえ　3.3-2.0　PS

7. 平らな床面にうつ伏せにねかせた時，お子さんは下の図のように頭を45度以上持ち上げることができますか。　はい　いいえ　3.7-2.7　GM

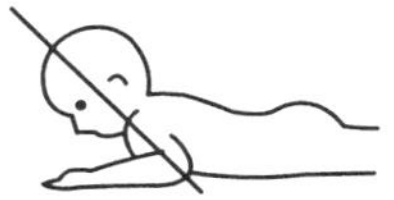

8. 声を出して笑うことがありますか。　はい　いいえ　3.9-2.9　L

9. 平らな床面にうつ伏せにねかせた時，お子さんは下の図のように頭を90度持ち上げて，胸を床から離し，前をまっすぐ見ますか。　はい　いいえ　4.1-3.4　GM

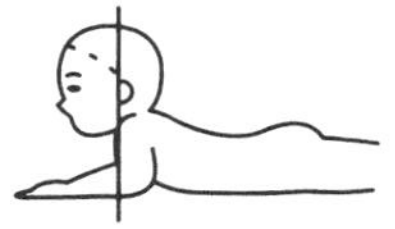

10. お子さんが仰向けにねている状態で，あなたの手に注目させて，左右どちらかのはしからはしまで動かすと，下の図のように，頭をまわして左右180度追視しますか。　はい　いいえ　4.2-3.6　FMA

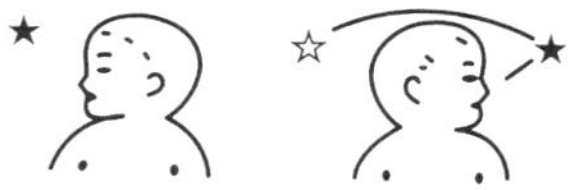

11. 両手を合わせたり，両手で遊んだりしますか。　はい　いいえ　4.3-3.7　FMA

12. 自分の手をじっと（5秒間以上）見つめていることがありますか。　はい　いいえ　4.5-3.4　PS

13. あなたがお子さんの両わきを支えて立たせて少し支えをゆるめると，自分の両足で体重を支えようとしますか。　はい　いいえ　4.7-3.9　GM

14. 平らな床面にうつ伏せにねかせた時，お子さんは下の図のように両腕で支えて胸を持ち上げることができますか。　はい　いいえ　5.2-4.4　GM

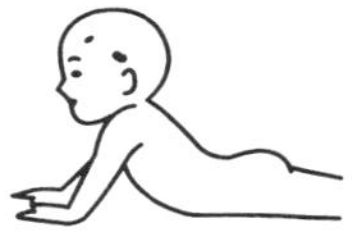

15. お子さんに見えない所（頭の後など）で，柔らかい低い音（積木を打ち合せるような音）を出すと，音の方に振り向きますか。　はい　いいえ　5.3-4.3　L

16. レーズン，10 円硬貨などの小さい物をじっと見つめますか。　はい　いいえ　5.6-4.8　FMA

17. お子さんの手の届く範囲に物（おもちゃなど）を置くと，手をのばして取ろうとしますか。　はい　いいえ　5.7-5.0　FMA

18. お子さんが遊んでいる時に，気づかれないように後からそっと近づいて声をかける（名前を呼ぶなど）と振り向きますか。　はい　いいえ　6.0-4.9　L

19. 今までに，うつ伏せから仰向けに，あるいは仰向けからうつ伏せに，2 回以上寝返りをしましたか。　はい　いいえ　6.1-5.2　GM

20. 手の届かない場所にある物（おもちゃなど）を，手や体を伸ばしたりして取ろうとしますか。　はい　いいえ　6.2-5.2　PS

21. レーズンや小さな食べ物をつかめますか。下の図のように，手全体でくま手のようにつかんでも，親指と他の指でつまんでも，どれでも結構です。　はい　いいえ　7.3-6.3　FMA

22. 落ちた物を探しますか。
検査の方法：まず，毛糸の玉やティッシュペーパーなどの柔らかいものをあなたの手に持ってお子さんの頭の上でヒラヒラさせて注意をひきます。お子さんがそれを見あげたら手を離して床に落とします。その時，お子さんは落ちた方を見下ろして，どこに落ちたか探しますか。お子さんが落ちた方をのぞきこんだら「はい」に○をつけて下さい。　はい　いいえ　7.4-6.3　FMA

23. 椅子や壁にもたれさせたり，枕で支えたりしないでも，一人で少しの間（5 秒間以上）座っていることができますか。　はい　いいえ　8.1-7.0　GM

24. 「だ」「ば」「が」「ま」などの声を出しますか。　はい　いいえ　8.4-7.0　L

25. 食べ物（クラッカーやクッキーなど）を自分で手に持って食べようとしますか。今まで与えたことがない場合は「いいえ」に○をつけて下さい。　はい　いいえ　8.5-7.0　PS

0〜9か月用

DENVER II 予備判定票

氏　　名

記録者　氏　　名

続　　柄

記録日	年　月　日
生年月日	年　月　日
年月日齢	年　月　日
修正年月日齢	年　月　日

以下の質問に順番にお答え下さい。「はい」「いいえ」のどちらかに○をつけて下さい。「いいえ」が3つ以上になったら，それ以降の質問にお答えになる必要はありません。

1. 仰向けにねかせた時，お子さんは左右の手足を同じようによく動かしていますか。手足の動きに左右差があったり，動きがよくない場合は「いいえ」に○をつけて下さい。　はい　いいえ　0 -0　GM

2. お子さんに見えない場所で音を出した時，お子さんは目の動きや呼吸の様子を変えるなど，音に反応することが分かりますか。　はい　いいえ　0 -0　L

3. お子さんが仰向けにねている時，あなたがお子さんを見つめると，お子さんもあなたの顔を見つめますか。　はい　いいえ　0 -0　PS

4. 「クー」「ウー」「エー」などのような，泣き声以外の声を出しますか。　はい　いいえ　0 -0　L

5. 「ウーウーウー」「アーアーアー」などの発声がありますか。　はい　いいえ　2.8-1.1　L

6. あなたがお子さんに笑いかけたり，話しかけたりしてあやすと，お子さんも笑ったりほほ笑みかえしたりしますか。　はい　いいえ　3.3-2.0　PS

7. 平らな床面にうつ伏せにねかせた時，お子さんは下の図のように頭を45度以上持ち上げることができますか。　はい　いいえ　3.7-2.7　GM

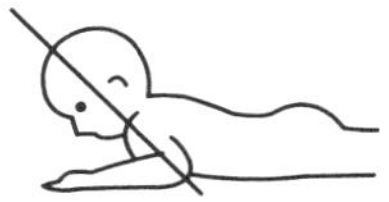

8. 声を出して笑うことがありますか。　はい　いいえ　3.9-2.9　L

9. 平らな床面にうつ伏せにねかせた時，お子さんは下の図のように頭を90度持ち上げて，胸を床から離し，前をまっすぐ見ますか。　はい　いいえ　4.1-3.4　GM

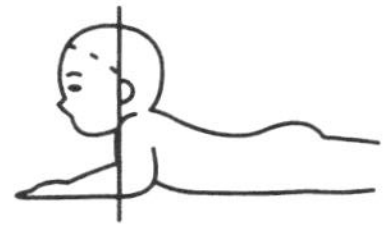

10. お子さんが仰向けにねている状態で，あなたの手に注目させて，左右どちらかのはしからはしまで動かすと，下の図のように，頭をまわして左右180度追視しますか。　はい　いいえ　4.2-3.6　FMA

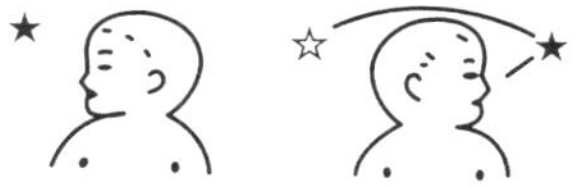

11. 両手を合わせたり，両手で遊んだりしますか。　はい　いいえ　4.3-3.7　FMA

12. 自分の手をじっと（5秒間以上）見つめていることがありますか。　はい　いいえ　4.5-3.4　PS

13. あなたがお子さんの両わきを支えて立たせて少し支えをゆるめると，自分の両足で体重を支えようとしますか。　はい　いいえ　4.7-3.9　GM

14. 平らな床面にうつ伏せにねかせた時，お子さんは下の図のように両腕で支えて胸を持ち上げることができますか。　はい　いいえ　5.2-4.4　GM

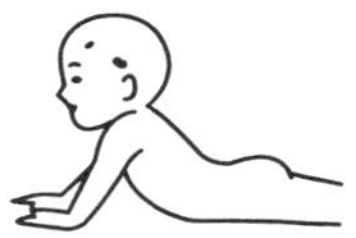

15. お子さんに見えない所（頭の後など）で，柔らかい低い音（積木を打ち合せるような音）を出すと，音の方に振り向きますか。
はい　いいえ　5.3-4.3　L

16. レーズン，10円硬貨などの小さい物をじっと見つめますか。
はい　いいえ　5.6-4.8　FMA

17. お子さんの手の届く範囲に物（おもちゃなど）を置くと，手をのばして取ろうとしますか。　はい　いいえ　5.7-5.0　FMA

18. お子さんが遊んでいる時に，気づかれないように後からそっと近づいて声をかける（名前を呼ぶなど）と振り向きますか。
はい　いいえ　6.0-4.9　L

19. 今までに，うつ伏せから仰向けに，あるいは仰向けからうつ伏せに，2回以上寝返りをしましたか。　はい　いいえ　6.1-5.2　GM

20. 手の届かない場所にある物（おもちゃなど）を，手や体を伸ばしたりして取ろうとしますか。　はい　いいえ　6.2-5.2　PS

21. レーズンや小さな食べ物をつかめますか。下の図のように，手全体でくま手のようにつかんでも，親指と他の指でつまんでも，どれでも結構です。
はい　いいえ　7.3-6.3　FMA

22. 落ちた物を探しますか。
検査の方法：まず，毛糸の玉やティッシュペーパーなどの柔らかいものをあなたの手に持ってお子さんの頭の上でヒラヒラさせて注意をひきます。お子さんがそれを見あげたら手を離して床に落とします。その時，お子さんは落ちた方を見下ろして，どこに落ちたか探しますか。お子さんが落ちた方をのぞきこんだら「はい」に◯をつけて下さい。　はい　いいえ　7.4-6.3　FMA

23. 椅子や壁にもたれさせたり，枕で支えたりしないでも，一人で少しの間（5秒間以上）座っていることができますか。
はい　いいえ　8.1-7.0　GM

24. 「だ」「ば」「が」「ま」などの声を出しますか。　はい　いいえ　8.4-7.0　L

25. 食べ物（クラッカーやクッキーなど）を自分で手に持って食べようとしますか。今まで与えたことがない場合は「いいえ」に◯をつけて下さい。　はい　いいえ　8.5-7.0　PS

DENVER II 予備判定票

0～9か月用

氏　名	
記録者　氏　名	
記録者　続　柄	

記録日	年	月	日
生年月日	年	月	日
年月日齢	年	月	日
修正年月日齢	年	月	日

以下の質問に順番にお答え下さい。「はい」「いいえ」のどちらかに○をつけて下さい。「いいえ」が3つ以上になったら，それ以降の質問にお答えになる必要はありません。

1. 仰向けにねかせた時，お子さんは左右の手足を同じようによく動かしていますか。手足の動きに左右差があったり，動きがよくない場合は「いいえ」に○をつけて下さい。　はい　いいえ　0 -0　GM

2. お子さんに見えない場所で音を出した時，お子さんは目の動きや呼吸の様子を変えるなど，音に反応することが分かりますか。　はい　いいえ　0 -0　L

3. お子さんが仰向けにねている時，あなたがお子さんを見つめると，お子さんもあなたの顔を見つめますか。　はい　いいえ　0 -0　PS

4. 「クー」「ウー」「エー」などのような，泣き声以外の声を出しますか。　はい　いいえ　0 -0　L

5. 「ウーウーウー」「アーアーアー」などの発声がありますか。　はい　いいえ　2.8-1.1　L

6. あなたがお子さんに笑いかけたり，話しかけたりしてあやすと，お子さんも笑ったりほほ笑みかえしたりしますか。　はい　いいえ　3.3-2.0　PS

7. 平らな床面にうつ伏せにねかせた時，お子さんは下の図のように頭を45度以上持ち上げることができますか。　はい　いいえ　3.7-2.7　GM

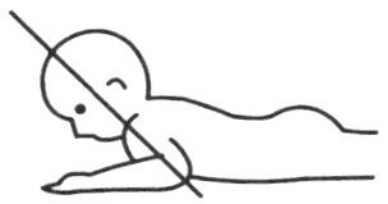

8. 声を出して笑うことがありますか。　はい　いいえ　3.9-2.9　L

9. 平らな床面にうつ伏せにねかせた時，お子さんは下の図のように頭を90度持ち上げて，胸を床から離し，前をまっすぐ見ますか。　はい　いいえ　4.1-3.4　GM

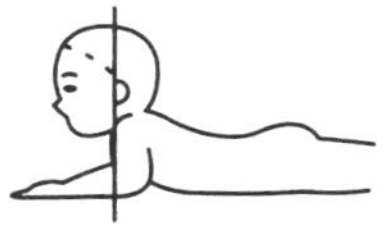

10. お子さんが仰向けにねている状態で，あなたの手に注目させて，左右どちらかのはしからはしまで動かすと，下の図のように，頭をまわして左右180度追視しますか。　はい　いいえ　4.2-3.6　FMA

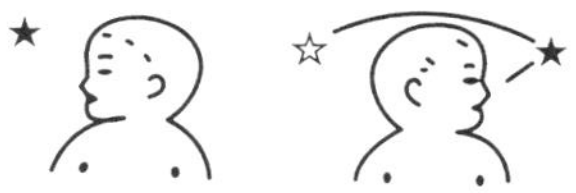

11. 両手を合わせたり，両手で遊んだりしますか。　はい　いいえ　4.3-3.7　FMA

12. 自分の手をじっと（5秒間以上）見つめていることがありますか。　はい　いいえ　4.5-3.4　PS

13. あなたがお子さんの両わきを支えて立たせて少し支えをゆるめると，自分の両足で体重を支えようとしますか。　はい　いいえ　4.7-3.9　GM

14. 平らな床面にうつ伏せにねかせた時，お子さんは下の図のように両腕で支えて胸を持ち上げることができますか。　はい　いいえ　5.2-4.4　GM

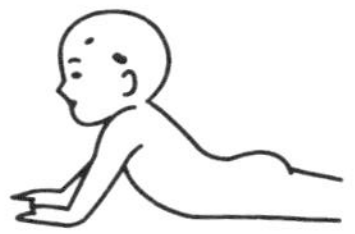

15. お子さんに見えない所（頭の後など）で，柔らかい低い音（積木を打ち合せるような音）を出すと，音の方に振り向きますか。　はい　いいえ　5.3-4.3　L

16. レーズン，10円硬貨などの小さい物をじっと見つめますか。　はい　いいえ　5.6-4.8　FMA

17. お子さんの手の届く範囲に物（おもちゃなど）を置くと，手をのばして取ろうとしますか。　はい　いいえ　5.7-5.0　FMA

18. お子さんが遊んでいる時に，気づかれないように後からそっと近づいて声をかける（名前を呼ぶなど）と振り向きますか。　はい　いいえ　6.0-4.9　L

19. 今までに，うつ伏せから仰向けに，あるいは仰向けからうつ伏せに，2回以上寝返りをしましたか。　はい　いいえ　6.1-5.2　GM

20. 手の届かない場所にある物（おもちゃなど）を，手や体を伸ばしたりして取ろうとしますか。　はい　いいえ　6.2-5.2　PS

21. レーズンや小さな食べ物をつかめますか。下の図のように，手全体でくま手のようにつかんでも，親指と他の指でつまんでも，どれでも結構です。　はい　いいえ　7.3-6.3　FMA

22. 落ちた物を探しますか。
検査の方法：まず，毛糸の玉やティッシュペーパーなどの柔らかいものをあなたの手に持ってお子さんの頭の上でヒラヒラさせて注意をひきます。お子さんがそれを見あげたら手を離して床に落とします。その時，お子さんは落ちた方を見下ろして，どこに落ちたか探しますか。お子さんが落ちた方をのぞきこんだら「はい」に○をつけて下さい。　はい　いいえ　7.4-6.3　FMA

23. 椅子や壁にもたれさせたり，枕で支えたりしないでも，一人で少しの間（5秒間以上）座っていることができますか。　はい　いいえ　8.1-7.0　GM

24. 「だ」「ば」「が」「ま」などの声を出しますか。　はい　いいえ　8.4-7.0　L

25. 食べ物（クラッカーやクッキーなど）を自分で手に持って食べようとしますか。今まで与えたことがない場合は「いいえ」に○をつけて下さい。　はい　いいえ　8.5-7.0　PS

DENVER II 予備判定票

0～9か月用

氏名		記録日	年　月　日
記録者 氏名		生年月日	年　月　日
続柄		年月日齢	年　月　日
		修正年月日齢	年　月　日

以下の質問に順番にお答え下さい。「はい」「いいえ」のどちらかに○をつけて下さい。「いいえ」が3つ以上になったら，それ以降の質問にお答えになる必要はありません。

1. 仰向けにねかせた時，お子さんは左右の手足を同じようによく動かしていますか。手足の動きに左右差があったり，動きがよくない場合は「いいえ」に○をつけて下さい。　はい　いいえ　0 -0　GM

2. お子さんに見えない場所で音を出した時，お子さんは目の動きや呼吸の様子を変えるなど，音に反応することが分かりますか。　はい　いいえ　0 -0　L

3. お子さんが仰向けにねている時，あなたがお子さんを見つめると，お子さんもあなたの顔を見つめますか。　はい　いいえ　0 -0　PS

4. 「クー」「ウー」「エー」などのような，泣き声以外の声を出しますか。　はい　いいえ　0 -0　L

5. 「ウーウーウー」「アーアーアー」などの発声がありますか。　はい　いいえ　2.8-1.1　L

6. あなたがお子さんに笑いかけたり，話しかけたりしてあやすと，お子さんも笑ったりほほ笑みかえしたりしますか。　はい　いいえ　3.3-2.0　PS

7. 平らな床面にうつ伏せにねかせた時，お子さんは下の図のように頭を45度以上持ち上げることができますか。　はい　いいえ　3.7-2.7　GM

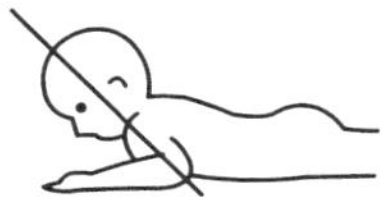

8. 声を出して笑うことがありますか。　はい　いいえ　3.9-2.9　L

9. 平らな床面にうつ伏せにねかせた時，お子さんは下の図のように頭を90度持ち上げて，胸を床から離し，前をまっすぐ見ますか。　はい　いいえ　4.1-3.4　GM

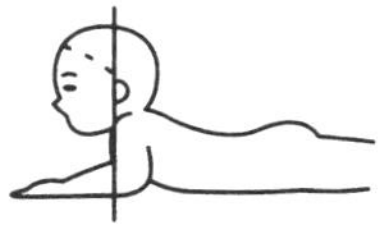

10. お子さんが仰向けにねている状態で，あなたの手に注目させて，左右どちらかのはしからはしまで動かすと，下の図のように，頭をまわして左右180度追視しますか。　はい　いいえ　4.2-3.6　FMA

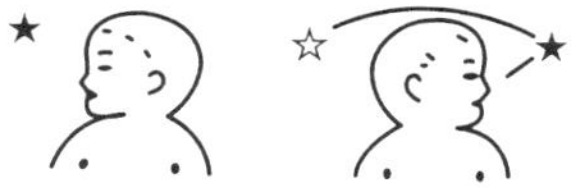

11. 両手を合わせたり，両手で遊んだりしますか。　はい　いいえ　4.3-3.7　FMA

12. 自分の手をじっと（5秒間以上）見つめていることがありますか。　はい　いいえ　4.5-3.4　PS

13. あなたがお子さんの両わきを支えて立たせて少し支えをゆるめると，自分の両足で体重を支えようとしますか。　はい　いいえ　4.7-3.9　GM

14. 平らな床面にうつ伏せにねかせた時，お子さんは下の図のように両腕で支えて胸を持ち上げることができますか。　はい　いいえ　5.2-4.4　GM

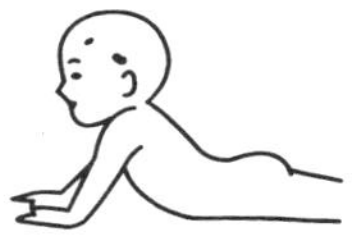

15. お子さんに見えない所（頭の後など）で，柔らかい低い音（積木を打ち合せるような音）を出すと，音の方に振り向きますか。
はい　いいえ　5.3-4.3　L

16. レーズン，10円硬貨などの小さい物をじっと見つめますか。
はい　いいえ　5.6-4.8　FMA

17. お子さんの手の届く範囲に物（おもちゃなど）を置くと，手をのばして取ろうとしますか。　はい　いいえ　5.7-5.0　FMA

18. お子さんが遊んでいる時に，気づかれないように後からそっと近づいて声をかける（名前を呼ぶなど）と振り向きますか。
はい　いいえ　6.0-4.9　L

19. 今までに，うつ伏せから仰向けに，あるいは仰向けからうつ伏せに，2回以上寝返りをしましたか。　はい　いいえ　6.1-5.2　GM

20. 手の届かない場所にある物（おもちゃなど）を，手や体を伸ばしたりして取ろうとしますか。　はい　いいえ　6.2-5.2　PS

21. レーズンや小さな食べ物をつかめますか。下の図のように，手全体でくま手のようにつかんでも，親指と他の指でつまんでも，どれでも結構です。
はい　いいえ　7.3-6.3　FMA

22. 落ちた物を探しますか。
検査の方法：まず，毛糸の玉やティッシュペーパーなどの柔らかいものをあなたの手に持ってお子さんの頭の上でヒラヒラさせて注意をひきます。お子さんがそれを見あげたら手を離して床に落とします。その時，お子さんは落ちた方を見下ろして，どこに落ちたか探しますか。お子さんが落ちた方をのぞきこんだら「はい」に○をつけて下さい。　はい　いいえ　7.4-6.3　FMA

23. 椅子や壁にもたれさせたり，枕で支えたりしないでも，一人で少しの間（5秒間以上）座っていることができますか。
はい　いいえ　8.1-7.0　GM

24. 「だ」「ば」「が」「ま」などの声を出しますか。　はい　いいえ　8.4-7.0　L

25. 食べ物（クラッカーやクッキーなど）を自分で手に持って食べようとしますか。今まで与えたことがない場合は「いいえ」に○をつけて下さい。　はい　いいえ　8.5-7.0　PS

0〜9か月用

DENVER II 予備判定票

氏　名		記録日	年　月　日
記録者 氏名		生年月日	年　月　日
記録者 続柄		年月日齢	年　月　日
		修正年月日齢	年　月　日

以下の質問に順番にお答え下さい。「はい」「いいえ」のどちらかに○をつけて下さい。「いいえ」が 3 つ以上になったら，それ以降の質問にお答えになる必要はありません。

1. 仰向けにねかせた時，お子さんは左右の手足を同じようによく動かしていますか。手足の動きに左右差があったり，動きがよくない場合は「いいえ」に○をつけて下さい。　はい　いいえ　0 -0　GM

2. お子さんに見えない場所で音を出した時，お子さんは目の動きや呼吸の様子を変えるなど，音に反応することが分かりますか。　はい　いいえ　0 -0　L

3. お子さんが仰向けにねている時，あなたがお子さんを見つめると，お子さんもあなたの顔を見つめますか。　はい　いいえ　0 -0　PS

4. 「クー」「ウー」「エー」などのような，泣き声以外の声を出しますか。　はい　いいえ　0 -0　L

5. 「ウーウーウー」「アーアーアー」などの発声がありますか。　はい　いいえ　2.8-1.1　L

6. あなたがお子さんに笑いかけたり，話しかけたりしてあやすと，お子さんも笑ったりほほ笑みかえしたりしますか。　はい　いいえ　3.3-2.0　PS

7. 平らな床面にうつ伏せにねかせた時，お子さんは下の図のように頭を 45 度以上持ち上げることができますか。　はい　いいえ　3.7-2.7　GM

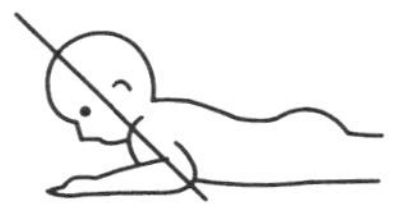

8. 声を出して笑うことがありますか。　はい　いいえ　3.9-2.9　L

9. 平らな床面にうつ伏せにねかせた時，お子さんは下の図のように頭を 90 度持ち上げて，胸を床から離し，前をまっすぐ見ますか。　はい　いいえ　4.1-3.4　GM

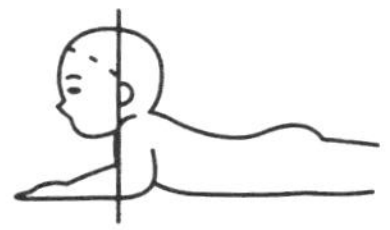

10. お子さんが仰向けにねている状態で，あなたの手に注目させて，左右どちらかのはしからはしまで動かすと，下の図のように，頭をまわして左右 180 度追視しますか。　はい　いいえ　4.2-3.6　FMA

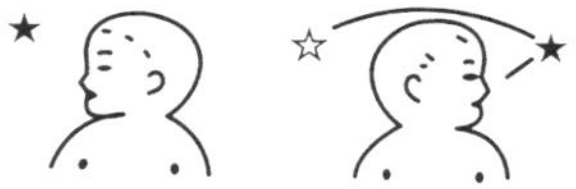

11. 両手を合わせたり，両手で遊んだりしますか。　はい　いいえ　4.3-3.7　FMA

12. 自分の手をじっと（5 秒間以上）見つめていることがありますか。　はい　いいえ　4.5-3.4　PS

13. あなたがお子さんの両わきを支えて立たせて少し支えをゆるめると，自分の両足で体重を支えようとしますか。　はい　いいえ　4.7-3.9　GM

14. 平らな床面にうつ伏せにねかせた時，お子さんは下の図のように両腕で支えて胸を持ち上げることができますか。　はい　いいえ　5.2-4.4　GM

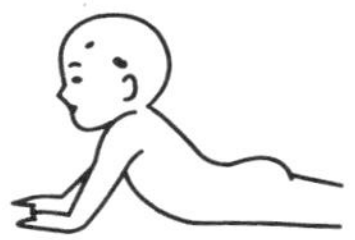

15. お子さんに見えない所（頭の後など）で，柔らかい低い音（積木を打ち合せるような音）を出すと，音の方に振り向きますか。　はい　いいえ　5.3-4.3　L

16. レーズン，10 円硬貨などの小さい物をじっと見つめますか。　はい　いいえ　5.6-4.8　FMA

17. お子さんの手の届く範囲に物（おもちゃなど）を置くと，手をのばして取ろうとしますか。　はい　いいえ　5.7-5.0　FMA

18. お子さんが遊んでいる時に，気づかれないように後からそっと近づいて声をかける（名前を呼ぶなど）と振り向きますか。　はい　いいえ　6.0-4.9　L

19. 今までに，うつ伏せから仰向けに，あるいは仰向けからうつ伏せに，2 回以上寝返りをしましたか。　はい　いいえ　6.1-5.2　GM

20. 手の届かない場所にある物（おもちゃなど）を，手や体を伸ばしたりして取ろうとしますか。　はい　いいえ　6.2-5.2　PS

21. レーズンや小さな食べ物をつかめますか。下の図のように，手全体でくま手のようにつかんでも，親指と他の指でつまんでも，どれでも結構です。　はい　いいえ　7.3-6.3　FMA

22. 落ちた物を探しますか。
検査の方法：まず，毛糸の玉やティッシュペーパーなどの柔らかいものをあなたの手に持ってお子さんの頭の上でヒラヒラさせて注意をひきます。お子さんがそれを見あげたら手を離して床に落とします。その時，お子さんは落ちた方を見下ろして，どこに落ちたか探しますか。お子さんが落ちた方をのぞきこんだら「はい」に○をつけて下さい。　はい　いいえ　7.4-6.3　FMA

23. 椅子や壁にもたれさせたり，枕で支えたりしないでも，一人で少しの間（5 秒間以上）座っていることができますか。　はい　いいえ　8.1-7.0　GM

24. 「だ」「ば」「が」「ま」などの声を出しますか。　はい　いいえ　8.4-7.0　L

25. 食べ物（クラッカーやクッキーなど）を自分で手に持って食べようとしますか。今まで与えたことがない場合は「いいえ」に○をつけて下さい。　はい　いいえ　8.5-7.0　PS

DENVER Ⅱ 予備判定票

0〜9か月用

氏名		記録日	年　月　日
記録者 氏名		生年月日	年　月　日
続柄		年月日齢	年　月　日
		修正年月日齢	年　月　日

以下の質問に順番にお答え下さい。「はい」「いいえ」のどちらかに○をつけて下さい。「いいえ」が３つ以上になったら，それ以降の質問にお答えになる必要はありません。

1. 仰向けにねかせた時，お子さんは左右の手足を同じようによく動かしていますか。手足の動きに左右差があったり，動きがよくない場合は「いいえ」に○をつけて下さい。　はい　いいえ　0 -0　GM

2. お子さんに見えない場所で音を出した時，お子さんは目の動きや呼吸の様子を変えるなど，音に反応することが分かりますか。　はい　いいえ　0 -0　L

3. お子さんが仰向けにねている時，あなたがお子さんを見つめると，お子さんもあなたの顔を見つめますか。　はい　いいえ　0 -0　PS

4. 「クー」「ウー」「エー」などのような，泣き声以外の声を出しますか。　はい　いいえ　0 -0　L

5. 「ウーウーウー」「アーアーアー」などの発声がありますか。　はい　いいえ　2.8-1.1　L

6. あなたがお子さんに笑いかけたり，話しかけたりしてあやすと，お子さんも笑ったりほほ笑みかえしたりしますか。　はい　いいえ　3.3-2.0　PS

7. 平らな床面にうつ伏せにねかせた時，お子さんは下の図のように頭を45度以上持ち上げることができますか。　はい　いいえ　3.7-2.7　GM

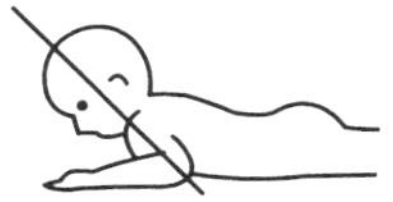

8. 声を出して笑うことがありますか。　はい　いいえ　3.9-2.9　L

9. 平らな床面にうつ伏せにねかせた時，お子さんは下の図のように頭を90度持ち上げて，胸を床から離し，前をまっすぐ見ますか。　はい　いいえ　4.1-3.4　GM

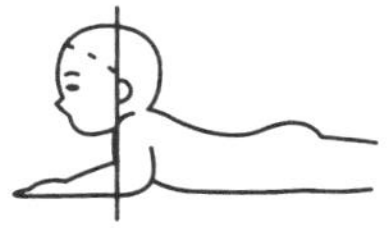

10. お子さんが仰向けにねている状態で，あなたの手に注目させて，左右どちらかのはしからはしまで動かすと，下の図のように，頭をまわして左右180度追視しますか。　はい　いいえ　4.2-3.6　FMA

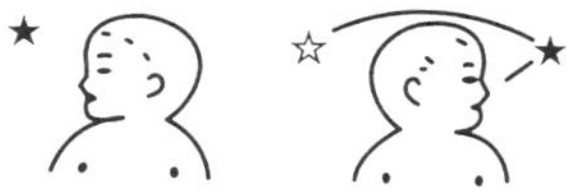

11. 両手を合わせたり，両手で遊んだりしますか。　はい　いいえ　4.3-3.7　FMA

12. 自分の手をじっと（5秒間以上）見つめていることがありますか。　はい　いいえ　4.5-3.4　PS

13. あなたがお子さんの両わきを支えて立たせて少し支えをゆるめると，自分の両足で体重を支えようとしますか。　はい　いいえ　4.7-3.9　GM

14. 平らな床面にうつ伏せにねかせた時，お子さんは下の図のように両腕で支えて胸を持ち上げることができますか。　はい　いいえ　5.2-4.4　GM

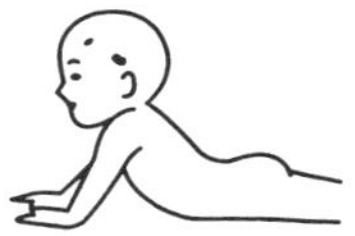

15. お子さんに見えない所（頭の後など）で，柔らかい低い音（積木を打ち合せるような音）を出すと，音の方に振り向きますか。　はい　いいえ　5.3-4.3　L

16. レーズン，10円硬貨などの小さい物をじっと見つめますか。　はい　いいえ　5.6-4.8　FMA

17. お子さんの手の届く範囲に物（おもちゃなど）を置くと，手をのばして取ろうとしますか。　はい　いいえ　5.7-5.0　FMA

18. お子さんが遊んでいる時に，気づかれないように後からそっと近づいて声をかける（名前を呼ぶなど）と振り向きますか。　はい　いいえ　6.0-4.9　L

19. 今までに，うつ伏せから仰向けに，あるいは仰向けからうつ伏せに，2回以上寝返りをしましたか。　はい　いいえ　6.1-5.2　GM

20. 手の届かない場所にある物（おもちゃなど）を，手や体を伸ばしたりして取ろうとしますか。　はい　いいえ　6.2-5.2　PS

21. レーズンや小さな食べ物をつかめますか。下の図のように，手全体でくま手のようにつかんでも，親指と他の指でつまんでも，どれでも結構です。　はい　いいえ　7.3-6.3　FMA

22. 落ちた物を探しますか。
検査の方法：まず，毛糸の玉やティッシュペーパーなどの柔らかいものをあなたの手に持ってお子さんの頭の上でヒラヒラさせて注意をひきます。お子さんがそれを見あげたら手を離して床に落とします。その時，お子さんは落ちた方を見下ろして，どこに落ちたか探しますか。お子さんが落ちた方をのぞきこんだら「はい」に○をつけて下さい。　はい　いいえ　7.4-6.3　FMA

23. 椅子や壁にもたれさせたり，枕で支えたりしないでも，一人で少しの間（5秒間以上）座っていることができますか。　はい　いいえ　8.1-7.0　GM

24. 「だ」「ば」「が」「ま」などの声を出しますか。　はい　いいえ　8.4-7.0　L

25. 食べ物（クラッカーやクッキーなど）を自分で手に持って食べようとしますか。今まで与えたことがない場合は「いいえ」に○をつけて下さい。　はい　いいえ　8.5-7.0　PS

DENVER II 予備判定票

0〜9か月用

氏名	
記録者 氏名	
記録者 続柄	
記録日	年 月 日
生年月日	年 月 日
年月日齢	年 月 日
修正年月日齢	年 月 日

以下の質問に順番にお答え下さい。「はい」「いいえ」のどちらかに○をつけて下さい。「いいえ」が 3 つ以上になったら，それ以降の質問にお答えになる必要はありません。

1. 仰向けにねかせた時，お子さんは左右の手足を同じようによく動かしていますか。手足の動きに左右差があったり，動きがよくない場合は「いいえ」に○をつけて下さい。 はい いいえ 0 -0 GM

2. お子さんに見えない場所で音を出した時，お子さんは目の動きや呼吸の様子を変えるなど，音に反応することが分かりますか。 はい いいえ 0 -0 L

3. お子さんが仰向けにねている時，あなたがお子さんを見つめると，お子さんもあなたの顔を見つめますか。 はい いいえ 0 -0 PS

4. 「クー」「ウー」「エー」などのような，泣き声以外の声を出しますか。 はい いいえ 0 -0 L

5. 「ウーウーウー」「アーアーアー」などの発声がありますか。 はい いいえ 2.8-1.1 L

6. あなたがお子さんに笑いかけたり，話しかけたりしてあやすと，お子さんも笑ったりほほ笑みかえしたりしますか。 はい いいえ 3.3-2.0 PS

7. 平らな床面にうつ伏せにねかせた時，お子さんは下の図のように頭を 45 度以上持ち上げることができますか。 はい いいえ 3.7-2.7 GM

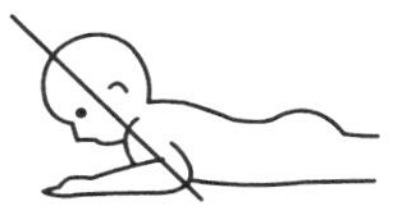

8. 声を出して笑うことがありますか。 はい いいえ 3.9-2.9 L

9. 平らな床面にうつ伏せにねかせた時，お子さんは下の図のように頭を 90 度持ち上げて，胸を床から離し，前をまっすぐ見ますか。 はい いいえ 4.1-3.4 GM

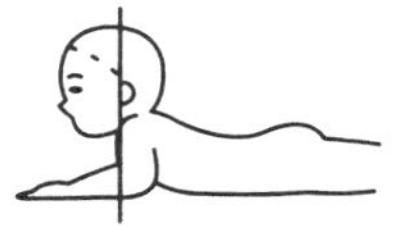

10. お子さんが仰向けにねている状態で，あなたの手に注目させて，左右どちらかのはしからはしまで動かすと，下の図のように，頭をまわして左右 180 度追視しますか。 はい いいえ 4.2-3.6 FMA

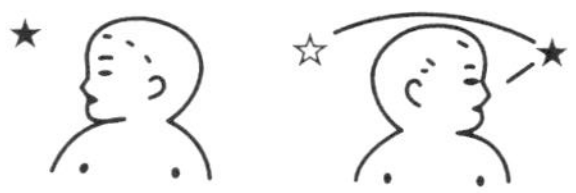

11. 両手を合わせたり，両手で遊んだりしますか。 はい いいえ 4.3-3.7 FMA

12. 自分の手をじっと（5 秒間以上）見つめていることがありますか。 はい いいえ 4.5-3.4 PS

13. あなたがお子さんの両わきを支えて立たせて少し支えをゆるめると，自分の両足で体重を支えようとしますか。 はい いいえ 4.7-3.9 GM

14. 平らな床面にうつ伏せにねかせた時，お子さんは下の図のように両腕で支えて胸を持ち上げることができますか。　はい　いいえ　5.2-4.4　GM

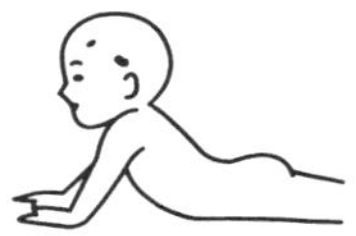

15. お子さんに見えない所（頭の後など）で，柔らかい低い音（積木を打ち合せるような音）を出すと，音の方に振り向きますか。　はい　いいえ　5.3-4.3　L

16. レーズン，10 円硬貨などの小さい物をじっと見つめますか。　はい　いいえ　5.6-4.8　FMA

17. お子さんの手の届く範囲に物（おもちゃなど）を置くと，手をのばして取ろうとしますか。　はい　いいえ　5.7-5.0　FMA

18. お子さんが遊んでいる時に，気づかれないように後からそっと近づいて声をかける（名前を呼ぶなど）と振り向きますか。　はい　いいえ　6.0-4.9　L

19. 今までに，うつ伏せから仰向けに，あるいは仰向けからうつ伏せに，2 回以上寝返りをしましたか。　はい　いいえ　6.1-5.2　GM

20. 手の届かない場所にある物（おもちゃなど）を，手や体を伸ばしたりして取ろうとしますか。　はい　いいえ　6.2-5.2　PS

21. レーズンや小さな食べ物をつかめますか。下の図のように，手全体でくま手のようにつかんでも，親指と他の指でつまんでも，どれでも結構です。　はい　いいえ　7.3-6.3　FMA

22. 落ちた物を探しますか。
検査の方法：まず，毛糸の玉やティッシュペーパーなどの柔らかいものをあなたの手に持ってお子さんの頭の上でヒラヒラさせて注意をひきます。お子さんがそれを見あげたら手を離して床に落とします。その時，お子さんは落ちた方を見下ろして，どこに落ちたか探しますか。お子さんが落ちた方をのぞきこんだら「はい」に○をつけて下さい。　はい　いいえ　7.4-6.3　FMA

23. 椅子や壁にもたれさせたり，枕で支えたりしないでも，一人で少しの間（5 秒間以上）座っていることができますか。　はい　いいえ　8.1-7.0　GM

24. 「だ」「ば」「が」「ま」などの声を出しますか。　はい　いいえ　8.4-7.0　L

25. 食べ物（クラッカーやクッキーなど）を自分で手に持って食べようとしますか。今まで与えたことがない場合は「いいえ」に○をつけて下さい。　はい　いいえ　8.5-7.0　PS

0〜9か月用

DENVER II 予備判定票

氏　名		記録日	年　月　日
		生年月日	年　月　日
記録者 氏　名		年月日齢	年　月　日
続　柄		修正年月日齢	年　月　日

以下の質問に順番にお答え下さい。「はい」「いいえ」のどちらかに○をつけて下さい。「いいえ」が3つ以上になったら，それ以降の質問にお答えになる必要はありません。

1. 仰向けにねかせた時，お子さんは左右の手足を同じようによく動かしていますか。手足の動きに左右差があったり，動きがよくない場合は「いいえ」に○をつけて下さい。　はい　いいえ　0 -0　GM

2. お子さんに見えない場所で音を出した時，お子さんは目の動きや呼吸の様子を変えるなど，音に反応することが分かりますか。　はい　いいえ　0 -0　L

3. お子さんが仰向けにねている時，あなたがお子さんを見つめると，お子さんもあなたの顔を見つめますか。　はい　いいえ　0 -0　PS

4. 「クー」「ウー」「エー」などのような，泣き声以外の声を出しますか。　はい　いいえ　0 -0　L

5. 「ウーウーウー」「アーアーアー」などの発声がありますか。　はい　いいえ　2.8-1.1　L

6. あなたがお子さんに笑いかけたり，話しかけたりしてあやすと，お子さんも笑ったりほほ笑みかえしたりしますか。　はい　いいえ　3.3-2.0　PS

7. 平らな床面にうつ伏せにねかせた時，お子さんは下の図のように頭を45度以上持ち上げることができますか。　はい　いいえ　3.7-2.7　GM

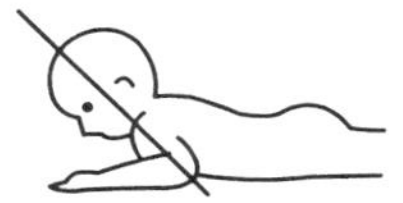

8. 声を出して笑うことがありますか。　はい　いいえ　3.9-2.9　L

9. 平らな床面にうつ伏せにねかせた時，お子さんは下の図のように頭を90度持ち上げて，胸を床から離し，前をまっすぐ見ますか。　はい　いいえ　4.1-3.4　GM

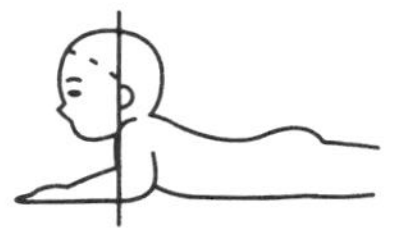

10. お子さんが仰向けにねている状態で，あなたの手に注目させて，左右どちらかのはしからはしまで動かすと，下の図のように，頭をまわして左右180度追視しますか。　はい　いいえ　4.2-3.6　FMA

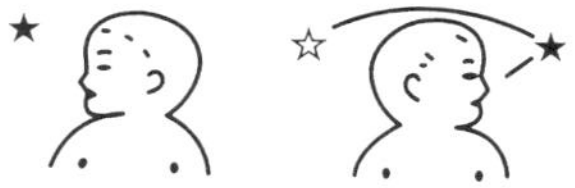

11. 両手を合わせたり，両手で遊んだりしますか。　はい　いいえ　4.3-3.7　FMA

12. 自分の手をじっと（5秒間以上）見つめていることがありますか。　はい　いいえ　4.5-3.4　PS

13. あなたがお子さんの両わきを支えて立たせて少し支えをゆるめると，自分の両足で体重を支えようとしますか。　はい　いいえ　4.7-3.9　GM

14. 平らな床面にうつ伏せにねかせた時，お子さんは下の図のように両腕で支えて胸を持ち上げることができますか。　はい　いいえ　5.2-4.4　GM

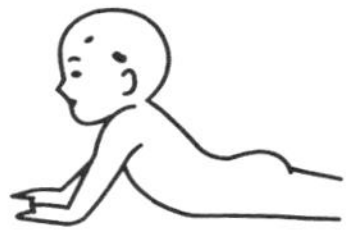

15. お子さんに見えない所（頭の後など）で，柔らかい低い音（積木を打ち合せるような音）を出すと，音の方に振り向きますか。　はい　いいえ　5.3-4.3　L

16. レーズン，10円硬貨などの小さい物をじっと見つめますか。　はい　いいえ　5.6-4.8　FMA

17. お子さんの手の届く範囲に物（おもちゃなど）を置くと，手をのばして取ろうとしますか。　はい　いいえ　5.7-5.0　FMA

18. お子さんが遊んでいる時に，気づかれないように後からそっと近づいて声をかける（名前を呼ぶなど）と振り向きますか。　はい　いいえ　6.0-4.9　L

19. 今までに，うつ伏せから仰向けに，あるいは仰向けからうつ伏せに，2回以上寝返りをしましたか。　はい　いいえ　6.1-5.2　GM

20. 手の届かない場所にある物（おもちゃなど）を，手や体を伸ばしたりして取ろうとしますか。　はい　いいえ　6.2-5.2　PS

21. レーズンや小さな食べ物をつかめますか。下の図のように，手全体でくま手のようにつかんでも，親指と他の指でつまんでも，どれでも結構です。　はい　いいえ　7.3-6.3　FMA

22. 落ちた物を探しますか。
検査の方法：まず，毛糸の玉やティッシュペーパーなどの柔らかいものをあなたの手に持ってお子さんの頭の上でヒラヒラさせて注意をひきます。お子さんがそれを見あげたら手を離して床に落とします。その時，お子さんは落ちた方を見下ろして，どこに落ちたか探しますか。お子さんが落ちた方をのぞきこんだら「はい」に○をつけて下さい。　はい　いいえ　7.4-6.3　FMA

23. 椅子や壁にもたれさせたり，枕で支えたりしないでも，一人で少しの間（5秒間以上）座っていることができますか。　はい　いいえ　8.1-7.0　GM

24. 「だ」「ば」「が」「ま」などの声を出しますか。　はい　いいえ　8.4-7.0　L

25. 食べ物（クラッカーやクッキーなど）を自分で手に持って食べようとしますか。今まで与えたことがない場合は「いいえ」に○をつけて下さい。　はい　いいえ　8.5-7.0　PS

0〜9か月用

DENVER II 予備判定票

氏名		記録日	年　月　日
記録者 氏名		生年月日	年　月　日
記録者 続柄		年月日齢	年　月　日
		修正年月日齢	年　月　日

以下の質問に順番にお答え下さい。「はい」「いいえ」のどちらかに○をつけて下さい。「いいえ」が 3 つ以上になったら，それ以降の質問にお答えになる必要はありません。

1. 仰向けにねかせた時，お子さんは左右の手足を同じようによく動かしていますか。手足の動きに左右差があったり，動きがよくない場合は「いいえ」に○をつけて下さい。　はい　いいえ　0 -0　GM

2. お子さんに見えない場所で音を出した時，お子さんは目の動きや呼吸の様子を変えるなど，音に反応することが分かりますか。　はい　いいえ　0 -0　L

3. お子さんが仰向けにねている時，あなたがお子さんを見つめると，お子さんもあなたの顔を見つめますか。　はい　いいえ　0 -0　PS

4. 「クー」「ウー」「エー」などのような，泣き声以外の声を出しますか。　はい　いいえ　0 -0　L

5. 「ウーウーウー」「アーアーアー」などの発声がありますか。　はい　いいえ　2.8-1.1　L

6. あなたがお子さんに笑いかけたり，話しかけたりしてあやすと，お子さんも笑ったりほほ笑みかえしたりしますか。　はい　いいえ　3.3-2.0　PS

7. 平らな床面にうつ伏せにねかせた時，お子さんは下の図のように頭を 45 度以上持ち上げることができますか。　はい　いいえ　3.7-2.7　GM

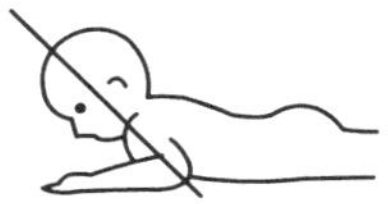

8. 声を出して笑うことがありますか。　はい　いいえ　3.9-2.9　L

9. 平らな床面にうつ伏せにねかせた時，お子さんは下の図のように頭を 90 度持ち上げて，胸を床から離し，前をまっすぐ見ますか。　はい　いいえ　4.1-3.4　GM

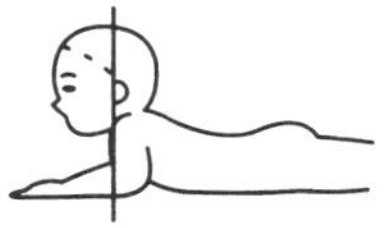

10. お子さんが仰向けにねている状態で，あなたの手に注目させて，左右どちらかのはしからはしまで動かすと，下の図のように，頭をまわして左右 180 度追視しますか。　はい　いいえ　4.2-3.6　FMA

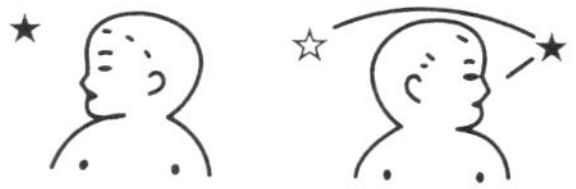

11. 両手を合わせたり，両手で遊んだりしますか。　はい　いいえ　4.3-3.7　FMA

12. 自分の手をじっと（5 秒間以上）見つめていることがありますか。　はい　いいえ　4.5-3.4　PS

13. あなたがお子さんの両わきを支えて立たせて少し支えをゆるめると，自分の両足で体重を支えようとしますか。　はい　いいえ　4.7-3.9　GM

14. 平らな床面にうつ伏せにねかせた時，お子さんは下の図のように両腕で支えて胸を持ち上げることができますか。　はい　いいえ　5.2-4.4　GM

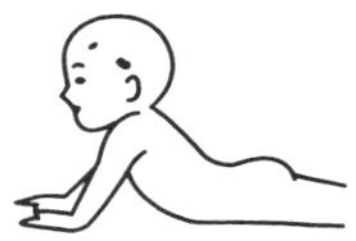

15. お子さんに見えない所（頭の後など）で，柔らかい低い音（積木を打ち合せるような音）を出すと，音の方に振り向きますか。　はい　いいえ　5.3-4.3　L

16. レーズン，10 円硬貨などの小さい物をじっと見つめますか。　はい　いいえ　5.6-4.8　FMA

17. お子さんの手の届く範囲に物（おもちゃなど）を置くと，手をのばして取ろうとしますか。　はい　いいえ　5.7-5.0　FMA

18. お子さんが遊んでいる時に，気づかれないように後からそっと近づいて声をかける（名前を呼ぶなど）と振り向きますか。　はい　いいえ　6.0-4.9　L

19. 今までに，うつ伏せから仰向けに，あるいは仰向けからうつ伏せに，2 回以上寝返りをしましたか。　はい　いいえ　6.1-5.2　GM

20. 手の届かない場所にある物（おもちゃなど）を，手や体を伸ばしたりして取ろうとしますか。　はい　いいえ　6.2-5.2　PS

21. レーズンや小さな食べ物をつかめますか。下の図のように，手全体でくま手のようにつかんでも，親指と他の指でつまんでも，どれでも結構です。　はい　いいえ　7.3-6.3　FMA

22. 落ちた物を探しますか。
検査の方法：まず，毛糸の玉やティッシュペーパーなどの柔らかいものをあなたの手に持ってお子さんの頭の上でヒラヒラさせて注意をひきます。お子さんがそれを見あげたら手を離して床に落とします。その時，お子さんは落ちた方を見下ろして，どこに落ちたか探しますか。お子さんが落ちた方をのぞきこんだら「はい」に○をつけて下さい。　はい　いいえ　7.4-6.3　FMA

23. 椅子や壁にもたれさせたり，枕で支えたりしないでも，一人で少しの間（5 秒間以上）座っていることができますか。　はい　いいえ　8.1-7.0　GM

24. 「だ」「ば」「が」「ま」などの声を出しますか。　はい　いいえ　8.4-7.0　L

25. 食べ物（クラッカーやクッキーなど）を自分で手に持って食べようとしますか。今まで与えたことがない場合は「いいえ」に○をつけて下さい。　はい　いいえ　8.5-7.0　PS

0〜9か月用

DENVER Ⅱ 予備判定票

氏　　名

記録者　氏　　名
　　　　続　　柄

記　録　日	年	月	日
生　年　月　日	年	月	日
年　月　日　齢	年	月	日
修正年月日齢	年	月	日

以下の質問に順番にお答え下さい。「はい」「いいえ」のどちらかに○をつけて下さい。「いいえ」が３つ以上になったら，それ以降の質問にお答えになる必要はありません。

1. 仰向けにねかせた時，お子さんは左右の手足を同じようによく動かしていますか。手足の動きに左右差があったり，動きがよくない場合は「いいえ」に○をつけて下さい。　はい　いいえ　0 -0　GM

2. お子さんに見えない場所で音を出した時，お子さんは目の動きや呼吸の様子を変えるなど，音に反応することが分かりますか。　はい　いいえ　0 -0　L

3. お子さんが仰向けにねている時，あなたがお子さんを見つめると，お子さんもあなたの顔を見つめますか。　はい　いいえ　0 -0　PS

4. 「クー」「ウー」「エー」などのような，泣き声以外の声を出しますか。　はい　いいえ　0 -0　L

5. 「ウーウーウー」「アーアーアー」などの発声がありますか。　はい　いいえ　2.8-1.1　L

6. あなたがお子さんに笑いかけたり，話しかけたりしてあやすと，お子さんも笑ったりほほ笑みかえしたりしますか。　はい　いいえ　3.3-2.0　PS

7. 平らな床面にうつ伏せにねかせた時，お子さんは下の図のように頭を45度以上持ち上げることができますか。　はい　いいえ　3.7-2.7　GM

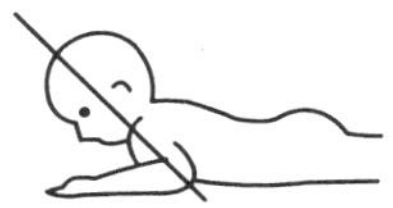

8. 声を出して笑うことがありますか。　はい　いいえ　3.9-2.9　L

9. 平らな床面にうつ伏せにねかせた時，お子さんは下の図のように頭を90度持ち上げて，胸を床から離し，前をまっすぐ見ますか。　はい　いいえ　4.1-3.4　GM

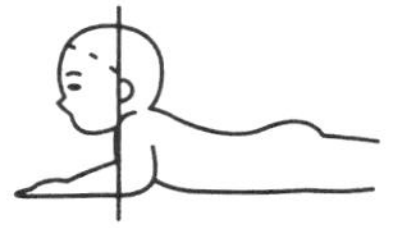

10. お子さんが仰向けにねている状態で，あなたの手に注目させて，左右どちらかのはしからはしまで動かすと，下の図のように，頭をまわして左右180度追視しますか。　はい　いいえ　4.2-3.6　FMA

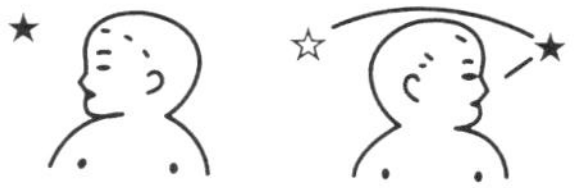

11. 両手を合わせたり，両手で遊んだりしますか。　はい　いいえ　4.3-3.7　FMA

12. 自分の手をじっと（5秒間以上）見つめていることがありますか。　はい　いいえ　4.5-3.4　PS

13. あなたがお子さんの両わきを支えて立たせて少し支えをゆるめると，自分の両足で体重を支えようとしますか。　はい　いいえ　4.7-3.9　GM

14. 平らな床面にうつ伏せにねかせた時，お子さんは下の図のように両腕で支えて胸を持ち上げることができますか。　はい　いいえ　5.2-4.4　GM

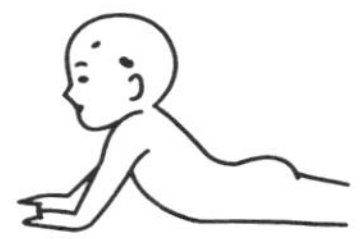

15. お子さんに見えない所（頭の後など）で，柔らかい低い音（積木を打ち合せるような音）を出すと，音の方に振り向きますか。　はい　いいえ　5.3-4.3　L

16. レーズン，10円硬貨などの小さい物をじっと見つめますか。　はい　いいえ　5.6-4.8　FMA

17. お子さんの手の届く範囲に物（おもちゃなど）を置くと，手をのばして取ろうとしますか。　はい　いいえ　5.7-5.0　FMA

18. お子さんが遊んでいる時に，気づかれないように後からそっと近づいて声をかける（名前を呼ぶなど）と振り向きますか。　はい　いいえ　6.0-4.9　L

19. 今までに，うつ伏せから仰向けに，あるいは仰向けからうつ伏せに，2回以上寝返りをしましたか。　はい　いいえ　6.1-5.2　GM

20. 手の届かない場所にある物（おもちゃなど）を，手や体を伸ばしたりして取ろうとしますか。　はい　いいえ　6.2-5.2　PS

21. レーズンや小さな食べ物をつかめますか。下の図のように，手全体でくま手のようにつかんでも，親指と他の指でつまんでも，どれでも結構です。　はい　いいえ　7.3-6.3　FMA

22. 落ちた物を探しますか。
検査の方法：まず，毛糸の玉やティッシュペーパーなどの柔らかいものをあなたの手に持ってお子さんの頭の上でヒラヒラさせて注意をひきます。お子さんがそれを見あげたら手を離して床に落とします。その時，お子さんは落ちた方を見下ろして，どこに落ちたか探しますか。お子さんが落ちた方をのぞきこんだら「はい」に○をつけて下さい。　はい　いいえ　7.4-6.3　FMA

23. 椅子や壁にもたれさせたり，枕で支えたりしないでも，一人で少しの間（5秒間以上）座っていることができますか。　はい　いいえ　8.1-7.0　GM

24. 「だ」「ば」「が」「ま」などの声を出しますか。　はい　いいえ　8.4-7.0　L

25. 食べ物（クラッカーやクッキーなど）を自分で手に持って食べようとしますか。今まで与えたことがない場合は「いいえ」に○をつけて下さい。　はい　いいえ　8.5-7.0　PS

0〜9か月用

DENVER II 予備判定票

氏　名 ＿＿＿＿

記録者　氏　名 ＿＿＿＿
　　　　続　柄 ＿＿＿＿

記　録　日　　年　　月　　日
生 年 月 日　　年　　月　　日
年 月 日 齢　　年　　月　　日
修正年月日齢　　年　　月　　日

以下の質問に順番にお答え下さい。「はい」「いいえ」のどちらかに○をつけて下さい。「いいえ」が3つ以上になったら，それ以降の質問にお答えになる必要はありません。

1. 仰向けにねかせた時，お子さんは左右の手足を同じようによく動かしていますか。手足の動きに左右差があったり，動きがよくない場合は「いいえ」に○をつけて下さい。　はい　いいえ　0 -0　GM

2. お子さんに見えない場所で音を出した時，お子さんは目の動きや呼吸の様子を変えるなど，音に反応することが分かりますか。　はい　いいえ　0 -0　L

3. お子さんが仰向けにねている時，あなたがお子さんを見つめると，お子さんもあなたの顔を見つめますか。　はい　いいえ　0 -0　PS

4. 「クー」「ウー」「エー」などのような，泣き声以外の声を出しますか。　はい　いいえ　0 -0　L

5. 「ウーウーウー」「アーアーアー」などの発声がありますか。　はい　いいえ　2.8-1.1　L

6. あなたがお子さんに笑いかけたり，話しかけたりしてあやすと，お子さんも笑ったりほほ笑みかえしたりしますか。　はい　いいえ　3.3-2.0　PS

7. 平らな床面にうつ伏せにねかせた時，お子さんは下の図のように頭を45度以上持ち上げることができますか。　はい　いいえ　3.7-2.7　GM

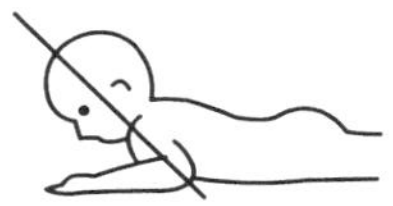

8. 声を出して笑うことがありますか。　はい　いいえ　3.9-2.9　L

9. 平らな床面にうつ伏せにねかせた時，お子さんは下の図のように頭を90度持ち上げて，胸を床から離し，前をまっすぐ見ますか。　はい　いいえ　4.1-3.4　GM

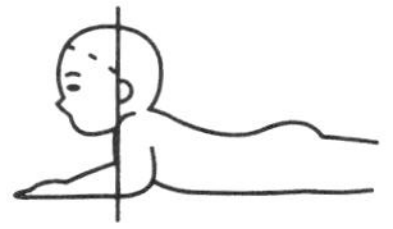

10. お子さんが仰向けにねている状態で，あなたの手に注目させて，左右どちらかのはしからはしまで動かすと，下の図のように，頭をまわして左右180度追視しますか。　はい　いいえ　4.2-3.6　FMA

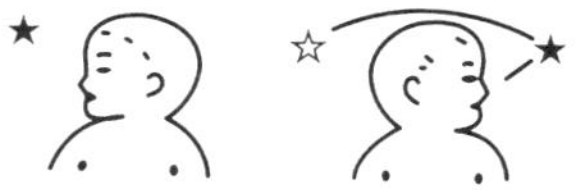

11. 両手を合わせたり，両手で遊んだりしますか。　はい　いいえ　4.3-3.7　FMA

12. 自分の手をじっと（5秒間以上）見つめていることがありますか。　はい　いいえ　4.5-3.4　PS

13. あなたがお子さんの両わきを支えて立たせて少し支えをゆるめると，自分の両足で体重を支えようとしますか。　はい　いいえ　4.7-3.9　GM

14. 平らな床面にうつ伏せにねかせた時，お子さんは下の図のように両腕で支えて胸を持ち上げることができますか。　はい　いいえ　5.2-4.4　GM

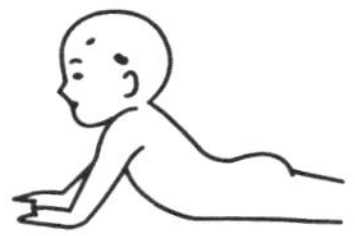

15. お子さんに見えない所（頭の後など）で，柔らかい低い音（積木を打ち合せるような音）を出すと，音の方に振り向きますか。　はい　いいえ　5.3-4.3　L

16. レーズン，10円硬貨などの小さい物をじっと見つめますか。　はい　いいえ　5.6-4.8　FMA

17. お子さんの手の届く範囲に物（おもちゃなど）を置くと，手をのばして取ろうとしますか。　はい　いいえ　5.7-5.0　FMA

18. お子さんが遊んでいる時に，気づかれないように後からそっと近づいて声をかける（名前を呼ぶなど）と振り向きますか。　はい　いいえ　6.0-4.9　L

19. 今までに，うつ伏せから仰向けに，あるいは仰向けからうつ伏せに，2回以上寝返りをしましたか。　はい　いいえ　6.1-5.2　GM

20. 手の届かない場所にある物（おもちゃなど）を，手や体を伸ばしたりして取ろうとしますか。　はい　いいえ　6.2-5.2　PS

21. レーズンや小さな食べ物をつかめますか。下の図のように，手全体でくま手のようにつかんでも，親指と他の指でつまんでも，どれでも結構です。　はい　いいえ　7.3-6.3　FMA

22. 落ちた物を探しますか。
検査の方法：まず，毛糸の玉やティッシュペーパーなどの柔らかいものをあなたの手に持ってお子さんの頭の上でヒラヒラさせて注意をひきます。お子さんがそれを見あげたら手を離して床に落とします。その時，お子さんは落ちた方を見下ろして，どこに落ちたか探しますか。お子さんが落ちた方をのぞきこんだら「はい」に○をつけて下さい。　はい　いいえ　7.4-6.3　FMA

23. 椅子や壁にもたれさせたり，枕で支えたりしないでも，一人で少しの間（5秒間以上）座っていることができますか。　はい　いいえ　8.1-7.0　GM

24. 「だ」「ば」「が」「ま」などの声を出しますか。　はい　いいえ　8.4-7.0　L

25. 食べ物（クラッカーやクッキーなど）を自分で手に持って食べようとしますか。今まで与えたことがない場合は「いいえ」に○をつけて下さい。　はい　いいえ　8.5-7.0　PS

0〜9か月用

DENVER Ⅱ 予備判定票

氏　名 ＿＿＿＿

記録者　氏　名 ＿＿＿＿
　　　　続　柄 ＿＿＿＿

記録日　　年　　月　　日
生年月日　　年　　月　　日
年月日齢　　年　　月　　日
修正年月日齢　　年　　月　　日

以下の質問に順番にお答え下さい。「はい」「いいえ」のどちらかに○をつけて下さい。「いいえ」が3つ以上になったら，それ以降の質問にお答えになる必要はありません。

1. 仰向けにねかせた時，お子さんは左右の手足を同じようによく動かしていますか。手足の動きに左右差があったり，動きがよくない場合は「いいえ」に○をつけて下さい。　はい　いいえ　0 -0　GM

2. お子さんに見えない場所で音を出した時，お子さんは目の動きや呼吸の様子を変えるなど，音に反応することが分かりますか。　はい　いいえ　0 -0　L

3. お子さんが仰向けにねている時，あなたがお子さんを見つめると，お子さんもあなたの顔を見つめますか。　はい　いいえ　0 -0　PS

4. 「クー」「ウー」「エー」などのような，泣き声以外の声を出しますか。　はい　いいえ　0 -0　L

5. 「ウーウーウー」「アーアーアー」などの発声がありますか。　はい　いいえ　2.8-1.1　L

6. あなたがお子さんに笑いかけたり，話しかけたりしてあやすと，お子さんも笑ったりほほ笑みかえしたりしますか。　はい　いいえ　3.3-2.0　PS

7. 平らな床面にうつ伏せにねかせた時，お子さんは下の図のように頭を45度以上持ち上げることができますか。　はい　いいえ　3.7-2.7　GM

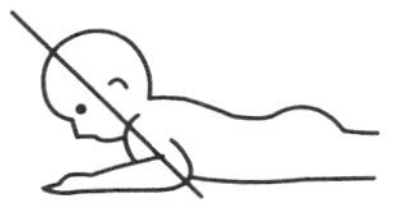

8. 声を出して笑うことがありますか。　はい　いいえ　3.9-2.9　L

9. 平らな床面にうつ伏せにねかせた時，お子さんは下の図のように頭を90度持ち上げて，胸を床から離し，前をまっすぐ見ますか。　はい　いいえ　4.1-3.4　GM

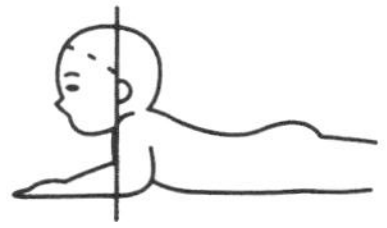

10. お子さんが仰向けにねている状態で，あなたの手に注目させて，左右どちらかのはしからはしまで動かすと，下の図のように，頭をまわして左右180度追視しますか。　はい　いいえ　4.2-3.6　FMA

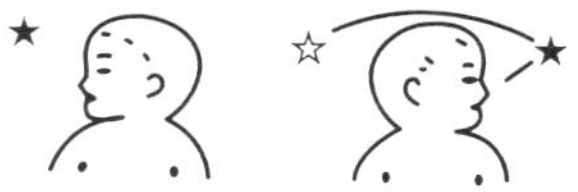

11. 両手を合わせたり，両手で遊んだりしますか。　はい　いいえ　4.3-3.7　FMA

12. 自分の手をじっと（5秒間以上）見つめていることがありますか。　はい　いいえ　4.5-3.4　PS

13. あなたがお子さんの両わきを支えて立たせて少し支えをゆるめると，自分の両足で体重を支えようとしますか。　はい　いいえ　4.7-3.9　GM

14. 平らな床面にうつ伏せにねかせた時，お子さんは下の図のように両腕で支えて胸を持ち上げることができますか。　はい　いいえ　5.2-4.4　GM

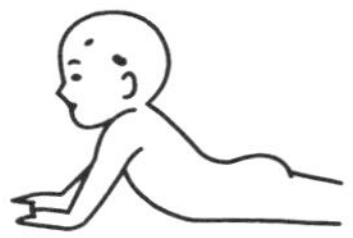

15. お子さんに見えない所（頭の後など）で，柔らかい低い音（積木を打ち合せるような音）を出すと，音の方に振り向きますか。　はい　いいえ　5.3-4.3　L

16. レーズン，10円硬貨などの小さい物をじっと見つめますか。　はい　いいえ　5.6-4.8　FMA

17. お子さんの手の届く範囲に物（おもちゃなど）を置くと，手をのばして取ろうとしますか。　はい　いいえ　5.7-5.0　FMA

18. お子さんが遊んでいる時に，気づかれないように後からそっと近づいて声をかける（名前を呼ぶなど）と振り向きますか。　はい　いいえ　6.0-4.9　L

19. 今までに，うつ伏せから仰向けに，あるいは仰向けからうつ伏せに，2回以上寝返りをしましたか。　はい　いいえ　6.1-5.2　GM

20. 手の届かない場所にある物（おもちゃなど）を，手や体を伸ばしたりして取ろうとしますか。　はい　いいえ　6.2-5.2　PS

21. レーズンや小さな食べ物をつかめますか。下の図のように，手全体でくま手のようにつかんでも，親指と他の指でつまんでも，どれでも結構です。　はい　いいえ　7.3-6.3　FMA

22. 落ちた物を探しますか。
検査の方法：まず，毛糸の玉やティッシュペーパーなどの柔らかいものをあなたの手に持ってお子さんの頭の上でヒラヒラさせて注意をひきます。お子さんがそれを見あげたら手を離して床に落とします。その時，お子さんは落ちた方を見下ろして，どこに落ちたか探しますか。お子さんが落ちた方をのぞきこんだら「はい」に○をつけて下さい。　はい　いいえ　7.4-6.3　FMA

23. 椅子や壁にもたれさせたり，枕で支えたりしないでも，一人で少しの間（5秒間以上）座っていることができますか。　はい　いいえ　8.1-7.0　GM

24. 「だ」「ば」「が」「ま」などの声を出しますか。　はい　いいえ　8.4-7.0　L

25. 食べ物（クラッカーやクッキーなど）を自分で手に持って食べようとしますか。今まで与えたことがない場合は「いいえ」に○をつけて下さい。　はい　いいえ　8.5-7.0　PS

0〜9か月用

DENVER II 予備判定票

氏　名 ＿＿＿＿

記録者　氏　名 ＿＿＿＿
続　柄 ＿＿＿＿

記録日　　年　　月　　日
生年月日　　年　　月　　日
年月日齢　　年　　月　　日
修正年月日齢　　年　　月　　日

以下の質問に順番にお答え下さい。「はい」「いいえ」のどちらかに○をつけて下さい。「いいえ」が 3 つ以上になったら，それ以降の質問にお答えになる必要はありません。

1. 仰向けにねかせた時，お子さんは左右の手足を同じようによく動かしていますか。手足の動きに左右差があったり，動きがよくない場合は「いいえ」に○をつけて下さい。　はい　いいえ　0 -0　GM

2. お子さんに見えない場所で音を出した時，お子さんは目の動きや呼吸の様子を変えるなど，音に反応することが分かりますか。　はい　いいえ　0 -0　L

3. お子さんが仰向けにねている時，あなたがお子さんを見つめると，お子さんもあなたの顔を見つめますか。　はい　いいえ　0 -0　PS

4. 「クー」「ウー」「エー」などのような，泣き声以外の声を出しますか。　はい　いいえ　0 -0　L

5. 「ウーウーウー」「アーアーアー」などの発声がありますか。　はい　いいえ　2.8-1.1　L

6. あなたがお子さんに笑いかけたり，話しかけたりしてあやすと，お子さんも笑ったりほほ笑みかえしたりしますか。　はい　いいえ　3.3-2.0　PS

7. 平らな床面にうつ伏せにねかせた時，お子さんは下の図のように頭を 45 度以上持ち上げることができますか。　はい　いいえ　3.7-2.7　GM

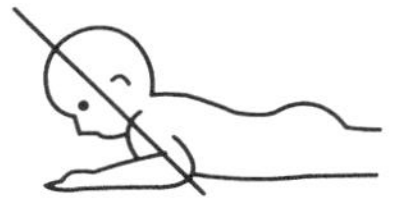

8. 声を出して笑うことがありますか。　はい　いいえ　3.9-2.9　L

9. 平らな床面にうつ伏せにねかせた時，お子さんは下の図のように頭を 90 度持ち上げて，胸を床から離し，前をまっすぐ見ますか。　はい　いいえ　4.1-3.4　GM

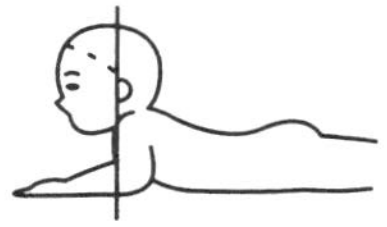

10. お子さんが仰向けにねている状態で，あなたの手に注目させて，左右どちらかのはしからはしまで動かすと，下の図のように，頭をまわして左右 180 度追視しますか。　はい　いいえ　4.2-3.6　FMA

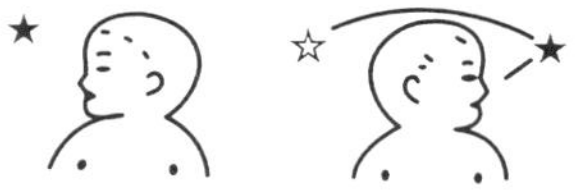

11. 両手を合わせたり，両手で遊んだりしますか。　はい　いいえ　4.3-3.7　FMA

12. 自分の手をじっと（5 秒間以上）見つめていることがありますか。　はい　いいえ　4.5-3.4　PS

13. あなたがお子さんの両わきを支えて立たせて少し支えをゆるめると，自分の両足で体重を支えようとしますか。　はい　いいえ　4.7-3.9　GM

14. 平らな床面にうつ伏せにねかせた時，お子さんは下の図のように両腕で支えて胸を持ち上げることができますか。　はい　いいえ　5.2-4.4　GM

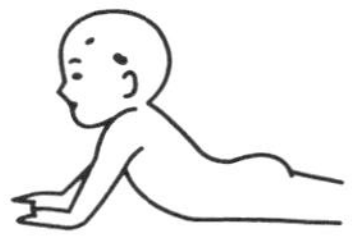

15. お子さんに見えない所（頭の後など）で，柔らかい低い音（積木を打ち合せるような音）を出すと，音の方に振り向きますか。　はい　いいえ　5.3-4.3　L

16. レーズン，10 円硬貨などの小さい物をじっと見つめますか。　はい　いいえ　5.6-4.8　FMA

17. お子さんの手の届く範囲に物（おもちゃなど）を置くと，手をのばして取ろうとしますか。　はい　いいえ　5.7-5.0　FMA

18. お子さんが遊んでいる時に，気づかれないように後からそっと近づいて声をかける（名前を呼ぶなど）と振り向きますか。　はい　いいえ　6.0-4.9　L

19. 今までに，うつ伏せから仰向けに，あるいは仰向けからうつ伏せに，2 回以上寝返りをしましたか。　はい　いいえ　6.1-5.2　GM

20. 手の届かない場所にある物（おもちゃなど）を，手や体を伸ばしたりして取ろうとしますか。　はい　いいえ　6.2-5.2　PS

21. レーズンや小さな食べ物をつかめますか。下の図のように，手全体でくま手のようにつかんでも，親指と他の指でつまんでも，どれでも結構です。　はい　いいえ　7.3-6.3　FMA

22. 落ちた物を探しますか。
検査の方法：まず，毛糸の玉やティッシュペーパーなどの柔らかいものをあなたの手に持ってお子さんの頭の上でヒラヒラさせて注意をひきます。お子さんがそれを見あげたら手を離して床に落とします。その時，お子さんは落ちた方を見下ろして，どこに落ちたか探しますか。お子さんが落ちた方をのぞきこんだら「はい」に○をつけて下さい。　はい　いいえ　7.4-6.3　FMA

23. 椅子や壁にもたれさせたり，枕で支えたりしないでも，一人で少しの間（5 秒間以上）座っていることができますか。　はい　いいえ　8.1-7.0　GM

24. 「だ」「ば」「が」「ま」などの声を出しますか。　はい　いいえ　8.4-7.0　L

25. 食べ物（クラッカーやクッキーなど）を自分で手に持って食べようとしますか。今まで与えたことがない場合は「いいえ」に○をつけて下さい。　はい　いいえ　8.5-7.0　PS

DENVER Ⅱ 予備判定票

0〜9か月用

氏　名		記録日	年　月　日
記録者 氏名		生年月日	年　月　日
記録者 続柄		年月日齢	年　月　日
		修正年月日齢	年　月　日

以下の質問に順番にお答え下さい。「はい」「いいえ」のどちらかに○をつけて下さい。「いいえ」が3つ以上になったら，それ以降の質問にお答えになる必要はありません。

1. 仰向けにねかせた時，お子さんは左右の手足を同じようによく動かしていますか。手足の動きに左右差があったり，動きがよくない場合は「いいえ」に○をつけて下さい。　はい　いいえ　0 -0　GM

2. お子さんに見えない場所で音を出した時，お子さんは目の動きや呼吸の様子を変えるなど，音に反応することが分かりますか。　はい　いいえ　0 -0　L

3. お子さんが仰向けにねている時，あなたがお子さんを見つめると，お子さんもあなたの顔を見つめますか。　はい　いいえ　0 -0　PS

4. 「クー」「ウー」「エー」などのような，泣き声以外の声を出しますか。　はい　いいえ　0 -0　L

5. 「ウーウーウー」「アーアーアー」などの発声がありますか。　はい　いいえ　2.8-1.1　L

6. あなたがお子さんに笑いかけたり，話しかけたりしてあやすと，お子さんも笑ったりほほ笑みかえしたりしますか。　はい　いいえ　3.3-2.0　PS

7. 平らな床面にうつ伏せにねかせた時，お子さんは下の図のように頭を45度以上持ち上げることができますか。　はい　いいえ　3.7-2.7　GM

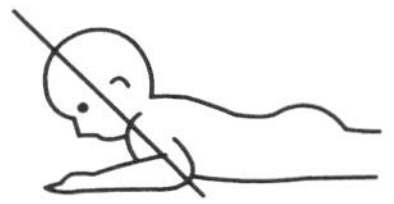

8. 声を出して笑うことがありますか。　はい　いいえ　3.9-2.9　L

9. 平らな床面にうつ伏せにねかせた時，お子さんは下の図のように頭を90度持ち上げて，胸を床から離し，前をまっすぐ見ますか。　はい　いいえ　4.1-3.4　GM

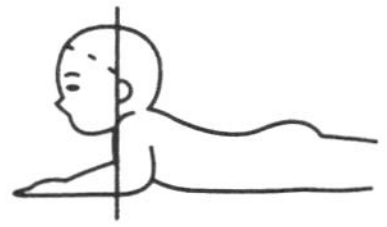

10. お子さんが仰向けにねている状態で，あなたの手に注目させて，左右どちらかのはしからはしまで動かすと，下の図のように，頭をまわして左右180度追視しますか。　はい　いいえ　4.2-3.6　FMA

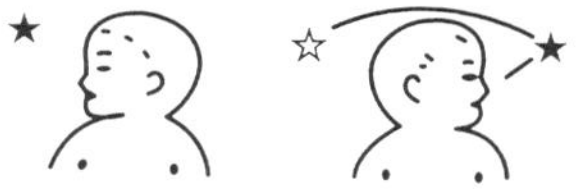

11. 両手を合わせたり，両手で遊んだりしますか。　はい　いいえ　4.3-3.7　FMA

12. 自分の手をじっと（5秒間以上）見つめていることがありますか。　はい　いいえ　4.5-3.4　PS

13. あなたがお子さんの両わきを支えて立たせて少し支えをゆるめると，自分の両足で体重を支えようとしますか。　はい　いいえ　4.7-3.9　GM

14. 平らな床面にうつ伏せにねかせた時，お子さんは下の図のように両腕で支えて胸を持ち上げることができますか。　はい　いいえ　5.2-4.4　GM

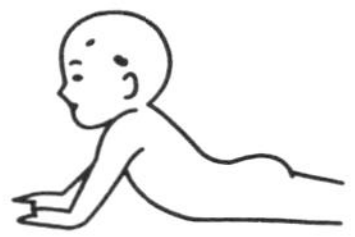

15. お子さんに見えない所（頭の後など）で，柔らかい低い音（積木を打ち合せるような音）を出すと，音の方に振り向きますか。　はい　いいえ　5.3-4.3　L

16. レーズン，10 円硬貨などの小さい物をじっと見つめますか。　はい　いいえ　5.6-4.8　FMA

17. お子さんの手の届く範囲に物（おもちゃなど）を置くと，手をのばして取ろうとしますか。　はい　いいえ　5.7-5.0　FMA

18. お子さんが遊んでいる時に，気づかれないように後からそっと近づいて声をかける（名前を呼ぶなど）と振り向きますか。　はい　いいえ　6.0-4.9　L

19. 今までに，うつ伏せから仰向けに，あるいは仰向けからうつ伏せに，2 回以上寝返りをしましたか。　はい　いいえ　6.1-5.2　GM

20. 手の届かない場所にある物（おもちゃなど）を，手や体を伸ばしたりして取ろうとしますか。　はい　いいえ　6.2-5.2　PS

21. レーズンや小さな食べ物をつかめますか。下の図のように，手全体でくま手のようにつかんでも，親指と他の指でつまんでも，どれでも結構です。　はい　いいえ　7.3-6.3　FMA

22. 落ちた物を探しますか。
検査の方法：まず，毛糸の玉やティッシュペーパーなどの柔らかいものをあなたの手に持ってお子さんの頭の上でヒラヒラさせて注意をひきます。お子さんがそれを見あげたら手を離して床に落とします。その時，お子さんは落ちた方を見下ろして，どこに落ちたか探しますか。お子さんが落ちた方をのぞきこんだら「はい」に○をつけて下さい。　はい　いいえ　7.4-6.3　FMA

23. 椅子や壁にもたれさせたり，枕で支えたりしないでも，一人で少しの間（5 秒間以上）座っていることができますか。　はい　いいえ　8.1-7.0　GM

24. 「だ」「ば」「が」「ま」などの声を出しますか。　はい　いいえ　8.4-7.0　L

25. 食べ物（クラッカーやクッキーなど）を自分で手に持って食べようとしますか。今まで与えたことがない場合は「いいえ」に○をつけて下さい。　はい　いいえ　8.5-7.0　PS

0～9か月用

DENVERⅡ予備判定票

氏　名 ＿＿＿＿

記録者　氏　名 ＿＿＿＿
　　　　続　柄 ＿＿＿＿

記録日　＿＿年＿＿月＿＿日
生年月日　＿＿年＿＿月＿＿日
年月日齢　＿＿年＿＿月＿＿日
修正年月日齢　＿＿年＿＿月＿＿日

以下の質問に順番にお答え下さい。「はい」「いいえ」のどちらかに○をつけて下さい。「いいえ」が３つ以上になったら，それ以降の質問にお答えになる必要はありません。

1. 仰向けにねかせた時，お子さんは左右の手足を同じようによく動かしていますか。手足の動きに左右差があったり，動きがよくない場合は「いいえ」に○をつけて下さい。　はい　いいえ　0 -0　GM

2. お子さんに見えない場所で音を出した時，お子さんは目の動きや呼吸の様子を変えるなど，音に反応することが分かりますか。　はい　いいえ　0 -0　L

3. お子さんが仰向けにねている時，あなたがお子さんを見つめると，お子さんもあなたの顔を見つめますか。　はい　いいえ　0 -0　PS

4. 「クー」「ウー」「エー」などのような，泣き声以外の声を出しますか。　はい　いいえ　0 -0　L

5. 「ウーウーウー」「アーアーアー」などの発声がありますか。　はい　いいえ　2.8-1.1　L

6. あなたがお子さんに笑いかけたり，話しかけたりしてあやすと，お子さんも笑ったりほほ笑みかえしたりしますか。　はい　いいえ　3.3-2.0　PS

7. 平らな床面にうつ伏せにねかせた時，お子さんは下の図のように頭を45度以上持ち上げることができますか。　はい　いいえ　3.7-2.7　GM

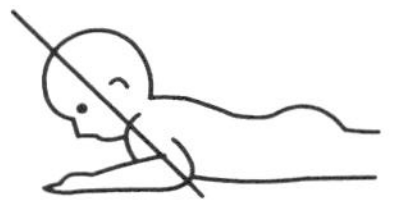

8. 声を出して笑うことがありますか。　はい　いいえ　3.9-2.9　L

9. 平らな床面にうつ伏せにねかせた時，お子さんは下の図のように頭を90度持ち上げて，胸を床から離し，前をまっすぐ見ますか。　はい　いいえ　4.1-3.4　GM

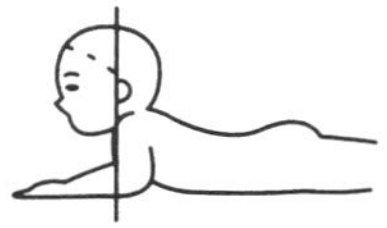

10. お子さんが仰向けにねている状態で，あなたの手に注目させて，左右どちらかのはしからはしまで動かすと，下の図のように，頭をまわして左右180度追視しますか。　はい　いいえ　4.2-3.6　FMA

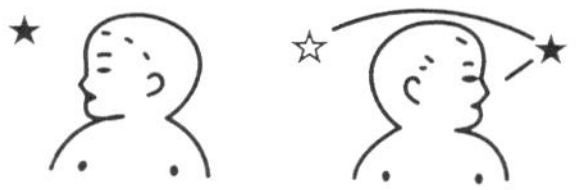

11. 両手を合わせたり，両手で遊んだりしますか。　はい　いいえ　4.3-3.7　FMA

12. 自分の手をじっと（5秒間以上）見つめていることがありますか。　はい　いいえ　4.5-3.4　PS

13. あなたがお子さんの両わきを支えて立たせて少し支えをゆるめると，自分の両足で体重を支えようとしますか。　はい　いいえ　4.7-3.9　GM

14. 平らな床面にうつ伏せにねかせた時，お子さんは下の図のように両腕で支えて胸を持ち上げることができますか。　はい　いいえ　5.2-4.4　GM

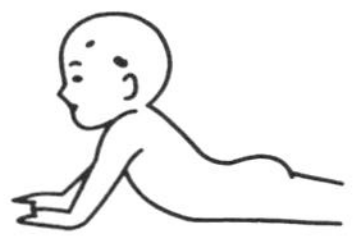

15. お子さんに見えない所（頭の後など）で，柔らかい低い音（積木を打ち合せるような音）を出すと，音の方に振り向きますか。　はい　いいえ　5.3-4.3　L

16. レーズン，10円硬貨などの小さい物をじっと見つめますか。　はい　いいえ　5.6-4.8　FMA

17. お子さんの手の届く範囲に物（おもちゃなど）を置くと，手をのばして取ろうとしますか。　はい　いいえ　5.7-5.0　FMA

18. お子さんが遊んでいる時に，気づかれないように後からそっと近づいて声をかける（名前を呼ぶなど）と振り向きますか。　はい　いいえ　6.0-4.9　L

19. 今までに，うつ伏せから仰向けに，あるいは仰向けからうつ伏せに，2回以上寝返りをしましたか。　はい　いいえ　6.1-5.2　GM

20. 手の届かない場所にある物（おもちゃなど）を，手や体を伸ばしたりして取ろうとしますか。　はい　いいえ　6.2-5.2　PS

21. レーズンや小さな食べ物をつかめますか。下の図のように，手全体でくま手のようにつかんでも，親指と他の指でつまんでも，どれでも結構です。　はい　いいえ　7.3-6.3　FMA

22. 落ちた物を探しますか。
検査の方法：まず，毛糸の玉やティッシュペーパーなどの柔らかいものをあなたの手に持ってお子さんの頭の上でヒラヒラさせて注意をひきます。お子さんがそれを見あげたら手を離して床に落とします。その時，お子さんは落ちた方を見下ろして，どこに落ちたか探しますか。お子さんが落ちた方をのぞきこんだら「はい」に○をつけて下さい。　はい　いいえ　7.4-6.3　FMA

23. 椅子や壁にもたれさせたり，枕で支えたりしないでも，一人で少しの間（5秒間以上）座っていることができますか。　はい　いいえ　8.1-7.0　GM

24. 「だ」「ば」「が」「ま」などの声を出しますか。　はい　いいえ　8.4-7.0　L

25. 食べ物（クラッカーやクッキーなど）を自分で手に持って食べようとしますか。今まで与えたことがない場合は「いいえ」に○をつけて下さい。　はい　いいえ　8.5-7.0　PS

0～9か月用

DENVER II 予備判定票

氏　名 ＿＿＿＿

記録者　氏　名 ＿＿＿＿

記録者　続　柄 ＿＿＿＿

記録日　　年　月　日
生年月日　　年　月　日
年月日齢　　年　月　日
修正年月日齢　　年　月　日

以下の質問に順番にお答え下さい。「はい」「いいえ」のどちらかに○をつけて下さい。「いいえ」が3つ以上になったら，それ以降の質問にお答えになる必要はありません。

1. 仰向けにねかせた時，お子さんは左右の手足を同じようによく動かしていますか。手足の動きに左右差があったり，動きがよくない場合は「いいえ」に○をつけて下さい。　はい　いいえ　0 -0　GM

2. お子さんに見えない場所で音を出した時，お子さんは目の動きや呼吸の様子を変えるなど，音に反応することが分かりますか。　はい　いいえ　0 -0　L

3. お子さんが仰向けにねている時，あなたがお子さんを見つめると，お子さんもあなたの顔を見つめますか。　はい　いいえ　0 -0　PS

4. 「クー」「ウー」「エー」などのような，泣き声以外の声を出しますか。　はい　いいえ　0 -0　L

5. 「ウーウーウー」「アーアーアー」などの発声がありますか。　はい　いいえ　2.8-1.1　L

6. あなたがお子さんに笑いかけたり，話しかけたりしてあやすと，お子さんも笑ったりほほ笑みかえしたりしますか。　はい　いいえ　3.3-2.0　PS

7. 平らな床面にうつ伏せにねかせた時，お子さんは下の図のように頭を45度以上持ち上げることができますか。　はい　いいえ　3.7-2.7　GM

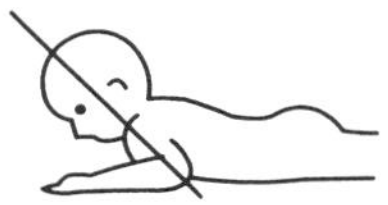

8. 声を出して笑うことがありますか。　はい　いいえ　3.9-2.9　L

9. 平らな床面にうつ伏せにねかせた時，お子さんは下の図のように頭を90度持ち上げて，胸を床から離し，前をまっすぐ見ますか。　はい　いいえ　4.1-3.4　GM

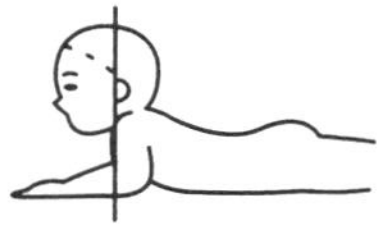

10. お子さんが仰向けにねている状態で，あなたの手に注目させて，左右どちらかのはしからはしまで動かすと，下の図のように，頭をまわして左右180度追視しますか。　はい　いいえ　4.2-3.6　FMA

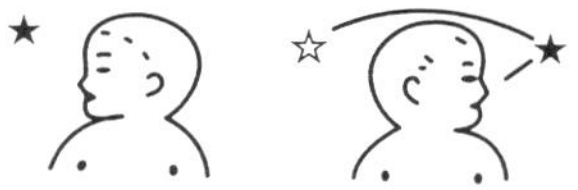

11. 両手を合わせたり，両手で遊んだりしますか。　はい　いいえ　4.3-3.7　FMA

12. 自分の手をじっと（5秒間以上）見つめていることがありますか。　はい　いいえ　4.5-3.4　PS

13. あなたがお子さんの両わきを支えて立たせて少し支えをゆるめると，自分の両足で体重を支えようとしますか。　はい　いいえ　4.7-3.9　GM

14. 平らな床面にうつ伏せにねかせた時，お子さんは下の図のように両腕で支えて胸を持ち上げることができますか。　はい　いいえ　5.2-4.4　GM

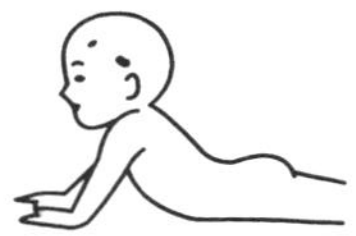

15. お子さんに見えない所（頭の後など）で，柔らかい低い音（積木を打ち合せるような音）を出すと，音の方に振り向きますか。　はい　いいえ　5.3-4.3　L

16. レーズン，10 円硬貨などの小さい物をじっと見つめますか。　はい　いいえ　5.6-4.8　FMA

17. お子さんの手の届く範囲に物（おもちゃなど）を置くと，手をのばして取ろうとしますか。　はい　いいえ　5.7-5.0　FMA

18. お子さんが遊んでいる時に，気づかれないように後からそっと近づいて声をかける（名前を呼ぶなど）と振り向きますか。　はい　いいえ　6.0-4.9　L

19. 今までに，うつ伏せから仰向けに，あるいは仰向けからうつ伏せに，2 回以上寝返りをしましたか。　はい　いいえ　6.1-5.2　GM

20. 手の届かない場所にある物（おもちゃなど）を，手や体を伸ばしたりして取ろうとしますか。　はい　いいえ　6.2-5.2　PS

21. レーズンや小さな食べ物をつかめますか。下の図のように，手全体でくま手のようにつかんでも，親指と他の指でつまんでも，どれでも結構です。　はい　いいえ　7.3-6.3　FMA

22. 落ちた物を探しますか。
検査の方法：まず，毛糸の玉やティッシュペーパーなどの柔らかいものをあなたの手に持ってお子さんの頭の上でヒラヒラさせて注意をひきます。お子さんがそれを見あげたら手を離して床に落とします。その時，お子さんは落ちた方を見下ろして，どこに落ちたか探しますか。お子さんが落ちた方をのぞきこんだら「はい」に○をつけて下さい。　はい　いいえ　7.4-6.3　FMA

23. 椅子や壁にもたれさせたり，枕で支えたりしないでも，一人で少しの間（5 秒間以上）座っていることができますか。　はい　いいえ　8.1-7.0　GM

24. 「だ」「ば」「が」「ま」などの声を出しますか。　はい　いいえ　8.4-7.0　L

25. 食べ物（クラッカーやクッキーなど）を自分で手に持って食べようとしますか。今まで与えたことがない場合は「いいえ」に○をつけて下さい。　はい　いいえ　8.5-7.0　PS

DENVER Ⅱ予備判定票

0〜9か月用

氏　　名

記録者　氏　　名

続　　柄

記　録　日　　年　　月　　日
生 年 月 日　　年　　月　　日
年 月 日 齢　　年　　月　　日
修正年月日齢　　年　　月　　日

以下の質問に順番にお答え下さい。「はい」「いいえ」のどちらかに○をつけて下さい。「いいえ」が3つ以上になったら，それ以降の質問にお答えになる必要はありません。

1. 仰向けにねかせた時，お子さんは左右の手足を同じようによく動かしていますか。手足の動きに左右差があったり，動きがよくない場合は「いいえ」に○をつけて下さい。　はい　いいえ　0 -0　GM

2. お子さんに見えない場所で音を出した時，お子さんは目の動きや呼吸の様子を変えるなど，音に反応することが分かりますか。　はい　いいえ　0 -0　L

3. お子さんが仰向けにねている時，あなたがお子さんを見つめると，お子さんもあなたの顔を見つめますか。　はい　いいえ　0 -0　PS

4. 「クー」「ウー」「エー」などのような，泣き声以外の声を出しますか。　はい　いいえ　0 -0　L

5. 「ウーウーウー」「アーアーアー」などの発声がありますか。　はい　いいえ　2.8-1.1　L

6. あなたがお子さんに笑いかけたり，話しかけたりしてあやすと，お子さんも笑ったりほほ笑みかえしたりしますか。　はい　いいえ　3.3-2.0　PS

7. 平らな床面にうつ伏せにねかせた時，お子さんは下の図のように頭を45度以上持ち上げることができますか。　はい　いいえ　3.7-2.7　GM

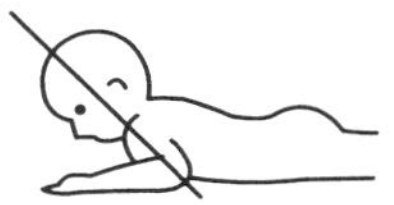

8. 声を出して笑うことがありますか。　はい　いいえ　3.9-2.9　L

9. 平らな床面にうつ伏せにねかせた時，お子さんは下の図のように頭を90度持ち上げて，胸を床から離し，前をまっすぐ見ますか。　はい　いいえ　4.1-3.4　GM

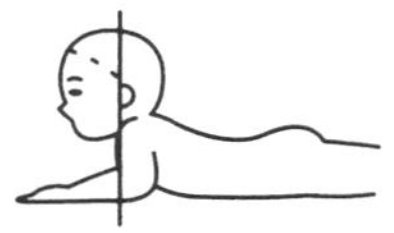

10. お子さんが仰向けにねている状態で，あなたの手に注目させて，左右どちらかのはしからはしまで動かすと，下の図のように，頭をまわして左右180度追視しますか。　はい　いいえ　4.2-3.6　FMA

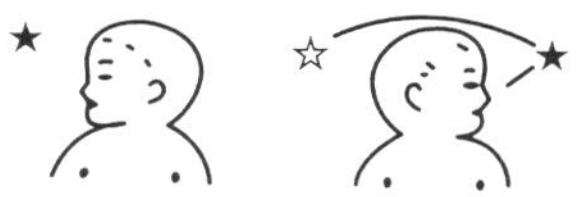

11. 両手を合わせたり，両手で遊んだりしますか。　はい　いいえ　4.3-3.7　FMA

12. 自分の手をじっと（5秒間以上）見つめていることがありますか。　はい　いいえ　4.5-3.4　PS

13. あなたがお子さんの両わきを支えて立たせて少し支えをゆるめると，自分の両足で体重を支えようとしますか。　はい　いいえ　4.7-3.9　GM

14. 平らな床面にうつ伏せにねかせた時，お子さんは下の図のように両腕で支えて胸を持ち上げることができますか。　はい　いいえ　5.2-4.4　GM

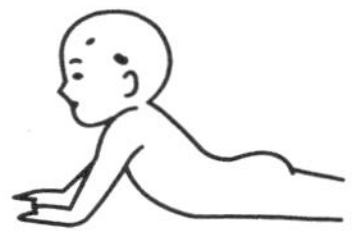

15. お子さんに見えない所（頭の後など）で，柔らかい低い音（積木を打ち合せるような音）を出すと，音の方に振り向きますか。　はい　いいえ　5.3-4.3　L

16. レーズン，10円硬貨などの小さい物をじっと見つめますか。　はい　いいえ　5.6-4.8　FMA

17. お子さんの手の届く範囲に物（おもちゃなど）を置くと，手をのばして取ろうとしますか。　はい　いいえ　5.7-5.0　FMA

18. お子さんが遊んでいる時に，気づかれないように後からそっと近づいて声をかける（名前を呼ぶなど）と振り向きますか。　はい　いいえ　6.0-4.9　L

19. 今までに，うつ伏せから仰向けに，あるいは仰向けからうつ伏せに，2回以上寝返りをしましたか。　はい　いいえ　6.1-5.2　GM

20. 手の届かない場所にある物（おもちゃなど）を，手や体を伸ばしたりして取ろうとしますか。　はい　いいえ　6.2-5.2　PS

21. レーズンや小さな食べ物をつかめますか。下の図のように，手全体でくま手のようにつかんでも，親指と他の指でつまんでも，どれでも結構です。　はい　いいえ　7.3-6.3　FMA

22. 落ちた物を探しますか。
検査の方法：まず，毛糸の玉やティッシュペーパーなどの柔らかいものをあなたの手に持ってお子さんの頭の上でヒラヒラさせて注意をひきます。お子さんがそれを見あげたら手を離して床に落とします。その時，お子さんは落ちた方を見下ろして，どこに落ちたか探しますか。お子さんが落ちた方をのぞきこんだら「はい」に○をつけて下さい。　はい　いいえ　7.4-6.3　FMA

23. 椅子や壁にもたれさせたり，枕で支えたりしないでも，一人で少しの間（5秒間以上）座っていることができますか。　はい　いいえ　8.1-7.0　GM

24. 「だ」「ば」「が」「ま」などの声を出しますか。　はい　いいえ　8.4-7.0　L

25. 食べ物（クラッカーやクッキーなど）を自分で手に持って食べようとしますか。今まで与えたことがない場合は「いいえ」に○をつけて下さい。　はい　いいえ　8.5-7.0　PS